李丽霞

U0386153

针灸临证医论医案选

李丽霞 林国华 主编

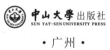
中山大学出版社
SUN YAT-SEN UNIVERSITY PRESS
·广州·

版权所有 翻印必究

图书在版编目（CIP）数据

李丽霞针灸临证医论医案选/李丽霞，林国华主编 . —广州：中山大学出版社，2018.12

ISBN 978 - 7 - 306 - 06491 - 2

Ⅰ. ①李…　Ⅱ. ①李…②林…　Ⅲ. ①针灸疗法—中医临床—经验—中国—现代　Ⅳ. ①R246

中国版本图书馆 CIP 数据核字（2018）第 280762 号

出 版 人：王天琪
策划编辑：鲁佳慧
责任编辑：鲁佳慧
封面设计：刘　犇
责任校对：邓子华
责任技编：何雅涛
出版发行：中山大学出版社
电　　话：编辑部 020 - 84111996，84113349，84111997，84110779
　　　　　发行部 020 - 84111998，84111981，84111160
地　　址：广州市新港西路 135 号
邮　　编：510275　　　　传　真：020 - 84036565
网　　址：http://www.zsup.com.cn　　E-mail：zdcbs@ mail. sysu. edu. cn
印 刷 者：佛山市浩文彩色印刷有限公司
规　　格：787mm×1092mm　1/16　24 印张　422 千字
版次印次：2018 年 12 月第 1 版　2018 年 12 月第 1 次印刷
定　　价：80.00 元

如发现本书因印装质量影响阅读，请与出版社发行部联系调换

本书编委会

主　编　李丽霞　林国华

副主编　陈楚云　张去飞　梁欣欣

编　委　官　娜　黄文盖　卢翠娜　卢立宏　刘文文

　　　　林忆诗　鲁　佳　宋雨轩　谢丽琴　尤苗苗

作者简介

李丽霞，主任中医师，教授，硕士研究生导师，广州市中医医院针灸科主任，国家重点中医专科、广东省重点中医专科、广州市中医名科——针灸科学术带头人。广州市中医药学会针灸分会主任委员，中国民族医药学会蜂疗分会常务理事，世界中医药学会联合会中医外治操作安全研究专业委员会理事会常务理事，世界中医药学会联合会蜂疗专业委员会理事会常务理事，中国中医药学会针刀分会常务委员，广东省针灸学会常务理事，广东省针灸学会文献与信息专业委员会主任委员，广东省中西医结合学会神经科专业委员会委员，广东省康复医学会中西医结合专业委员会委员，中医药强省建设专项资金项目名中医师承项目指导老师，广州市优秀中青年中医骨干，广州市优秀中医临床人才，广州市医学重点人才。主持参与国家级、省部级、市级课题多项，荣获科技进步奖 2 项，发表论文 20 余篇，出版著作 2 部。培养硕士研究生 20 余名。

于广州市中医医院从事针灸临床、教学、科研工作近 30 年，临床经验丰富，形成了一套以传统经络学说与现代神经病学并重，辨病、辨证、辨经取穴的独特针法，并运用于临床治疗各种痛证、神经系统疾病，疗效满意。带领所在科室充分发挥不同针法的特点（如针刺、电针、火针、蜂针、穴位注射、穴位埋线、浮针等），治疗各种常见病及疑难杂症，疗效显著。经过多年临床经验总结，科室对中风病、眩晕病、颈椎病、腰腿痛、蛇串疮、面瘫等疾病的治疗效果显著，受到患者的广泛好评，在市内外享有良好的声誉和较高的知名度。

内 容 简 介

　　本书介绍了李丽霞的学术思想、临证经验与技术专长，整理了其对临床常用腧穴的独到见解及使用火针疗法、穴位埋线、艾灸疗法等不同特色疗法治疗各科疾病的临床经验，以及诊治临床各科疾病的典型医案，反映了李丽霞的学术思想、临床经验及辨证施治的思路和辨病、辨证、辨经取穴特色。

目　　录

李
丽
霞

针灸临证医论医案选

6

第一章
学 术 思 想

李丽霞从事临床、教学、科研工作近30年，积累了丰富的临床经验，勤求古训，博采众方，善于将中医理论与临床实践相结合，传统医学与现代医学相结合，古为今用，发挥传统针灸特色，并逐渐形成了自己独特的学术思想。

第一节 因地制宜，善用"火郁发之"法

李丽霞根据岭南地区特有的地理环境、气候特点及其致病特点，结合古人"火郁发之"理论，巧用火针疗法治疗多种临床疾病，取得了明确的临床疗效，并形成专科特色疗法，广泛运用于临床。

（一）岭南地区地理环境、气候特点及致病机制

作为岭南人，李丽霞深谙岭南地区的气候、地理及人文习俗特点。岭南濒临南海，属于亚热带海洋性气候。其天气炎热，空气潮湿；因近海，地下水资源丰富，水位高；又因常年多雨，地表水面积广。由于这种地理学、气候学特点，导致湿热病很常见。正如清代名医何梦瑶在《医碥》卷六中所论："岭南地卑土薄，土薄则阳气易泄，人居其地，腠理汗出，气多上壅。地卑则潮湿特盛，晨夕昏雾，春夏淫雨，人多中湿，肢体重倦，病多上脘郁闷，胸中虚烦，腰膝疼痛，腿足寒厥。"岭南温病学家陈任枚、刘赤选编著的《温病学讲义》曰："东南濒海之区，土地低洼，雨露时降，一至春夏二令，赤帝司权，热力蒸动水湿，其潮气上腾，则空气中常含有多量之水蒸气，人在其中，吸入为病，即成湿热、湿温。"何梦瑶、陈任枚等皆从地理、气候方面阐明了岭南地区易于发生湿热病的原因。

由于岭南地区常年气温较高，且空气潮湿，雨水较盛，当地居民常常贪凉喜冷饮，易损伤脾胃，至水湿运化失调，湿浊内生。结合岭南地区的环境气候及人们的生活习性，李丽霞教授对众多疾病的病因病机进行总结，认为

与"湿""热"关系密切。在外感疾病方面，基于此气候环境，岭南六淫应以"湿"为首，临床常以"湿热""暑湿""寒湿""风湿"等邪为患。刘完素在《原病式·火类》提到"阳热发则郁"，认为"郁，怫郁也。结滞壅塞，而气不通畅，所谓热甚则腠理密闭而热郁结也"。而岭南温热之邪，阳热之性显著，又有热与湿合的特点。阳热怫郁，湿性滞着，两者相合，气蕴不适，故外不能畅达腠理玄府，内不能通行上下升降之机。故在内科方面，湿热眩晕、湿热胸痹、湿热泄泻、湿热黄疸、湿热淋证、湿热腰痛、湿热痹症、湿热痛风等在岭南地区司空见惯。

特有的地理环境及气候特点，形成了岭南地区"湿""热"之邪为主要致病因素的特点。湿、热邪气阻遏气机，气血郁滞，或久而化热，而形成各式各样的"火郁"之证，百病生焉。故此，由湿、热引起的"火郁证"也独具岭南特色。

(二) 对"火郁发之"理论的理解

对于"火郁"证的治疗，李丽霞在总结古人经验的同时，结合自己长期的临床实践，形成了独特的临证理术。通读古籍，深得精髓，古为今用，善于创新，在"火郁发之"理论的启示下，结合岭南地区"湿""热"病邪为主引起的"火郁证"的临床特点，擅长运用火针疗法治疗各种"火郁"证，临床取得了显著疗效。

"火郁发之"最早载于《黄帝内经·素问》中："帝曰：善。郁之甚者，治之奈何？岐伯曰：木郁达之，火郁发之，土郁夺之，金郁泄之，水郁折之。"何为"郁"证？《内经》中关于"郁"证，主要是在五运六气理论中提出的。自然界五行之气相生相制，维持着动态的平衡，五行之气一旦生制失衡，就会出现一系列反常现象，古人将这些反常现象归结为"五郁"。而"火郁"则是火气生制失衡，导致运行阻遏的一种状态。后世对《内经》所说的郁证又做了进一步的发展阐释。《丹溪心法·六郁》中提出："气血冲和，万病不生，一有怫郁，诸病生焉，故人身诸病，多生于郁。"《赤水玄珠·郁证门》曰："夫郁者，结滞而不通畅之谓，当升而不得升，当降而不得降，当变化而不得变化，所以为郁。"总之，无论外感、内伤因素，包括七情、痰饮、瘀血、宿食等，只要是导致气机郁滞不通、运行受阻，郁而化火，均为"火郁证"。

《内经》中"火郁"即为心郁，心为火脏，运气太过等引起的心气怫郁于内，治疗当"火郁发之"。唐代王冰认为："发谓汗之，令其疏散也。"后世医家刘完素认为，"发"就是"解表发汗，令其疏散"。对于"发之"法的理解及运用，后世医家有了更多的拓展。如李东垣认为，脾胃病的病因病机多为饮食、情志等因素引起的脾胃之清气不升反降，久郁化火，故喜用风药发郁，创"升阳散火汤"治疗阴火郁于内证；张子和在《儒门事亲》中将喉痹的病因归结为"唯喉痹急速，相火之所为也"，并提出了放血法治疗喉痹的方法，均是对"发之"疗法的进一步拓展运用。张介宾在《类经》中对于"火郁发之"有了更深刻及更全面的阐释，其中记载道："发，发越也。凡火郁之病，为阳为热之属也……凡火所居，其有结聚敛伏者，不宜蔽遏，故当因其势而解之、散之、升之、扬之，如开其窗，如揭其被，皆谓之发，非独止于汗也。"他认为对于"火郁"证，只要是能起到因势利导，使得邪有出路作用的方法都叫"发"法。

李丽霞认为，针对引起气机郁滞、实邪结聚敛伏、郁而化火等病因病机，采取发汗、发散、升发等因势利导的方法，使得邪有出路，均可理解为"火郁发之"法的临床运用。

（三）"火郁发之"理论与火针的结合

火针，即古代的"燔针"，属"九针"中的"大针"，距今已有数千年历史。最早在《黄帝内经》就有"燔针劫刺"的记载，是指将针体在火中烧红之后刺入人体腧穴或部位而达到治病的方法。晋代岭南医家葛洪及其妻子鲍姑均擅长以火灸疗法治疗岭南地区潮湿温热疾病，并使之流行。在古人的启示下，李丽霞因地制宜，根据"火郁发之"理论，形成了巧用火针疗法治疗各种"火郁"证的学术思想。

对于火针的功效，明代高武在《针灸聚英》有如下总结："一为引气之功，二为发散之功"，指出火针既可补虚，也可泻实。《医宗金鉴·外科心法要诀》对火针有如下描述："轻者毒气随火气而散，重者拨引毒通彻内外。"明代张景岳在《景岳全书》中提到："痈疽为患，无非气血壅滞，留结不行之所致，凡大结大滞者，最不易散，必欲散之，非借火力不能速也……"高武在《针灸聚英》中曰："破痈毒发背，溃脓在肉，外皮无头者，但按肿软不坚者以溃疡，阔大者按头、尾及中，以点记，宜下三针，决破出脓，一针肿上，不可按之，令脓随手而出，或肿大脓多，针时则侧身回避，恐脓射出污身。""凡治瘫痪，尤以火针易功效，着风、湿、寒三者，存于经络不出者，宜用火针，以外发其邪，针假火力，功效胜于气针。"岭南针灸大家司徒铃教授对火针的运用有独特的见解，在火针的器具、临床运用方面都做出了史无前例的创新，其创下的"岭南火针"已被临床广泛运用。他将火针的作用归纳为"热证火针可以热引热；虚证宜针以鼓舞正气"，与古人提出的"引气""发散"不谋而合。火针这种补虚泻实之效，既可温通经脉，又可行气解郁、引邪外出，使其在临床中被广泛运用。据现代文献记载，火针可治疗的疾病涵盖内、外、妇、儿科等100多种疾病。

李丽霞认为，火性属阳，阳可升散，开泻畅达，而火针疗法有引气和发散之功，温通之性强而力量集中，能直达肌肤筋肉，因而可使火热毒邪外散，引热外达，清热解毒，即"以热引热""火郁发之"。火针治疗热证，通过灼烙人体腧穴腠理而开启经脉、脉络之外门，给贼邪出路，达到开门驱邪之功，加上火针针身较普通针灸针粗，借助火力，出针后针孔不会马上闭合，使有形之邪可以直接排出体外，使邪毒得清。正如《针灸聚英》云："盖火针大开其孔穴，不塞其门，风邪从此而出。""若风寒湿三者，在于经络不出者，宜用火针以外发其邪"，火针治疗后机体会留下针眼，可使邪气从针孔而出，达到邪去正安的效果。"借火助阳"是其根本，正是由于火，才有了开门、引热等功能，产生了火针许多独特的治疗作用，对于"火郁"之证，可达到"发之"的功效。

（四）"火郁发之"火针疗法的临床运用及相关研究

李丽霞结合岭南地区环境气候特点及病因病机特点，基于"火郁发之"理论，临床上擅长运用火针疗疾，疗效显著，秉承严谨的治学精神，开展了一系列的临床研究，为这一古老的理论提供更多的循证医学依据，促进其推广运用。

1. 在皮肤病——带状疱疹的运用

带状疱疹属于中医"甑带疮""蛇串疮""蛇丹""缠腰火丹"等范畴。早在战国时期就有相关的文献记载，其中在《五十二病方》列有"大带者"一篇。在《诸病源候论》中专门列出"甑带疮候"，对其病因病机描述为"甑带疮者，绕腰生。此亦风湿博于气血所生，状如甑带，因以为名"，认为是由于风邪、湿邪困于气血而致。明代王肯堂在《证治准绳·缠腰火丹》中记载"心肾不交，肝火内炽，流入膀胱，缠于带脉，故如束带"，认为是由于体内火毒炽盛所致。明代陈实功在《外科正宗》中认为："火丹者，心火妄动，三焦风热乘之，故发于肌肤之表。"总之，对于带状疱疹的病因病机，历代医家认为或外感毒邪，毒邪化火；或肝胆火盛与湿热博结，气血瘀滞，经络不通；或脾失健运，湿邪内生，郁久化热，外蕴于皮肤而生。

带状疱疹急性期，临床可出现皮肤潮红、疱疹、疼痛剧烈、发热、口干便秘等症状，往往以热证为主。根据"火郁发之"的理论，针对带状疱疹急性期肝胆湿热，脾虚湿蕴，郁久化热，治疗应引邪热外出，而火针则正好以热引热，以热通蕴。由此，李丽霞教授在"火郁发之"理论的启示下，提出以火针疗法治疗带状疱疹，并对此开展了相关的科学研究。

李丽霞在"火郁发之"法火针治疗带状疱疹急性期的临床研究中发现，火针疗法可加快疱疹结痂，促进痂皮愈合脱落；并能明显升高带状疱疹急性期外周血中 CD4、CD4/CD8，降低 CD8 及 IL-6，提高患者的细胞免疫功能，降低细胞因子 IL-6 对神经系统的损伤，加快机体对损伤神经修复程度与效率，减少后遗神经痛的发生率。这又进一步印证了"火郁发之"理论的科学性。

2. 在急性痛风性关节炎的运用

中医的"痹证""历节"病等范畴包含了现代医学的痛风性关节炎病，其临床表现以关节的红、肿、热、痛为主。最早提出该病的医家当数元代医家朱丹溪，在著作《格致余论》中列有"痛风"专篇，对其病因病机有详细阐述，认为"痛风者，大率因血受热已自沸腾，其后或涉冷水，或立湿地……寒凉外搏，热血得寒，汗浊凝滞，所以作痛"，其在《丹溪心法》中云"肥人肢节痛，多是风湿与痰饮流注经络而痛"。历代医家认为湿浊、瘀毒、积热流注关节经络，不通则痛，郁而化火，故见关节红肿热痛，屈伸不利等，治疗当以清利湿热、活血化瘀、疏通经络为主。

受岭南地区独特的地理环境和自然气候条件及生活方式的影响，岭南人多汗出，喜食生冷食物、鱼虾海鲜等多湿滋腻之品，造成痛风性关节炎亦尤多发。痛风性关节炎急性发作期，多由于机体正气不足，湿邪瘀毒等邪气正盛，痹阻经脉，不通则痛所致。火针的这种"引气"和"发散"之功，使得气机通畅，引邪外出，达到通经活络止痛的功效。故在"火郁发之"理论指导下，针对急性痛风性关节炎引起的关节红肿、疼痛、发热，李丽霞教授在临床上常以火针疗法以热引热，点刺放血泻热，可迅速缓解关节红、肿、热、痛症状。

针对湿热蕴结型痛风性关节炎进行相关临床研究，发现火针疗法在总体疗效及镇痛效应上疗效显著。对火针治疗急性痛风性关节炎的可能机制方面也开展了相关研究，结果显示火针疗法可有效抑制急性痛风性关节炎模型大鼠 NALP3 的活化及 IL-1 分泌的作用，其效果与针刺及秋水仙碱相当。

此外，李丽霞在"火郁发之"理论的启示下，灵活运用火针疗法治疗各种风湿骨痹、痈疮肿毒等内、外、妇、儿、骨科疾病上，均取得良好的疗效。

（谢丽琴）

第二节　基于《灵枢·百病始生》论治面瘫

面瘫，现代医学称为"面神经炎"，以面部表情肌群运动功能障碍为主要特征，患者连最基本的抬眉、闭眼、鼓腮、努嘴等动作都无法完成，任何年龄、季节均可发病，属临床常见病、多发病。《灵枢·百病始生》概述了该疾病的病因、病机及传变规律。基于此，李丽霞对面瘫的病因、病位及其传变规律有着独到的认识，并在此基础上分期取穴、采用不同针刺法治疗该病，临床疗效显著，不仅缩短了面瘫的病程，还降低了其后遗症的发生率。

《灵枢·百病始生》云："夫百病之始生也，皆生于风雨寒暑，清湿喜怒。喜怒不节则伤脏，风雨则伤上，清湿则伤下。"这阐明了疾病发生的三大病因及病位分别为：风寒之邪，易伤人体上部；寒湿之邪，易伤人体下部；七情之患，易伤人体内脏。"风雨寒热，不得虚，邪不能独伤人。卒然逢疾风暴雨而不病者，盖无虚，故邪不能独伤人。此必因虚邪之风，与其身形，两虚相得，乃客其形。两实相逢，众人肉坚。其中于虚邪也，因于天时，与其身形，参以虚实，大病乃成。"这论述了疾病发生的病机：不得虚邪不发病；逢虚邪未必发病，正气存内，抗邪于外；两虚相得，乃客其形。

祖国医学认为面瘫的发病多在人体脉络空虚、腠理不密之时，以"风邪"为主导的外邪易侵入人体，客于"上"（面部），致经络阻滞、气血运行不畅、筋脉失养、肌肉纵缓不收发为本病。

《灵枢·百病始生》云："是故虚邪之中人也，始于皮肤……留而不去，则传舍于络脉……留而不去，传舍于经……留而不去，传舍于俞……留而不去，传舍于伏冲之脉……留而不去，传舍于肠胃……留而不去，传舍于肠胃之外，募原之间，留着于脉，稽留而不去，息而成积。"这概述了疾病的传变遵循皮毛→络脉→经脉→输脉→伏冲脉→肠胃→募原→息而成积→积证的规律。

李丽霞结合多年临床经验认为，面瘫的传变遵循着"皮部—经—筋"这一由浅入深的规律。盖面瘫者，人体上部之病也，又上焦之气为卫气，以

6

李丽霞 针灸临证医论医案选

故风寒之邪侵袭皮肤腠理，即皮毛者先受之。所以，面瘫急性期，病位多责之于皮毛。《灵枢·营卫生会》曰："三焦之所出……上焦出于胃上口，并咽以上，贯膈而布胸中。走腋，循太阴之分而行，还至阳明，上至舌，下足阳明。"意指上焦元真之处为邪所迫，其邪未尽除，传入阳明经，此恰与伤寒太阳阳明之传义理同。对于面瘫，则如恢复期，即面瘫恢复期病位在经。《素问·痿论篇》载："阳明者，五脏六腑之海，主润宗筋，宗筋主束骨而利机关也。冲脉者，经脉之海也，主渗灌溪谷，与阳明合于宗筋，阴阳揔宗筋之会，会于气街。"所以，阳明经受邪日久，病入冲脉、气街；气街者，三焦之府也，为阳明宗筋之会。也就是说，在面瘫恢复期，邪若未能除尽，则病情会进一步发展，进入后遗症期，病位由经传变至筋，即面瘫后遗症期病位在筋。

上述理论，李丽霞在运用针灸治疗面瘫方面形成了独特的思想，根据面瘫的发病时间可将面瘫分为三期，不同时期采用不同的治疗方法，运用于临床疗效显著。具体如下：

急性期：发病在1周以内。此期病位在"皮部"，治疗应采用局部浅刺配合井穴点刺及走罐疗法。取穴如下：攒竹、太阳、迎香、地仓、颊车、水沟、承浆、风池、合谷、太冲、少商、商阳、养老。急性期取穴独特之处在于手太阴及手阳明经井穴及手太阳经郄穴的选用。《灵枢·九针十二原》言"所出为井"，井穴位于手足之端，喻作水之源头，是经气所出之处。而面瘫急性期病位在皮部，而肺主皮毛，取手太阴经井穴少商可祛除潜伏于皮部之邪气，同时取手阳明经之井穴可助少商导邪外出之功。手太阳经之郄穴养老，《医经理解》曰"太阳故谓之老，此则其气所养也"，《腧穴命名汇解》曰"养老，益者为养"，且阳经郄穴善治痛症，故取该穴既可扶正祛邪外出又可止痛，因面瘫急性期患者常伴有耳后乳突处疼痛，取养老穴可谓集多功效于一体。急性期除地仓、颊车透刺外，余穴均浅刺，留针30分钟后行走罐疗法。《灵枢·终始》曰"脉虚者，浅刺之"，人体在脉络空虚、腠理不密之时发生面瘫，且此期病位在上、在皮毛，面部皮肉浅薄，故诸穴宜浅刺。拔罐疗法最早见于《肘后备急方》，是中医针灸外治疗法中独具特色的疗法，具有调整机体功能、防治疾病之效，适宜于风寒湿邪引起的病症，如前所述面瘫的发病尤以"风邪"为主导，通过施以走罐法，可使玄府开放、引邪由里及表、驱邪外出从而达到治疗的目的。

恢复期：发病1周至3个月。此期病位在"经"，治疗上加用阳明经穴并采用电针配合红外线局部照射疗法。恢复期取穴在急性期取穴处方基础上去攒竹、少商、商阳、养老，加阳白、四白、下关、外关，病程超过 3 周者加足三里。《灵枢·百病始生》曰"留而不去，传舍于经"，面瘫急性期失治或误治均可致邪气由皮部深入达经脉之处，进入恢复期属经脉病候。而面部是手足三阳经特别是阳明经经气散布结聚之处，此期更加重视阳经穴的选用，源于其可调动阳气、鼓舞经脉气血，从而激发五脏六腑之功用，最终达到祛邪外出之目的。

后遗症期：病程超过 3 个月为后遗症期，亦称顽固性面瘫。此期病位在"筋"，选用辨证施治穴位埋线法治疗。后遗症期取穴保留急性期处方中之攒竹、太阳、地仓、颊车穴，进一步辨证取穴，额纹消失、蹙额、皱眉不能完成及眼睑闭合不全者取阳白、鱼腰、丝竹空；鼻唇沟平坦、面部表情肌瘫痪者取颧髎、巨髎、牵正、下关；鼓腮漏气、口角歪斜者取牵正；热邪盛者取曲池；气虚血瘀者取足三里。李丽霞认为，顽固性面瘫多因病情严重、失治误治、年老体虚等原因而导致迁延不愈，脉络空虚，外邪乘虚侵袭阳明、太阳，以致经气阻滞，经筋失养，筋肌纵缓不收而发病。故治疗上当标本兼顾，补泻兼施，扶正祛邪，整体调节，才能抗病祛邪。面瘫后遗症期因患侧面神经的不同步恢复使某些局部肌肉呈现明显活动障碍或松弛状态，面部肌肉对电刺激反应不明显，此时采用单纯针刺治疗效果不佳。根据病情虚实夹杂的特点以及单纯针刺可能产生的局限性，可选用刺激更强的穴位埋线疗法增强局部经气、通调面部脉络。埋线疗法是集多种效应于一体的复合性治疗方法，它是应用微创技术，将羊肠线植入人体特定的经络穴位，通过羊肠线长期刺激经穴，达到治病的目的。羊肠线在穴内软化、分解、液化、吸收的过程是治疗疾病的一种很好的方法。埋线作为一种治疗手段加强了穴位特性的发挥，并通过经络这一中心环节来通调经络脏腑气血的运行，或疏通经络，使邪离经络而去，则正气得旺，邪气得除，或鼓动气血，滋养脏腑筋肉，最终促进人体脏腑组织功能的恢复，达到治疗疾病的目的。埋线初期刺激强，可祛除顽邪、平衡阴阳；后期刺激平和，补气、益阴阳，刚柔相济。

（尤苗苗　陈楚云）

第三节　重视经络，辨病、辨证、辨经相结合

《灵枢·经别》曰："夫十二经脉者，人之所以生，病之所以成，人之

所以治，病之所以起，学之所始，工之所止也。粗之所易，上之所难也。"
经络，是循行于人体体内的通道，以运行气血、联系脏腑和人体体表及全身。经络可内灌脏腑，外络体表肢节，具有沟通内外、疏通气血、调理气机、协调阴阳、强体抗病等作用；其中包括十二经脉、奇经八脉、十二经别、十五络脉、十二经筋、十二皮部。十二经脉，亦称"正经"，按手太阴肺经、手阳明大肠经、足阳明胃经、足太阴脾经、手少阴心经、手太阳小肠经、足太阳膀胱经、足少阴肾经、手厥阴心包经、手少阳三焦经、足少阳胆经、足厥阴肝经的循行形成一个如环无端、周而复始的传导系统。当人体（体表抑或脏腑）患病时，病邪可通过经络的沟通衔接进行传变，因此，亦可在体表经络循行之处出现异常反应，十二经脉各有"是动则病"及"是主某所生病"的记载，即可通过异常反应的归属经络、病候特点等辨别经络属性，从而选择相关经络的相关腧穴进行治疗。

《灵枢·官能》曰："用针之服，必有法则。"李丽霞教授强调针灸治疗时要重视经络的重要性，从辨病、辨证、辨经到辨穴细细分析。针灸治疗若想收到较好的治疗效果，应当通过望、闻、问、切的四诊方法和中医辨证论治特色方法进行经络、症候的分析归纳、辨证论治。

辨证论治起源于《内经》《伤寒论》，是中医的特色与精华，是指导中医诊治疾病的基本原则，是取得最佳临床治疗方案和最佳疗效的基础。它是临床上中医治疗疾病的前提，只有把证辨别清楚了，才能实施有效的治疗。中医的诊断方法分为四诊和八纲，通过四诊八纲得出是某种证，再通过这个证确定治法和方穴，这一系列过程即是辨证论治过程。辨证是一个复杂的过程，中医基础理论认为阳虚生外寒，阴虚生内热，阳盛生外热，阴盛生内寒。这需要运用阴阳、表里、寒热、虚实的八纲辨证，结合望、闻、问、切四诊所得，确定证型，然后再确立施治原则，做到制其胜，补其衰。

辨病、辨证、辨经三者有着不可分割的关系。辨经时应在辨证基础上进行，进而为下一步取穴和临床治疗提供思路。辨病可以确定疾病部位及可能的病变脏腑，根据十二经脉循行部位进行望、循、叩、切、按，在辨经的基础上再辨证，即从疾病的发展进程、临床表现和检查结果来辨析该病目前处于哪一阶段，从而确立该病的证候，以采取准确的治疗措施。

在临床治疗中，辨证方可施治。但如何归纳分析患者的症状从而得出相关病位病性，如何紧密联系八纲辨证、脏腑辨证、气血辨证及经络辨证，是治疗的首要前提。李丽霞教授曾治疗一位年轻女性患者，因颈部疼痛不适就诊，该患者的主要表现为颈部疼痛不适，长期低头时尤甚，颈肩部肌肉僵紧、酸痛，局部压痛明显，肩胛部见多个压痛点，这是颈型颈椎病的典型临床症状。结合舌脉，四诊合参，从八纲辨证分析，背为阳，腹为阴，该患者病变部位在背，属阳证；颈型颈椎病多由受寒、劳损等致颈肩部肌肉拘紧酸痛，病变在皮腠肌肉，得温痛减，遇寒加剧，属表、属寒；多数患者可于颈肩部疼痛处触及痛点、结块或条索，因气血运行受阻，气滞血瘀，气血瘀结所致，拒按，属实证。病在太阳为主，与督脉、阳跷脉、少阳脉关系密切。在治疗方法中选用针刺配合拔罐以疏风散寒，活血通络，改善局部血液供应。经络循行于人体一定部位，联系一定的组织器官，具有深入浅出的循行特点，浅行于机体体表。因此，对于体表部位的肌肉、关节、组织、器官的病变，经络辨证更能凸显其优势所在。手太阳小肠经"出肩解，绕肩胛，交肩上"，足太阳膀胱经则"循肩膊内""从膊内左右别下贯胛，挟脊内"。"经脉所过，主治所及"，根据病变部位，选用手足太阳经脉腧穴为主穴治疗，配合辨证取穴，故选用百劳、风池、天柱、肩井、天宗、外关、四关、后溪、申脉等穴。其中，百劳又名颈百劳。《经外穴名解释》载："百，基数词百；劳，劳伤，芝瘵。此穴在颈部大椎穴上二寸，旁开一寸处"，顾名思义，百劳即可治颈部肌肉反复劳累过度所致积损。此外，气遇寒则滞，得温则行，血遇寒则凝，得温则行，故配以四关穴以运行其气，流通其血。后溪、申脉为手足太阳经的八脉交会穴，与督脉、阳跷脉相交，《奇经八脉考》中记载阳跷脉"胛上会手太阳……上行肩膊外廉"。李丽霞临床重视辨病、辨证、辨经相结合，融会贯通，取得了针灸治疗的卓越效果。

（林忆诗　卢翠娜）

第四节　汲古铸今，注重古籍

中医学是中华民族的伟大成就，是几千年来中华民族智慧的结晶。针灸古籍就是前人智慧的精华，其中蕴含着大量疾病诊治过程的理、法、经、穴、术的内容。李丽霞勤求古训，博采众方，善于从古籍中汲取前人智慧，并应用于临床，疗效显著。

（一）注重治"神"

《素问·宝命全形论》说："凡刺之真，必先治神。"《灵枢·本神》中说："凡刺之法，先必本于神。""神"的含义极广，广义的"神"指人体生命活动外在表现的总称；狭义的"神"指精神意识思维活动。"神"在针灸临床治疗中与医患双方都有密切关系，它是针刺取效的关键。《灵枢·官能》篇也说："用针之要，无忘其神。"《灵枢·本神》又说："是故用针者，察观病人之态，以知精神魂魄之存亡得失之意。"这说明医生既要观察疾病的表现，又要了解患者的精神状态和思想情绪。在全面掌握上述情况的前提下，运用与之相适应的针刺手法，才能获得预期的治疗效果。李丽霞在临床上注重治"神"，认为针刺治"神"，不仅针对针刺者，也是针对患者。如《大医精诚》所述"凡大医治病，必当安神定志"，指出医者治病，必安神定志，安医者神，定患者志，神与志皆在于针，而后治病，《标幽·赋》述"凡刺者，使本神朝而后入；既刺也，使本神定而气随。神不朝而勿刺，神已定而可施"。临床上，李丽霞必审患者强弱虚实、使患者安定、使医者神聚而后刺。同时在得气时注重调神，施行正确补泻手法，调适患者的神气，可损有余，益不足，使神充沛而达到治疗的目的。根据《素问·宝命全形论》"经气已至，慎守勿失"，临床上针刺得气或气至病所之后非常注重守神，使患者针下始终有舒适的酸胀麻沉等感觉，必要时可间歇行针。同时，针刺之后还需要谨慎调养，正所谓"三分治七分养"。机体营卫气血之盛衰，是"神"的物质基础，故要养之。《素问·八正神明论篇》曰："故养神者，必知形之肥瘦，荣卫血气之盛衰。血气者，人之神，不可不谨养。"养神应避风寒、节饮食、调情志、慎作劳、宜起居。善养其神者，可发挥针刺的远期疗效，巩固疗效，方奏全功。

（二）汲取前人验方验穴

1. 汲古铸今，博采众方

李丽霞十分重视针灸古籍的应用，并善于从古籍中汲取前人的验方验穴，运用于临床疗效显著。如中风病为针灸治疗中最常见的优势病种，在《百症赋》中，针对中风病之"半身不遂"，有"阳陵远达于曲池"的金句，对于后世医家具有很直接的指导意义。曲池为手阳明大肠经之合穴，《素问·痿论篇》又曰"治痿独取阳明"，后世医家多选用曲池穴治疗半身不遂。《针灸逢源》提出"半身不遂：此由气血不周。一名偏枯是也。或但手不举口不能言，而无他症者，此中经也。各随其经络俞穴而针灸之……曲池……"阳陵泉为胆经合穴及下合穴，"经脉所过，主治所及"，足少阳胆经循行于侧头部及侧身部，而中风病是由于机体脏腑阴阳气血失调所致的半身不遂，为足少阳胆经循行所过；足少阳胆经在五行属性中属"甲木"，与肝经（乙木）相为表里经脉，《素问·至真要大论》曰"诸风掉眩，皆属于肝"，故阳陵泉可"熄外风，止内风"；阳陵泉又为八脉交会穴之"筋会"，肝主筋，肝胆相为表里，针刺阳陵泉亦可柔养筋脉。针灸科最为常见的病症即颈肩腰腿痛，根据《针经指南·标幽赋》"阳跷阳维并督带，主肩背腰腿在表之病，阴跷阴维、任、冲脉，去心腹胁肋在里之疑。"（注：阳跷、阳维、督脉、带脉的八脉交会穴分别为申脉、外关、后溪、足临泣穴。）李丽霞治疗颈肩腰腿痛常用处方必不可少外关、足临泣、后溪、申脉等穴。根据《扁鹊神应针灸玉龙经·玉龙歌》"偏正头风痛难医，丝竹金针亦可施，沿皮向后透率谷，一针两穴世间稀""口眼㖞斜最可嗟，地仓妙穴连颊车，㖞左泻右依师正，㖞右泻左莫令斜"，李丽霞治疗偏头痛时常用丝竹空透率谷；治疗周围性面瘫常用地仓透颊车。《医宗金鉴·头部主病针灸要穴歌》中云"上星通天主鼻渊……炷如小麦灼相安"，李丽霞临床治疗鼻渊应用上星配通天疗效显著。

2. 善用四花穴

"四花穴"之名见于明·高武所著《针灸聚英》，"崔知悌云，灸骨蒸劳热，灸四花穴"，为古代治疗骨蒸劳瘵之著名灸穴之一，为膈俞与胆俞两穴的合称。膈俞穴为血会，可养血补血，活血祛瘀，治疗一切血症；同时膈俞内应于膈，可宽胸利膈，和胃降逆。《针灸甲乙经》描述膈俞主治作用为："咳而呕，膈寒，食饮不下，寒热，皮肉肤痛，少气不得卧，胸满支两胁，膈上兢兢，胁痛腹膜，胸脘暴痛，上气，肩背寒痛，汗不出，喉痹，腹中痛，积聚，默然嗜卧，怠惰不欲动，身常湿湿，心痛无可摇者，膈俞主之"。胆俞穴内应于胆腑，具有利胆解郁，理气和胃的作用。《针灸甲乙经》曰："胸满呕无所出，口苦舌干，饮食不下，胆俞主之。"两穴相配，在功能上相互协调，相得益彰，具有宽胸利膈、调节气血、补虚祛瘀等作用，正如《针灸大成·卷十一》所谓："崔氏取四花穴法，治男妇五劳七伤，气虚血弱，骨蒸潮热，咳嗽痰喘，尪羸痼疾。"现代解剖学认为，膈俞下有第7胸神经后支通过，胆俞下有第10胸神经后支通过，脾脏则主要由第5至第12胸神经发出的自主神经纤维支配，支配四花穴与脾脏的神经属于同一神经节段，而在背俞穴中，与内脏器官属同一神经节段或近节段的刺激效果，优于其他位于远节段背俞穴的刺激效果，故刺激四花穴，可直接刺激脾脏，调节患者的免疫功能，影响患者体内的炎症微环境，减少致痛因子的生成，对全身的各类痛症可发挥整体治疗作用。李丽霞在临床上运用四花穴治疗偏头痛、失眠、胁痛、久咳虚喘、肿瘤、呃逆、噎膈、周身痹痛、癫痫、中风等病证，疗效显著。应用四花穴治疗多种疾病，体现了中医异病同治的观点，两穴一阴一阳，一气一血，相互制约，相互为用，调气和血，理顺阴阳，相得益彰。

（1）治疗痛症。临床上，治疗偏头痛时，除常规针刺外，可加用四花穴挑治治疗，临床上疗效极佳；另外，从偏头痛的间断性发作特点来看，也符合少阳证半表半里、正邪相争的学说，取胆俞穴可调理少阳经气；且四花穴具有补虚祛瘀的作用，既可治其标，又可治其本，提高人体正气，从而减少偏头痛的发作。在治疗坐骨神经痛时，善用长针透刺四花穴，并配合辨证、循经取穴，疏通经络气血，可迅速达到"通则不痛"之目的。在治疗肋间神经痛时除常规取穴外，加用四花穴常能收到奇效。

（2）防治化疗副反应。运用直接灸四花穴治疗肿瘤化疗患者，可防治化疗副反应，提高患者生存质量，增强患者免疫力从而提高化疗药物疗效。李丽霞主持的课题"直接灸四花穴对肺癌化疗患者 CSF、TNF、IL-2 的影响"（广东省中医药局课题）采用抗癌药物毒性反应分度表、生存量表、Karnofasky 体力状况评分表为临床疗效评价指标，观察直接灸四花穴对肺癌化疗毒副反应的减毒效应和对化疗药物抗癌疗效的影响程度，并与单纯化疗组对比。结果表明，直接灸四花穴能明显提高肺癌化疗患者血清中 CSF、IL-2 水平，降低 TNF 水平；并能防止化疗药物对骨髓的抑制，减轻化疗药物所引起的胃肠道反应，提高化疗患者生存质量和体力状况评分。

（3）治疗亚健康状态。亚健康状态是指机体虽无明确的疾病，但在躯体上和心理上出现种种不适应的感觉和症状，从而呈现力不从心和对外界适应力降低的一种生理状态。它可以无临床症状或症状感觉轻微，也可以有明显的自觉症状，还有一些轻微的早期生化改变，却没有客观的理化指标改变，总之已有潜在的病理信息，但又不够诊断标准，是人们在身心情感等方面处于健康与疾病之间的健康低质量状态。亚健康状态有躯体表现和心理表现两种。前者的主要特征是躯体慢性疲劳且为持续的或难以恢复的疲劳，常感体力不支，容易困倦疲乏，且常伴随睡眠障碍、头痛、抵抗力下降和代谢紊乱等。后者主要表现为焦虑和抑郁，常伴随烦躁、不安、易怒和恐慌。中医认为健康是人与自然环境及社会之间的一种动态平衡，即所谓"阴平阳秘，精神乃治"，而亚健康和疾病则都属于人体的阴阳气血失调。血会膈俞，属阴，有行血活血、宽胸理气之功；胆俞为胆腑之气输注于背部处，胆主一身之气，属阳，有疏肝利胆，升清降浊之效。四花穴合用可调气和血，理顺阴阳，疏肝理气，在治疗亚健康方面疗效较好。针对不同的患者，可采用艾灸、针刺、埋线治疗。

（4）治疗呃逆。呃逆是气逆上冲，喉间呃呃连声，声短而频，令人不能自主为特征的病症。本病可持续发作或偶然发作，有单纯性的呃逆，亦有在其他疾病中出现的呃逆。现代医学称之为膈肌痉挛。它是由于某种刺激引起膈神经过度兴奋，膈肌痉挛所致。呃逆可以在多种疾病中出现，一般分为急性与慢性两类。呃声不断、多而短促、声音响亮的呃逆，很快会自行消失。但也有连续数小时，数星期或更长时间迁延难愈的。呃逆的病因主要为饮食不节，过食生冷之物或寒凉药物，致使寒气蕴结于胃，胃气失于和降而上逆；或情志不和，抑郁恼怒，肝郁气滞，横逆犯胃，以致胃失和降；或因气郁化火，灼津成痰，胃气挟痰上逆而成；或因重病久病之后，或因病而误用吐下之剂损伤胃津，胃失于濡养，以致胃气上逆；或年老体弱、久病重病之后，脾胃阳虚，以致清气不能上升，浊气不能下降，胃气上逆而成。总的来说，呃逆皆由胃气上逆而致。可采用四花穴来治疗呃逆。血会膈俞，属阴，同时膈俞为膈之背俞，统治膈膜之病，有行血活血、宽胸理气之功；胆俞为胆腑之气输注于背部处，胆主一身之气，有疏肝利胆，升清降浊之效。新发之呃逆可针刺翳风穴，然后点刺拔罐，往往一次而愈；寒证可用四花加中脘艾灸；对于体质虚弱，久病而出现的虚呃则应艾灸四花、中脘、足三里，必要时可加灸气海穴；顽固者易反复者可在四花穴埋针以巩固疗效。

李丽霞在刺灸法上喜用艾灸法、针刺法、挑治法及穴位埋线法。艾灸法是四花穴最早的用法，多采用直接灸，主要用于虚证；针刺法多采用1.5寸针，刺向脊柱；挑治法主要用于偏头痛患者；穴位埋线法指向脊柱方向埋线，或顺着膀胱经埋线，常用于时间少，不能经常就诊患者，也用于巩固疗效。

3. 注重井穴的应用

井穴为五输穴之首，多位于四肢末端，为十二经脉阴阳之气始发和交接之处，具有生发人体阳气和调和人体阴阳等重要的功能。对急症、热证、脏病、重症等有着重要的临床意义。井穴首见于《灵枢·九针十二原》："经脉十二，络脉十五……所出为井……"所出意味着井穴为十二经脉经气初始生发之处，用水流的流动变化将其作为气血的源头。同时，井穴也为标本根结系统之根本。《灵枢·根结》指出至阴、足窍阴、厉兑、隐白、大敦、涌泉为足六经的根。根据标本根结理论，可选用井穴治疗头面五官及胸腹疾病，如用足窍阴治疗耳鸣耳聋，至阴治疗目疾等。《灵枢·顺气一日分为四时》曰"病在脏者，取之井"；《难经·六十八难》曰"井主心下满"；《针灸聚英》对各脏腑病变皆有心下满症状取各自所属井穴治疗的记载，曰"假令得弦脉，患者善洁，面青善怒，此胆病也。若心下满当刺窍阴（井）……假令得弦脉，病人淋溲便难，转筋，四肢满闭，脐左有动气，此肝病也。若心下满刺大敦井"，《难经·六十三难》认为"井者，东方春也，万物之始生"，井穴为万物的初生状态，与春季相应，是人体阳气生发之处，刺激井穴可振奋阳气、温通经脉、纠正阴阳气血逆乱，促进运动功能的恢复。李丽霞在临床多应用火针井穴治疗各种疾病，疗效确切，如井穴治疗面神经麻痹、脑血管病、耳鸣等病症及昏迷、厥证的急救，面神经麻痹早期正邪相争还可单用或配用关冲穴驱邪外出，也可配商阳穴以鼓舞阳明经经气；点刺十二井用于昏迷、厥证的急救等。

（刘文文　宋雨轩　官娜）

第二章

特 色 疗 法

第一节 火 针 疗 法

　　火针又被称为白针、烧针，在古代又被称为燔针、焠刺，起源于冶炼技术成熟之后，距今已有数千年历史，我国最早的医学专著《黄帝内经》中就有关于火针的记载。"黄帝受命，创制九针"，火针源于九针中的"大针"，是用火将特制针具的针身及针尖烧红后迅速刺入穴内以治疗疾病的一种治疗方法，借助火力和温热刺激，以温阳散寒、疏通经络、调节气血来达到治疗目的，有针刺、瘢痕灸、三棱针等多种应用。李丽霞临证时根据不同情况变通使用，治疗多种疑难杂症，疗效显著，治疗特点有"以热引热""以点代灸""以痛为腧"三方面。

（一）火针的治疗作用

　　火针能直接、快速地将"热"送达治疗部位，起到"温""通""清""消""补"的作用，一法多效。

1. 温阳散寒、化气利水

　　火性属阳，火针能借火的温热作用，振奋人体阳气，人体阳气充盛，温煦有常，阴寒得散，脏腑功能得以正常运行，则脉络调和，气机疏利，津液运行。明代张景岳云："燔针，烧针也。劫刺，因火气而劫散寒邪也。"李丽霞教授认为，火针借助火的温热作用，可以温肺化饮、宣降肺气，治疗各种痰浊阻肺、风寒束肺之咳嗽、喘证、哮证等；火针可以温中理脾，治疗寒邪犯胃或脾胃虚寒所致的脘腹闷胀、冷痛、泄泻等证；火针可以温肾散寒，治疗肾阳虚所致的腰膝酸痛、畏寒肢冷、五更泄泻等证；火针还可通过温阳化气，使肺气通调、脾气传输、肾气蒸腾，治疗脏腑功能失调、三焦决渎失职、膀胱气化不利所致的水肿和小便不利等证。

2. 温经通络、祛瘀止痛

火针具有针和火的双重作用，热力直达病所，可疏通经络中壅滞之气血，使气血运行通畅，达到"通则不痛"的作用；同时通过增加局部血液供给而濡养筋脉，筋得血养，柔而不拘，起到"荣则不痛"的作用。如《景岳全书》云："凡大结大滞者，最不易散，必欲散之，非藉火力不能速也。"因此，火针可以治疗各种由于寒邪凝滞、经络阻滞、气血瘀滞、经行不畅、筋肉失养而导致的风寒湿痹、关节肿痛、肌肉痉挛、麻木、瘙痒、偏瘫、抽搐等病症。火针疗法具有温通心阳、鼓动阳气、运行血脉、祛瘀止痛之效，能治疗心阳虚衰、心脉痹阻所致的胸痛心悸等证。

3. 清热解毒、引邪外达

火性属阳，阳可升散，开泻畅达，因此火针疗法有引气和发散之功，温通之性强而力量集中，能直达肌肤筋肉，可使火热毒邪外散，引热外达，清热解毒，即"以热引热""火郁发之"。火针治疗热证，通过灼烙人体腧穴腠理而开启经络之外门，给邪以出路，达到开门驱邪之功，加上火针本身针身较普通针灸针粗，借助火力，出针后针孔不会马上闭合，使有形之邪可以直接排出体外，使邪毒得清。正如《针灸聚英》云："盖火针大开其孔穴，不塞其门，风邪从此而出。""若风寒湿三者，在于经络不出者，宜用火针，以外发其邪。"火针治疗后机体都留下针孔，可使邪气从针孔而出，达到邪去正安的效果，临床常用于治疗蛇串疮、乳痈、痄腮等病症。

4. 消癥散结、生肌敛疮

火针具有消癥散结、温经通络、行气活血、疏利气机之效，可以治疗气、血、痰、湿等各种病理障碍积聚凝结而成的肿物、包块；同时火针可使局部气血运行加快，气血通畅，从而加速其消散。正如《针灸聚英》云："破痈坚积结瘤等皆以火针猛热可用。"临床上常用于治疗腱鞘囊肿、瘿瘤、瘰疬、脂肪瘤、子宫肌瘤、纤维瘤、疣、痣等病症。火针的温热之性能加速气血运行，鼓舞正气，正气充盛，能托毒生肌，排脓敛疮，加快肌肤更新，促进疮口组织的物质代谢，加速疮口愈合，临床上常用于治疗静脉炎、痤疮、痈疮、痔疮、象皮腿等病症，并对一些经久不愈的疮口，或慢性溃疡具有促进生肌敛疮之功。

5. 补养气血，升阳举陷

火针通过温补阳气、引阳达络而补养气血，能使气至血通，气机疏利，起到养血祛风止痒之功，治疗以瘙痒、麻木为主要症状的各种皮肤病，如神经性皮炎、牛皮癣等；火针可以温补肺气，治疗肺气不足之咳嗽、喘息、自汗等病症；火针可以补益心气、益气养血，治疗心气不足、心血亏虚之心悸气短等症；火针可以补益中气、健脾养胃，治疗胃中虚寒，或纳少腹胀、大便溏泻等脾胃虚弱之证。火针通过补益阳气以达升阳举陷、调节脏腑、收摄止泄之效，临床上常用于治疗中气下陷引起的子宫下垂、胃下垂、肾下垂、久泻久痢等；肾阳不足所致遗精早泄、痛经、月经不调、腰膝酸软及脏腑亏虚所致的各种痿证等。

现代研究认为，火针疗法具有改善血流动力学状态、血液流变及微循环、抗炎消肿、修复组织创伤等多种作用。通过炽热的针体，使局部血液、淋巴循环加快，加速炎性组织的清除吸收；使穴位组织炭化，炭化组织对于人体是一种异物，可以激活自身免疫系统，并长时间刺激穴位而发生长效调整和治疗作用。

（二）火针的操作方法

火针是一种特殊针灸针具，从远古针具"九针"中的"大针"发展而来，用耐受高温并对人体无伤害的金属为材料制成，可反复灼烧使用。

在临床上根据患者与症状的不同，选择的穴位不同，所使用的火针种类也不同。根据其粗细可分为三类：一是细火针，直径为 0.5 mm，主要施于面部，因面部神经、血管丰富，痛觉敏感，故用细火针以减少痛苦，且不易留疤，亦适用于体弱患者。二为中粗火针，直径为 0.8 mm，适应范围比较广泛，除面部和肌肉组织较薄的部位外，均可使用。三为粗火针，直径在 1.1 mm 以上，适用于针刺大的病灶或骨骼肌肉组织深厚的部位，如癥瘕、痞块、疮疡、膝关节等处。此外亦有平头火针、三头火针，用于祛除体表痣疾。

火针疗法在操作时应注意三个要点，即"红""准""快"。

"红"是指在针体烧至通红白亮时，迅速刺入穴位。《针灸大成·火针》载："灯烧，令通红，用方有功。若不红，不能去病，反损于人。"

"准"指进针入穴要准。医者应迅速将针准确地刺入穴位或部位，并敏捷地将针拔出。

"快"指进针速度快，使患者少受痛苦。在火针红白亮时迅速入针，则穿透力强、热刺激效果好，且不易损伤机体，否则易拉出肌肉纤维，疗效亦差。这一过程时间很短，要求施术者全神贯注，动作熟练敏捷。

火针的针刺方法可分为四种：点刺法、散刺法、密刺法和围刺法。

点刺法即将针烧红后迅速刺入选定部位，是最常用的火针针刺方法。当

李丽霞 针灸临证医论医案选

需要针刺腧穴或压痛点时，多采用点刺法，主要用以缓解疼痛及治疗脏腑疾患等全身性疾病。经穴刺法是通过火针对经穴的刺激来温通经脉，行气活血，扶正祛邪，平衡阴阳，调节脏腑功能。这种刺法适用于内科疾病，宜选用细火针或中粗火针为宜。痛点刺法主要适用于肌肉、关节疼痛。压痛点是局部经气不通、气血阻滞的反应点，以火针刺激压痛点可以使局部经脉畅通，气血运行，从而缓解疼痛，可选用中粗火针，进针可稍深一些。

散刺法是将火针疏散地点刺在病灶局部的一种刺法。它是通过火针的温热作用，温阳益气，从而疏通局部气血，用于治疗麻木、瘙痒、拘挛、疼痛等病症。散刺法的针距一般为 1.5 cm，多选用细火针，进针较浅。

密刺法即用火针密集地刺激病灶局部的一种刺法。此法是借助火针的热力，改变局部气血运行，促进病灶处组织代谢，以缓解病症。密刺法主要适用于增生、角化的皮肤病，如神经性皮炎等。针刺时的密集程度取决于病变的轻重，一般间隔 1 cm，如病重可稍密，病轻则稍疏。如病损部位的皮肤厚而硬，针刺时可选用粗火针，反之则用中粗火针。针刺的深度以刚接触到正常组织为宜。

围刺法是用火针围绕病灶周围针刺的一种刺法。进针点多落在病灶与正常组织交界之处。在病灶周围施以火针可以温通经脉，改善局部气血运行，促进组织再生，适用于皮肤科与外科疾患。围刺法所用的针具为中粗火针，每针间隔 1 ~ 1.5 cm 为宜。针刺的深浅视病灶深浅而定。病灶深针刺深，病灶浅则针刺浅。

（三）火针的注意事项

（1）过度饥饿、劳累、精神紧张者暂不宜用火针。

（2）血友病及有出血倾向者禁用火针。

（3）大血管及重要脏器周围慎用火针。

（4）火针治疗前应向患者做好解释工作，消除患者紧张情绪，以防晕针，若出现晕针情况，可按普通针灸的晕针处理；对于体弱或敏感者，刺激量不宜过大；注意用火安全，防止灼伤。

（5）注意针具检查，发现针具有剥蚀或缺损时，则不宜使用，以防发生意外。

（6）火针治疗后忌食生冷辛辣、鱼腥等发物；保持针孔清洁干燥，一日内不宜洗浴；深刺的火针针口注意保护与护理，以防感染。

（四）火针疗法的应用

临床上应用火针治疗多种内、外、五官、骨伤、皮肤科疾患。

（1）根据"火郁发之"原理，采用火针治疗带状疱疹。操作方法：患者取卧位，在已选阿是穴上用活力碘消毒，点燃酒精灯，左手持酒精灯，右手持中粗火针在酒精灯的外焰加热针体，直至将针尖烧至红白后，迅速准确地刺入疱疹中央 0.2～0.3 cm，根据疱疹数量的多少，每次选择 3～5 个疱疹，每个疱疹针刺 2 次，术毕按压约 30 秒，涂上一层万花油，并配合夹脊、支沟、后溪火针治疗，每天 1 次。用以上方法治疗带状疱疹，观察临床症状，有效率达 100%，治愈率在 70% 以上。国家科技部"十一五"中医药项目"不同针灸方法治疗带状疱疹优势方案筛选的临床研究"结果表明：火针治疗带状疱疹总疗效达 95.83%，止疱时间（4.91±1.88）天，结痂时间（7.67±2.65）天，脱痂时间（15.13±4.65）天，疼痛缓解时间（8.13±3.86）天。

（2）应用火针治疗退行性膝关节骨性关节炎，疗效显著。治疗原则以局部取穴为主，配合辨证取穴，主穴取膝眼、阳陵泉、足三里、梁丘，瘀血阻滞加血海，阳虚寒凝加气海，肾虚髓亏加丰隆，兼湿滞加阴陵泉。操作方法：用安尔碘棉球消毒，待安尔碘干后，再涂上一层薄薄的万花油。针体加热后，迅速地将针准确地刺入穴位，针刺深度为 0.3～0.5 寸，伴有关节肿胀时可针刺 0.8 寸，并敏捷地将针拔出，全过程约 0.5 秒。出针后用棉球按压针孔片刻，并再涂上一层薄薄的万花油。用火针与温针灸相比较，疗效较温针更佳。

（3）火针放血治疗静脉曲张，疗效显著。火针治疗以活血止痛，祛瘀生新为法，取手太阴肺经，足太阳膀胱经，足阳明胃经为主。以阿是穴、太渊、人迎为主。配穴：委中、阳陵泉、三阴交、阴陵泉、足三里。操作方法有阿是穴刺法。该方法为：嘱助手固定瘤体，勿使之移动，定位后，选择中粗火针在酒精灯上烧至白亮，先在瘤体旁侧快针刺入，然后快针点刺瘤体中点，使恶血出尽为宜，必要时可加火罐；太渊、人迎以细火针于酒精灯上烧至白亮，快针法点刺，不留针，深 0.1～0.2 寸；余穴以中粗火针快针点刺 0.2～0.3 寸，不留针。每周 1 次，5 次为 1 疗程。观察病例 40 例，阿是穴火针放血治疗 5 次。重型病例 12 例，经 2 个疗程治疗后症状明显好转，其他 28 例为轻型或中型患者，经 1 个疗程治疗后隆起静脉大都平复，症状消失。

第二节 灸 法

灸法，古称灸焫。《说文解字》载："灸，灼也，从火，灸乃治病之法，以艾燃火，按而灼也。"灸法是以艾为主要施灸材料，点燃后在体表穴位或病变部位上烧灼、温熨，借灸火的温热力及药物的作用，通过经络传导，起到温经通络、扶正祛邪的作用，达到防病治病目的的一种外治疗法。《本草纲目》载："艾叶能灸百病。"《本草从新》曰："艾叶，苦辛，生温，熟热。纯阳之性，能回垂绝之元阳，通十二经，走三阴，理气血，逐寒湿，暖子宫，止诸血，温中开郁，调经安胎……以之灸火，能透诸经而治百病。"说明用艾叶做施灸材料，有通经活络、祛除阴寒、回阳救逆等多方面的作用。

（一）灸法的补泻

《灵枢·背腧》曰："气盛则泻之，虚则补之。以火补者，毋吹其火，须自灭也；以火泻之，疾吹其火，传其艾，须其火灭也。"说明灸法的补泻须根据辨证施治的原则，虚证用补法，实证用泻法。点燃艾炷后，不吹其火，火力宜微而温和，时间较长，待其慢慢地自灭，使真气聚而不散，此为灸法的补法；点燃艾炷后，以口速吹旺其火，火力较猛，快燃速灭，当患者感觉局部灼痛时可更换艾炷再灸，促使邪气消散，此为灸法的泻法。

（二）灸法的作用及适应证

灸法与针刺同样都是通过刺激腧穴，激发经络功能，从而达到调节机体各组织器官功能的治疗目的。《医学入门》曰："寒热虚实，皆可灸之。"灸法治疗作用广泛，可归纳为以下几点：

（1）疏风解表、温阳散寒。《素问·调经论》曰："血气者，喜温而恶寒，寒则泣而不能流，温则消而去之。"《素问·异法方宜论》曰："脏寒生满病，其治宜灸焫。"《素问·骨空论》曰："灸寒热之法，先灸项大椎。""大风汗出，灸譩嘻。"灸法适用于治疗风寒表证，或寒邪为患所致诸证，或偏于阳虚者。

（2）温经通络、活血祛瘀。《灵枢·禁服》曰："陷下者，脉血结于中，中有着血，血寒，故宜灸之。"意即脉陷不起者，是由于寒气入于血，血因寒而凝滞，血瘀脉中，故灸法常用于治疗风寒湿邪所致的痹证。

（3）回阳固脱、升阳举陷。《素问·生气通天论》曰："阳气者，若天与日，失其所，则折寿而不彰。"阳气衰则阴气盛，阴盛则为寒、为厥，甚则欲脱。当此之时，可用灸法来温补虚脱之阳气。如遇阳虚暴脱之急危证，灸之亦有回阳固脱的作用。《伤寒论》曰："伤寒六七日，脉微，手足厥冷，烦躁，灸厥阴，厥不还者死。""少阴病，下利，脉微涩，呕而汗出，必数更衣，反少者，当温其上，灸之。"这些都是有关阳气下陷和外脱危证应用灸法的例证。临床上多用于治疗因阳气虚脱引起的大汗淋漓、四肢厥冷、脉微欲绝等虚脱证，以及因阳气下陷所致的遗尿、脱肛、阴挺等。

（4）消瘀散结、拔毒泻热。《灵枢·刺节真邪》曰："脉中之血凝而留止，弗之火调，弗能取之。"气为血帅，血随气行，气得温则疾，气行则血亦行。灸能使气机温调，营卫和畅，故瘀结自散。《太平圣惠方》曰："凡痈疽发背，初生……须当上灸之一二百壮，如绿豆许大。凡灸后，却似燋痛，经一宿乃定，即火气下彻。"灸法可用于乳痈初起、瘰疬、寒性疖肿未化脓者。

（5）防病保健、延年益寿。《千金方》曰："凡宦游吴蜀，体上常须三两处灸之，勿令疮暂瘥，则瘴疬温疟毒气不能着人。"《扁鹊心书·须识扶阳》曰："人于无病时，常灸关元、气海、命门、中脘……虽未得长生，亦可保百余年寿矣。"《千金方》说："若要安，三里常不干。"灸法用于防病保健有着悠久的历史，无病施灸，可激发人体正气，增强抗病能力，使人精力充沛，长寿不衰。

（三）灸法的注意事项

灸法在临床上应用广泛，操作虽简便，但过程却不容疏忽。灸疗要求操作者注意操作规范，确保安全，需注意以下事项：

（1）施灸前应向患者说明施灸要求，消除患者恐惧心理，取得患者的合作；若需选择化脓灸时，须先征得患者同意。

（2）早在《千金方》中就指出了艾灸的顺序，曰："凡灸当先阳后阴，言从头向左而渐下，次从头向右而渐下，先上后下。"先阳后阴，取其从阳引阴而无亢盛之弊；先上后下，取其循序不乱；先少后多，程度先轻后重，以使患者逐渐适应。特殊情况下，亦可酌情灵活应用，不必拘泥。

（3）艾炷灸的施灸量常以艾炷的大小和施灸量为标准。初病、体质强壮者，艾炷宜大，壮数宜多；久病、体质虚弱者，艾炷宜小，壮数宜少。头

李丽霞 针灸临证医论医案选

面胸部宜小炷、少灸；腰背腹部可大炷多灸；四肢末端皮薄多筋骨处少灸；肩及两股皮厚而多肌肉处可大炷多灸。

（4）注意晕灸的发生。若发生晕灸后应立即停止艾灸，使患者头低位平卧，注意保暖，轻者一般休息片刻，或饮温开水后即可恢复；重者可掐按人中、内关、足三里即可恢复；严重者按晕厥处理。患者在精神紧张、大汗后、劳累后或饥饿时不适宜应用本疗法。

（5）注意防止艾灰脱落或艾炷倾倒而烫伤皮肤或烧坏衣被。尤其幼儿患者更应认真守护观察，以免发生烫伤。艾条灸毕后，应将剩下的艾条套入灭火管内或将燃头浸入水中，以彻底熄灭，防止再燃。如有绒灰脱落床上，应清扫干净，以免复燃烧坏被褥等物品。

（6）颜面、心前区、大血管部和关节、肌腱处不可用瘢痕灸；乳头、外生殖器官不宜直接灸。中暑、高血压危象、肺结核晚期大量咯血等不宜使用艾灸疗法。妊娠期妇女腰骶部和少腹部不宜用瘢痕灸。

（7）施灸后，局部皮肤出现微红灼热，属正常现象，无须处理，很快即可自行消失。如因施灸过量，时间过长，局部出现小水疱，只要注意不擦破，可任其自然吸收。如水疱较大，可用消毒毫针刺破水泡，放出水液，或用注射器抽出水液，再涂以龙胆紫，并以纱布包裹。如行化脓灸者，灸疮化脓期间，要注意适当休息，保持局部清洁，防止污染，可用敷料保护灸疮，待其自然愈合。如因护理不当并发感染，灸疮脓液呈黄绿色或有渗血现象者，可用消炎药膏或玉红膏涂敷。

（四）常用灸法

灸法的治疗作用和适应证与针刺及中药同样广泛。《灵枢·官能》曰"针所不为，灸之所宜"，《医学入门·针灸》载"药之不及，针之不到，必须灸之"，说明灸法还可以弥补药物及针刺治疗的不足。李丽霞教授在临床上常应用灸法，治疗各种内、外、妇、儿杂病。以下介绍其常用的灸法：

1. 压灸百会穴

压灸百会穴是已故针灸名家司徒铃教授独创的治疗眩晕病的有效的传统针灸方法。治疗时先在百会穴涂一薄层万花油，用松子大艾炷直接灸百会穴，待患者有灼热感时用艾条压熄，每次灸5壮。百会穴位居巅顶正中，为"髓海"之"上输穴"，有振奋阳气、补脑益髓、升清降浊之功效，为治疗头痛眩晕的要穴。独特的压灸法可使热力更为迅速地直达病所，以奏开窍醒神、升提气血之功。

此法广泛应用于临床，李丽霞以此法结合电针颈夹脊、风池治疗椎动脉型颈椎病，与单纯电针颈椎夹脊、风池比较，以《中医病证诊断疗效标准》中椎动脉型颈椎病的疗效标准，并根据头痛眩晕、耳鸣耳聋、视物不清、体位性猝倒、颈椎侧弯及后伸不适等症状的轻重程度分为4级（无、轻、中、重）计分：症状消失（无）计4分，症状轻计3分，症状中等计2分，症状重计1分，满分为20分。治愈：治疗后总分达20分。显效：治疗后比原来提高6～10分。好转：治疗后总分比原高1～5分。无效：治疗后总分无改变或比原低。同时观察血浆内皮素（ET）、前列环素（PRI2）的变化。临床疗效评价结果显示，治疗组治愈率及显效疗率分别为30.0%、53.4%，对照组治愈率及显效疗率分别为16.7%、43.3%，无论治愈率还是显效率均有显著性意义，$P < 0.05$。治疗组 ET、PGI2 治疗前（113.2 ±28.86）pg/mL、（179.48 ±79.37）pg/mL，治疗后（72.96 ±21.69）pg/mL、（285.42 ± 119.28）pg/mL；对照组 ET、PGI2 治疗前（95.23 ±18.66）pg/mL、（191.82 ± 80.53）pg/mL，治疗后（71.83 ± 19.03）pg/mL、（230.68 ±98.14）pg/mL，差异均有非常显著性意义，$P < 0.01$。椎动脉型颈椎病属于中医"眩晕"范畴，多因肾虚及瘀血所致，且与督脉经气失调有着密切关系。肾主骨生髓，肾虚则髓海不足。《灵枢·海论》曰："髓海不足，则脑转耳鸣，胫酸眩冒，目无所见，懈怠安卧。"《灵枢·口问》云："上气不足，脑为之不满，耳为之苦鸣，头为之苦倾，目为之眩。"临床研究表明，ET 可以引起脑血管管径减小及血管痉挛；缺血缺氧刺激血管内皮细胞，通过旁分泌方式释放 ET，促使脑血管痉挛和内钙素聚集。PGI2 是由血管内皮细胞产生，具有抗血小板聚集和扩张血管的作用。当 PGI2 生成减少，则 ET 生成增加，导致血管舒缩功能失调，而出现血管痉挛。本研究显示，2 组患者治疗后 ET 下降、PGI2 上升，可能使血管舒缩功能达到新的平衡，从而改善椎动脉供血不足，表明压灸百会穴为主治疗椎动脉型颈椎病疗效显著。

李丽霞以此法治疗梅尼埃病 66 例，其中治愈（眩晕及其他症状消失，施灸后观察 1 年无复发）48 例，占 73%；好转（眩晕等主要症状明显改善或眩晕等主要症状消失，但施灸 1 年内偶有轻度复发）16 例，占 24%；无效（症状无改善或加重）2 例，占 3%；总有效率为 97%。梅尼埃病是由于内耳迷路积水所致的一种非炎症性疾病，以反复发作性眩晕为主要症状，并常伴有听力减退、耳鸣、恶心呕吐等临床表现。该病目前尚无特效防治方法，西医仅限于常规治疗，效果欠佳。以压灸百会穴治疗本病疗效显著。本法所取百会穴处有枕大神经及额神经分支，压灸百会穴可直接刺激穴位周围

李丽霞

针灸临证医论医案选

血管及神经，改善代谢与内分泌功能，促使内耳迷路水肿吸收，从而达到治疗此病的目的。

2. 直接灸四花穴

直接灸四花穴是指将艾绒制成大小约 0.5 cm×0.8 cm 的艾炷，置于四花穴（膈俞穴、胆俞穴）上点燃，待艾炷烧至约剩三分之一、患者感觉灼热时，撤去艾炷，更换再灸，每穴灸 3 壮。本法属于温通疗法的范畴，具有宽胸利膈、调节气血、补虚祛瘀等作用。用于肿瘤化疗患者、偏头痛、久咳虚喘、顽固性呃逆、胁痛、亚健康状态等。

此疗法应用于肿瘤化疗患者，具有防治化疗副反应，提高患者生存质量，增强患者免疫力，从而提高化疗药物疗效的作用。李丽霞主持的课题"直接灸四花穴对肺癌化疗患者 CSF、TNF、IL-2 的影响"（广东省中医药局），采用抗癌药物毒性反应分度表、生存量表、Karnofasky 体力状况评分表为临床疗效评价指标，观察直接灸四花穴对肺癌化疗毒副反应的减毒效应和对化疗药物抗癌疗效的影响程度，并与单纯化疗组对比，结果表明，直接灸四花穴能明显提高肺癌化疗患者血清中 CSF、IL-2 水平，降低 TNF 水平，防止化疗药物对骨髓的抑制，减轻化疗药物所引起的胃肠道反应，提高化疗患者生存质量和体力状况评分。

灸法是祖国医学传统疗法的重要组成部分，具有温经通络、祛湿散寒、消瘀散结、扶阳固脱、升提阳气、防病保健等作用，可升血中之气，通气中之滞，能通诸经，而除百病。"四花穴"之名见于明代高武所著《针灸聚英》，"崔知悌云，灸骨蒸劳热，灸四花穴"，为古代治疗骨蒸劳瘵之著名灸穴之一，为膈俞与胆俞两穴的合称。膈俞穴为血会，可养血补血，活血祛瘀，治疗一切血症；内应于膈，可宽胸利膈，和胃降逆。《针灸甲乙经》中描述膈俞主治作用为："咳而呕，膈寒，食饮不下，寒热，皮肉肤痛，少气不得卧，胸满支两胁，膈上兢兢，胁痛，腹膜，胸脘暴痛，上气，肩背寒痛，汗不出，喉痹，腹中痛，积聚，默然嗜卧，怠惰不欲动，身常湿湿。"该描述与化疗毒副反应的临床表现相似。胆俞穴内应于胆腑，具有利胆解郁，理气和胃的作用。《针灸甲乙经》曰："胸满呕无所出，口苦舌干，饮食不下，胆俞主之。"两穴相配，在功能上相互协调，相得益彰，具有宽胸利膈、调节气血、补虚祛瘀等作用，正如《针灸大成·卷十一》所谓："崔氏取四花穴法，治男妇五劳七伤，气虚血弱，骨蒸潮热，咳嗽痰喘，尫羸痼疾。"

3. 温针灸

温针灸具有针刺和艾灸双重作用，对一些针刺难以治疗的疾病有独到功效。温针灸的作用是通过针的热传导刺激经络腧穴以调节经气运行、平衡阴阳，从而取得疗效。是否得气是影响温针灸疗效的重要因素。"得气"，是指在针刺时施以一定手法使循经感传直达病所所产生的感受，也称为"针感"。在临床上，医者往往未重视温针灸的"得气"，只认为局部皮肤红晕就是"得气"的反应。李丽霞认为局部皮肤发红并不是穴位刺激后唯一的反应，温针灸时，热流除循任、督脉走行外，还通到四肢，并认为温针灸的感应传导感有四种，即热流感、运气感、蚁行感、热沉重等。温针灸的感传关键在于热量适中、持续，深透体内，透入肌肤，才能取得好的疗效。温热感沿经络流动传导的距离因各人的反应有所不同，有的反应差，传导不明显，练气功的患者感应传导特别明显。

温针灸防治疾病的机理如下：

（1）具有发挥针刺的直接作用。

（2）针柄上放置一段艾条，具有一定的重力，起到持续行针的作用。

（3）发挥艾条温和灸的作用，燃烧着的艾段熏烤穴位，使局部皮肤红晕。

（4）艾灸热通过针体传入穴位深层，直接温通体内经脉，祛除体内寒邪，温通脏腑，是区别于其他针刺或艾灸的关键所在，也是温针灸发挥作用的最重要的机理。另外，温针灸在临床应用中，可同时施灸多个穴位，具有方便、省时的优点。

压灸百会穴治疗眩晕疗效显著，但操作时患者局部疼痛较明显，部分患者难以接受。因此，在压灸百会穴法的基础上进行创新改良，采用百会穴温针治疗，既不降低压灸百会穴治疗眩晕的疗效，又使患者更易于接受。独特的温针灸方法既有针之效，又有灸之效，艾灸热力通过针迅速直达病所，以奏开窍醒神、升提气血之功。临床用于治疗眩晕疗效显著，且易于为患者所接受。

第三节　穴位埋线疗法

穴位埋线疗法是指在传统针灸经络理论的基础上，在"深纳而久留之，以治顽疾"的理论指导下，创造性地利用现代科技手段，将医用羊肠线埋入相应穴位，利用羊肠线对穴位的持续刺激作用以治疗疾病的一种新型疗法。穴位埋线是针灸的延伸和发展，寓粗针透穴、放血、穴位注射、组织疗法于一体。

穴位埋线是多效的复合性治疗方法。羊肠线在体内软化、分解、液化和吸收的过程，对穴位产生的生理、物理及生物化学刺激可达至少2周，能提高穴位的兴奋性与传导性，具有解痉止痛、调和气血、疏通经络、扶正祛邪、平衡阴阳的作用，能调节机体有关脏腑器官功能，使之趋于平衡，达到良性、双向性调节作用。埋线疗法作用持久缓慢、柔和有益，有效弥补了针刺时间短、疾病痊愈差、易复发及就诊次数多等不足。该疗法治疗疾病的过程，初为机械刺激，后为生物学和化学刺激，具有短期速效和长期续效两种作用方式。针具刺激产生的针刺效应和埋线渗血时起到的刺血效应，是短期速效作用；埋线时穴位处机体组织损伤的后作用、羊肠线在体内特殊的留针和埋针效应及组织疗效效应，又可起到长期续效作用。羊肠线作为异体蛋白，埋入穴位后可使肌肉合成代谢增高，能提高机体的营养代谢，亦能提高机体应激能力，使病灶部位血管床增加，血流量增大，血管通透性和血液循环得到改善。而采用可吸收外科线，吸收更好，副反应更少，疗效更佳。

本法主要用于慢性、顽固性疾病，如慢性鼻炎、慢性支气管炎、支气管哮喘、胃溃疡、胃下垂、神经官能症、血栓闭塞性脉管炎、痛经、不孕、小儿麻痹后遗症、面瘫以及癫痫、痿证、腰腿痛等。

（一）穴位埋线的操作方法

选择患者舒适且医者取穴、操作方便之体位。定穴后，按照无菌操作，用安尔碘消毒。根据临床具体情况选用不同的埋线方法。

1. 穿刺针埋线法

采用7号注射器针头，针头内套约2寸长度毫针作针芯，针尖磨平，先将针芯向外拔出 2～3 cm，镊取一段 1～2 cm 已消毒的羊肠线从针头斜口植入，左手拇指、食指绷紧或捏起进针部位皮肤，右手持针快速刺入穴内，并上下提插，得气后，向外拔套管，向内推针芯，将羊肠线植入穴位深处，检查确认羊肠线断端无外露，无出血，按压针孔。

2. 缝合针埋线法

在穴位两侧或上下各 0.5～1.5 cm 处用利多卡因作局部浸润麻醉，形成直径 0.3～0.5 cm 的皮丘，再以穿上羊肠线的三角弯针，从一个皮丘进针至另一个皮丘出针，亦可透针至邻近几个穴位。来回牵拉，得气后剪去两端，并埋入皮下，包扎 2 ～ 3 天。

3. 特制带钩针埋线法

为坚韧的金属钩针，长 12 ～ 15 cm，针尖呈三角形，底部有一缺口，将羊肠线挂在缺口上，随钩针进入穴内，送入羊肠线呈发夹式，羊肠线长 3 ～ 4 cm，操作时应避开血管和神经干。

4. 切开埋线法

在选定穴位消毒后，用利多卡因作局部浸润麻醉，用手术刀尖顺经脉走行纵行切开切口皮肤 0.5 ～ 1 cm，然后用止血钳钝性剥离皮下组织至肌层，并在穴位内按揉数秒钟，待产生酸、胀、麻样感觉后，将羊肠线 1 ～ 2 段（长 0.5 ～ 2 cm）埋入切口底部肌层，与切口垂直，切口处用丝线缝合后，盖上无菌纱布，5 ～ 7 天拆线。

5. 割治埋线法

在选定穴位消毒后，用利多卡因作局部浸润麻醉，在局部皮丘上，用手术刀纵行切开皮肤 0.5 cm，用特制的小拉钩，或钝性探针，在穴位底部，上下左右拉动按摩，适当摘除脂肪或破坏筋膜，用力要轻柔，使之产生强刺激后，将肠线植入穴位底部，无菌包扎 5 天。此法可加强和延长对穴位的刺激，增强疗效。

6. 切开结扎埋线法

先在穴位两侧或上下作两个局麻皮丘，用手术刀在一侧切开皮肤 0.2 ～ 0.5 cm，用弯止血钳插入切口作按摩，得气后，将羊肠线穿入三角弯针从切口刺入，穿过穴位深处至另一侧切口处出针，来回牵拉，得气后从出口处再进针较第一针浅至切口，将两线头拉紧并打结，将结埋入切口，包扎 5 ～ 7 天。

（二）穴位埋线的临床运用

1. 穴位埋线治疗顽固性面瘫

周围性面瘫即周围性面神经麻痹，是由各种原因导致的面神经受损而引起的以口眼向一侧歪斜为主要表现的疾病。该病发病急速，为单纯性的一侧面颊筋肉弛缓，初起大多有耳后、耳下或面部疼痛。中医认为系面部阳明、太阳等经络受风寒侵袭，使气血不和、经筋失养、纵缓不收而发病。正如《灵枢·经筋》云："足之阳明，手之太阳，筋急则口目为僻。"治疗上一般早期采用中西医结合疗法，临床上常将病程在 3 月以上的面瘫称为顽固性面瘫，该病病程长，治疗难度较大，是临床顽症之一。李丽霞教授认为，顽固性面瘫多因面神经损伤严重、失治误治、年老体虚等原因而导致迁延不愈，治疗时根据病情虚实夹杂的特点，注重标本兼顾，补泻兼施，扶正祛邪，整体调节。李丽霞在临床上将穴位埋线法运用于顽固性面瘫的治疗中，且采用以穿刺针将线植入之法，疗效显著。取穴：地仓、颊车、迎香、颧髎、阳白、太阳、足三里。治疗方法：患者取卧位，患侧面部常规消毒，戴无菌手套，铺洞巾，用利多卡因局部麻醉，右手用持针器夹持带线皮针，左手食指和拇指紧捏地仓和颊车穴，连同皮下肌肉一起提起，右手拿持针器从颊车穴进针，从地仓穴出针，用持针器夹持针尖拔出针，使线的尾端露出 2 ～ 3 cm，右手持眼科剪刀紧贴皮肤剪去两侧的线，左手食指和拇指一起快速放松，使线进入皮下，同上法埋线于颧髎及迎香穴；阳白、太阳穴及足三里穴采用植线法。术毕用胶布将无菌敷料贴住针口处，以防感染，次日去掉敷料。2 周 1 次，3 次为 1 疗程。

根据顽固性面瘫病情虚实夹杂的特点以及单纯针刺可能产生的局限性，将穴位埋线运用于顽固性面瘫的治疗当中，利用特殊的针具，可产生较一般针刺方法更为强烈的针刺效应。所取诸穴均位于头面部，分别属于手足阳明、足少阳、手太阳等经脉，各条经脉均循行于面部，"经脉所过，主治所及"，针刺诸穴既可促进局部气血运行，疏通经脉，又可调节诸经脉气血，使之充和条达，经筋得养；太阳穴为经外奇穴，皮下是三叉神经和睫状神经节的汇集之处，是治疗头面部疾病要穴；足三里为强壮要穴，增强人体正气，正气旺则邪气得除。埋线作为一种治疗手段延长了穴位刺激时间，加强了穴位特性的发挥，并通过经络这一中心环节来通调经络脏腑气血的运行，或疏通经络，使邪离经络而去，则正气得旺，邪气得除，或鼓动气血，滋养脏腑筋肉，最终促进人体脏腑组织功能的恢复，达到治疗疾病的目的。

2. 药物埋线治疗癫痫

采用安定液浸泡羊肠线进行辨证选穴埋线，辨证分型为风痫型、食痫型、痰痫型、血瘀型、先天型。主穴为：①厥阴俞透心俞；②肝俞透胆俞；③脾俞透胃俞；④腰奇穴、癫痫穴。配穴：①风痫型配风门、大椎；②食痫型配足三里、梁丘；③痰痫型配丰隆、足三里；④血瘀型配膈俞、血海；⑤先天型配肾俞、命门。疗程：每隔 15 天施治 1 次，6 次为 1 疗程。

因癫痫的康复是一个平缓的过程，故应坚持较长时间的治疗。根据中医针灸学的理论，选穴以足太阳经背俞穴和督脉经穴为主。足太阳膀胱经"从巅入络脑"，与脑相连，与脑有密切关系。背俞穴是足太阳膀胱经经气输注于背腰部的腧穴，具有反映内脏疾病和治疗内脏疾病的特异性能。《灵枢·本脏》指出:"视其外应,以知其内脏,则知所病矣。"癫痫属于五脏疾病,临床上选用背俞穴有其确切的疗效。督脉是人体诸阳经之总汇,为"阳脉之海""总督诸阳",上通于脑,下连诸经,系精髓升降之路,与脑、脊髓、肾有密切关系。选督脉经穴大椎、命门以及经外奇穴之癫痫穴,可振奋一身阳经之气,以达开窍通闭、醒神回苏之效。李丽霞还采用独特的透刺埋线疗法,即背俞穴皮部透刺埋线,以涤痰解痉,调节五脏六腑,充盈脑髓,具有长效、少创、微痛的特点。

3. 穴位埋线治疗腰椎间盘突出症

李丽霞采用穴位埋线治疗腰椎间盘突出症,主穴为腰夹脊穴(腰椎间盘突出的节段)及阿是穴。辨经配穴则根据病变部位而选取,下肢足太阳膀胱经放射痛取殷门、承山;下肢足少阳胆经放射痛取环跳、风市、阳陵泉、悬钟;混合型取环跳、承山、阳陵泉、悬钟。辨证配穴:寒湿腰痛加腰阳关;湿热腰痛加阴陵泉;瘀血腰痛加膈俞;肾虚腰痛加肾俞。2 周 1 次,能明显减轻患者腰椎间盘突出症症状,减少复发。李丽霞教授认为,腰椎间盘突出症病位主要在足少阳胆经和足太阳膀胱经的循行区域,"经脉所过,主治所及",临床治疗取此二经经穴为主治疗,可疏通局部经络气血。阳陵泉为八会穴之筋会,专治经筋之病,主治下肢痿痹麻木、屈伸不利;悬钟为髓会,能壮筋骨生髓而治疗痿痹难行;夹脊穴可调节督脉和足太阳膀胱经经气,使经络气血得以宣通。诸穴合用,是治疗腰椎间盘突出症的最佳信息输入点,使疼痛逐渐缓解。

(三) 穴位埋线的禁忌证

严重心脏病患者、孕妇有习惯性流产者、过度紧张以及不愿配合者、年龄小于 3 岁者慎用。

(四) 穴位埋线的注意事项

(1)医者需精通人体解剖,熟练掌握埋线技术,以防损伤神经、血管以及重要脏器。若针后针孔出血或有皮下血肿,可用消毒棉球按压局部数分钟,止血或血肿消退后,再用创可贴保护伤口。

(2)头、眼血管丰富,不宜做埋线治疗,胸、腹部宜慎用,腰、背部穴位应严格掌握针刺角度及深度。

(3)穴位埋线后 1 ~ 2 天内保持埋线部位清洁、干燥。若埋线后,患者皮肤有过敏现象(如发热、皮疹、瘙痒等)则停止埋线,并可服用抗过敏药物，一般 3 ～ 4 天后症状可缓解。

第四节　穴位注射疗法

穴位注射疗法是将现代西医学常用的药物注射法与祖国传统医学的腧穴—经络理论相结合而产生的一种全新疗法。根据所患疾病，按照穴位的治疗作用和药物的药理性能，选用相应的穴位和药物，并将药液注入穴位内，以充分发挥腧穴和药物对疾病的综合效能，从而达到治愈疾病的目的。它是根据经络学说和药物治疗原理发展起来的一种新型疗法，具有适应证广、疗效显著、节省药物、操作简便等优点。

（一）穴位注射的作用

穴位注射疗法的治疗作用是综合性的，针刺和药物作用直接刺激了经络上的穴位，产生一定疗效，弥散于穴位中的药物通过经络反射和经络循环途径迅速并持续地作用于相应器官，发挥其治疗效能，药物通过神经系统与神经体液对机体的作用，激发人体的抗病能力，产生出更大疗效。

（二）穴位注射的适应证

穴位注射疗法的适应证较广，目前已被应用于内、外、妇、儿、皮肤、五官、神经精神等各科。实践证明，许多疾病采用穴位注射疗法可获得痊愈，有些疾病用此疗法配合其他治疗，有缩短病程的功效。

（三）穴位注射的操作方法

（1）根据病情和操作部位的需求选择不同型号的一次性使用无菌注射器和一次性使用无菌注射针。

（2）药物选择：穴位注射疗法常用的药物包括中药及西药肌肉注射剂和穴位注射剂，注射剂应符合《中华人民共和国药典》的规定。

（3）药物剂量：穴位注射剂量参考药品使用说明书用量。穴位注射用药总量必须小于该药一次的常规肌肉注射用量，具体用量因注入的部位和药物的种类而各异。在一次性注射中各部位的每穴注射量宜控制在：耳穴 0.1 ～ 0.2 mL，头面部位 0.1 ～ 0.5 mL，胸背及四肢部穴位 1 ～ 2 mL，腰臀部穴位 2 ～ 5 mL。

（4）注射前应留意药物的包装有无破损，瓶身有无裂缝，药物有无浑浊变色，有无发霉，药物是否在有效期内。

（5）依据穴位所在的部位、注射器的规格等因素选择不同的持针方式、进针方式及进针角度。进针后，应注意针下感觉，麻木、触电以及放射感，表示刺中神经，术者应退针少许。术者感觉弹性抗阻感，表示刺入肌鞘、筋膜层；硬性阻力感，表示刺入骨膜；落空感，表示针尖通过组织进入某种空隙或腔隙。在危险区域注射时，术者针下感觉往往提示下面可能有重要脏器，继续进针时应小心谨慎。致密感，表示刺中韧带；突破感，表示针尖穿过筋膜、韧带，囊壁或病灶部位，此处上下往往是推注药物治疗的重点部位；搏动感，表示针尖位于大动脉近旁，当回抽有血时表明刺中血管，应退针调整。

（6）针头刺入穴位后应细心体会观察是否得气，针尖达到即定深度后若得气感尚不明显，可将针退至浅层，调整针刺方向再次深入，直至患者出现酸胀的得气反应。

（7）患者产生得气后回抽针芯，无回血、无回液时即可注入药物。在注射药物时应随时观察患者的反应。

（8）根据针刺的深浅选择不同的出针方式，浅刺的穴位出针时用左手持无菌棉球或无菌棉球压于穴位旁，右手快速拔针而出；深刺的穴位出针时先将针退至浅层，稍待后缓缓退出。

（四）穴位注射的禁忌证

穴位注射疗法相对是很安全的，如所取穴位处有炎症、湿疹、疖肿或化脓等情况时，可另选具有同样治疗作用的穴位注射。但身体过分衰弱或有晕针史者可暂不穴注，孕妇也应慎用。

（五）穴位注射的注意事项

（1）穴位处严格消毒，以免发生感染。

（2）进针后，针头可上下提插或轻微捻转，待患者有针感时再注入药物，疗效最佳。

（3）推药前须先回抽一下，如无回血才能注入，以免注入血管内，影响治疗效果和发生意外。

（4）下腹部穴位，穴注前先令患者排尿，以免刺伤膀胱；胸、背部穴位，穴位注射时应注意角度和深度，以免刺伤内脏。

李丽霞
针灸临证医论医案选

（5）疗程长者，穴位最好轮换选用，这样疗效较好。

（6）应用青霉素穴位注射前，要作皮试，阴性者方可应用，以免发生过敏，有过敏史者，应用普鲁卡因或庆大霉素前最好也作皮试，以防发生意外。

第五节　穴位贴敷疗法

穴位贴敷疗法是依据祖国医学的经络学说，将药物贴敷于穴位，起到腧穴刺激的作用并使特定药物在特定部位吸收，以发挥明显的药理作用而治疗疾病的一种外治方法，属于灸法的延伸。

（一）辨证选穴用药

药物贴敷取穴，与针灸取穴法相同，需辨证选用，灵活掌握。

1. 腧穴选择及配伍

（1）近部取穴。选择离病变局部最近、最直接的相应穴位敷贴。

（2）阿是穴。阿是穴是指病变的局部或内脏病理现象在体表的反映，也称病理反应穴。

（3）有效验穴。有效验穴，是前人在长期实践中发现并验证有效的穴位。如定喘、肺俞、风门等穴治疗咳嗽、哮喘；神阙、足三里治肠炎、痢疾、腹胀、腹痛等。

（4）远端取穴。根据上下相引的原则，上病下取，下病上取，如鼻衄、口疮取涌泉，脱肛取百会穴等。

（5）辨证取穴。根据疾病证型辨证取穴，如痰湿咳嗽取丰隆，肾虚腰痛取肾俞等。

2. 敷贴疗法选药规律

（1）气味俱厚的选药特点。贴敷疗法多选气味俱厚之品，一则易透入皮肤起到由外达内之效；二则气味俱厚之品经皮透入，对穴位局部起到针灸样刺激作用；三是所含芳香性物质，能促进药物的透皮吸收，起到皮肤渗透促进剂的作用。有研究将芳香性药物敷于局部离体皮，可使皮质类固醇透皮能力提高 8～10 倍。《理瀹骈文》中的膏药处方，几乎每方都用姜、葱、韭、蒜、槐枝、柳枝、桑枝、桃枝、风仙、石菖蒲、木鳖、穿山甲、蓖麻、皂角等气味俱厚之品，含上述药物的处方约占97%以上。

（2）多效联合的组方特点。敷贴药常以药不止走一经治一症，用多味药物汇而集之，以一膏统治多种病，疾病虽有多种，而其病机则不外气滞血凝及阴有寒湿，阳有燥热而已，关键在于把握其要害，而把握要害的方法，可用一个"通"字概括，"理通则治自通"。

（3）辨证加药的穴位配药特点。穴位贴敷疗法是以单验方外治形式而问世的，但后来辨证施治治疗原则逐渐渗透于这一治法中，给这一治法赋以辨证施治的选药思想，使其疗效更加肯定。在临床应用时，常需辨证论治、三因制宜，而在临症引用时灵活加入掺药，一般要求加药与膏药相应，膏统治而加药专治，重症还可加入劫药如巴豆等，所加掺药原则上选用治疗这一病症的主要药物或选效验方和单方为主以提高疗效。如治热秘除用膏敷贴外，常在膏上掺以芒硝、大黄等，再贴于脐腹部。

（二）穴位贴敷方法

1. 贴法

将已制好的药物直接贴压于穴位，然后外裹胶布粘贴；或先将药物置于胶布粘面正中，再对准腧穴进行粘贴。

2. 敷法

将已制备好的药物，直接敷在穴位上，外覆塑料薄膜，并外盖纱布，用医用胶布固定即可。适用于散剂、糊剂、泥剂、浸膏剂的腧穴贴敷。对胶布过敏者，可选用低过敏胶带或用绷带固定贴敷药物。

（三）穴位贴敷时间

根据疾病种类、药物特性以及身体状况而确定贴敷时间。一般老年、儿童、轻病、体质偏虚者贴敷时间宜短，出现皮肤过敏如瘙痒、疼痛者应即刻取下。刺激小的药物每次贴敷 4 ～ 8 小时，可每隔 1 ～ 3 天贴治 1 次；刺激性大的药物，如蒜泥、白芥子等，应视患者的反应和发泡程度确定贴敷时间，数分钟至数小时不等（多在 1 ～ 3 小时）；如需再贴敷，应待局部皮肤基本恢复正常后再敷药，或改用其他有效腧穴交替贴敷。

敷脐疗法每次贴敷的时间可以在 3 ～ 24 小时，隔日 1 次，所选药物不应为刺激性大及发泡之品。

冬病夏治腧穴贴敷从每年夏日的初伏到末伏，一般每 10 天贴 1 次，每次贴 3 ～ 4 小时，连续 3 年为 1 个疗程。

（四）穴位贴敷的适应证

药物组方多选生猛燥烈，具有刺激性及芳香走窜的药物，具"天灸""发泡疗法"特征。常用于咳喘、痹症、腹泻、喉喑、口疮、小儿遗尿等病症。我科采用中药穴位贴敷神阙穴治疗脑卒中后便秘，对照组采用口服大黄苏打片，治疗组有效率87.1%，对照组82.1%；穴位贴敷疗法治疗椎－基底动脉供血不足性眩晕，对照组用常规西药治疗，治疗组有效率92.5%，对照组有效率72%。

第六节　针灸与现代康复结合两分法

针灸与现代康复结合两分法是按 Brunnstorm 分期，分屈伸肌针灸结合现代康复技术治疗瘫痪并肌张力障碍患者的一种疗法。

（一）两分法的操作方法

1. 弛缓瘫
（1）针灸治疗：健脑强肌法。

取穴：百会、水沟、极泉、曲池、内关、阳陵泉、三阴交、颞三针、运动区。

针刺法：头针针刺得气后快速小幅度捻转间断平补平泻，体针针刺得气后加电用疏波，留针30分钟，每天1次，10次为1个疗程。

（2）康复治疗：中风早期完全偏瘫的患者，关节无自主运动，Brunnstrom 评定为 I 期时，早期康复治疗包括以下几点：

1）心理支持。
2）床上体位摆放。
3）被动活动关节。
4）肌肉按摩。
5）早期床上活动。

2. 痉挛瘫
（1）针灸治疗：治痿独取阳明

取穴：肩髃、曲池、外关、合谷、气冲、伏兔、足三里、光明、解溪、太冲、颞三针、运动区。

针刺法：头针针刺得气后快速小捻转间断平补平泻，留针 30 分钟，痉挛期肢体腧穴重用灸法、火针，少用电针。每天 1 次，幅度 10 次为一疗程。

（2）康复治疗

二级康复，恢复早期和恢复中期是康复治疗和各种功能恢复最重要的时期。期望其神经功能缺损积分明显减少，Fugl - Myer 运动功能积分明显增加，日常生活活动能力或功能独立能力得到最大限度的改善。康复治疗方法包括：

1）神经发育疗法技术，如 Bobath、Rood 、PNF、Brunnstrom 等。

2）仰卧位的活动。①抑制躯干肌痉挛：躯干是上下肢相对的关键点，抑制躯干肌痉挛有助于缓解躯干和患侧上下肢过高的肌张力。②抑制上肢屈肌痉挛：肩胛骨和肩关节的前伸运动，旋位充分上提，腕的背伸和手指的伸展，全范围内的上肢协调运动。③抑制下肢伸肌痉挛：双手抱膝运动，伸髋时抑制伸膝和踝跖屈，选择性伸髋桥式运动，伸膝分离运动，抑制足跖屈刺激足背伸与外翻。

3）坐位平衡训练。正确坐姿。①头颈躯干的训练：头转向健侧牵拉患侧躯干，骨盆屈伸分离运动，双手向前触地，向患侧转移重心训练。②偏瘫上肢的训练：以抗痉挛模式负重，躯干向健侧旋转，双手叉握向前抑制前臂旋转，手的其他选择性运动。③偏瘫下肢的训练：足跟着地背伸训练，用正常模式对偏瘫下肢的控制训练。

4）坐站转移训练。包括一些转移技术的应用。

5）站立平衡训练。①健腿负重的站立活动。②正确的站姿。③双下肢负重站立活动。④患腿负重站立活动。⑤站立位上肢活动。

6）步行训练。①患腿支撑期 - 避免膝过伸。②患腿摆动期 - 放松髋膝踝的痉挛。③交叉侧方迈步训练。④上下阶梯训练：一般患足先上下阶梯，若患侧下肢足够控制能力可开始训练正常姿势的左右交替步态上下阶梯。

（二）两分法的适应证

具有调整肢体肌张力的作用，用于脑血管病及其他神经系统疾病所致的肢体瘫痪并肌张力障碍的针灸治疗。

（三）两分法的临床应用

1. 针灸与现代康复结合两分法在中风病中的应用

笔者所在科室（广州市中医医院针灸科）采用针灸分阶段和屈伸肌取

穴治疗中风偏瘫 200 例的临床观察中，采用按期分屈伸肌梅花针、电针法治疗中风患者，以临床神经功能缺损评分评定疗效，初期的研究结果表明，治疗组总有效率达 76.67%，而普通针刺组有效率只有 50%，用 Fugl - Meyer 评分与药物组比较，有显著性差异，明显优于传统电针疗法。两组 FMMS、神经功能缺损评分自身治疗前后比较、治疗后的比较，$P < 0.01$，说明治疗后无论是 FMMS 还是神经功能缺损评分比较，治疗组均优于对照组；两组总有效率比较，$P < 0.05$，说明治疗组的临床疗效显著优于对照组。

2. 针灸与现代康复结合两分法在截瘫中的应用

我科开展针灸与现代康复结合两分法治疗截瘫已多时。弛缓瘫（brunnstrom 评定为 I 期）时用健脑强肌法，上肢瘫取极泉、尺泽、内关，下肢瘫取环跳、委中、三阴交。针刺法：头针针刺得气后快速小幅度捻转间断平补平泻，体针针刺得气后加电用疏波，留针 30 分钟，每天 1 次，10 次为 1 个疗程。配合现代早期康复治疗。痉挛瘫时治痿独取阳明法，上肢瘫取肩髃、曲池、外关、合谷，下肢瘫取气冲、伏兔、足三里、光明、解溪、太冲。针刺法：头针针刺得气后快速小捻转间断平补平泻，留针 30 分钟，体针采用火针疗法，每天 1 次，10 次为 1 个疗程。配合二级康复治疗。以神经功能缺损评分为疗效指标，30 例患者，基本治愈者 3 例，占 10%；显效者 10 例，占 33.3%；好转者 12 例，占 40%；无效者 5 例，占 16.7%；总有效率 84.3%。

我科开展两分法治疗瘫痪并肌张力障碍疗效较好，特别是中风病肢体康复疗效得到患者与家属的肯定，在社会上有一定的影响。

第七节　耳　穴　疗　法

耳穴疗法是指使用短毫针、耳穴贴压等刺激耳穴，以治疗疾病的方法。

人体是一个有机的整体，脏腑组织器官的生理病理变化，可不同程度地反映于耳部。人体的耳部形如倒置的胎儿，通过耳部，既可观察了解人身整体的情况，又可在耳部施加治疗手段治疗疾病。早在《灵枢·五邪》篇就有记载："邪在肝，则两胁中痛……取耳间青脉，以去其掣。"

人体以五脏为中心，通过经络系统，把六腑、五体、五官、九窍、四肢百骸等全身组织器官联系成有机的整体。因此，脏腑与耳息息相关。脏腑之精气充足，则上荣耳窍，表现为听觉聪慧，反应敏捷；反之，脏腑精气亏虚，功能减退，则耳窍失养，出现耳鸣、耳聋等病变。同时，脏腑病变也通过经络的反应和传导作用，在耳郭局部发生异常的阳性反应点，如压痛、结节、隆起、丘疹以及色泽的变化等。通过望耳诊察内脏疾病，运用耳穴治疗内脏疾病，以疏通经络、运行气血，调节机体平衡，纠正阴阳的偏盛偏衰，促进脏腑机能的迅速恢复，从而发挥治疗作用。

（一）选穴原则

（1）根据病变部位选穴。如胃痛选胃穴，腹泻选大肠、小肠穴，肩痛选肩穴等。

（2）根据中医理论选穴。如根据"肺主皮毛"的理论，皮肤病选肺穴，"心与小肠相表里"，心律不齐可选用小肠穴，偏头痛选胆穴，是因胆经循行时，"上抵头角"循行于侧头，目赤肿痛选肝穴，是因"肝开窍于目"等。

（3）根据现代医学知识选穴。如月经不调选内分泌穴，输液反应选肾上腺穴等。

（4）根据临床经验选穴。如高血压病用高血压点，目赤肿痛用耳尖穴等。

以上方法可单独使用，亦可两种或两种以上方法配合使用，选穴力求少而精，一般每次应用 4～5 穴。耳穴处方常双耳交替施治，使一侧耳穴处于刺激状态，一侧耳穴处于休息状态，避免耳穴疲劳，充分发挥耳穴的调衡作用。

（二）耳穴疗法的操作方法

耳穴贴压治疗疾病的具体方法是：在耳穴相应区域贴压王不留行籽，并嘱患者每天按压 3～5 次，每次以耳郭发热为度。也可让患者自行用拇指、食指搓捏耳郭，对称性捏压耳穴，每穴 1 分钟。耳穴贴压或自行按摩既省时又经济，还可辅助针灸治疗。

（三）耳穴疗法的注意事项

（1）严密消毒，预防感染。耳郭冻伤和有炎症的部位禁针。若见针口发红，患者又觉耳部胀痛，可能有轻度感染，应及时用 2% 碘酒涂擦，或口服消炎药。

（2）有习惯性流产史的孕妇禁用。对年老体弱的高血压、动脉硬化患

李丽霞 针灸临证医论医案选

者，尽量选用耳穴贴压，如需耳穴针刺，针刺前后应适当休息。

（3）耳针亦可发生晕针，需注意预防处理。

（4）对扭伤及肢体活动障碍的患者，进针后待耳郭充血发热后，宜嘱其适当活动患部，或在患部按摩、加灸等，可增强疗效。

（张去飞）

第三章

腧 穴 妙 用

一、手太阴肺经腧穴

1. 中府

定位：在胸壁外上方，云门穴下1寸，平第一肋间隙，距前正中线6寸。

归经及特定穴：肺募穴，手、足太阴之会。

针刺方法：向外斜刺或平刺0.5～0.8寸，不可向内直刺过深，以免伤及肺脏，造成气胸；温和灸10～20分钟。

主治：①咳嗽，气喘，胸痛，咽喉疼痛，喉痹。②肩背痛。③呕吐，呃逆，腹胀。

【按语】肺病均可取局部腧穴，肺募中府，同时配合远取本经之尺泽、太渊，或肺病可前取华盖、中府，后取肺俞。肺俞配中府，主治肺病、咳嗽、哮喘、咯血。取足太阴脾经原穴太白和手太阴肺经原穴太渊配中府能治疗脾虚咳嗽。

2. 孔最

定位：在前臂掌面桡侧，当尺泽与太渊连线上，腕横纹上7寸处。

特定穴：郄穴。

针刺方法：直刺0.5～1寸。

主治：①急性咯血，痔疮出血，鼻衄，咳嗽气喘。②咽喉肿痛。③热病无汗。④前臂疼痛。

【按语】孔最为郄穴，主治急性出血性疾病，以咯血为主，对痔疮的疼痛和出血有很好的疗效。还可治疗咽肿、失音、热病汗不出、咳嗽、臂厥痛难屈伸、腕部疼痛、头痛，配肺俞、大椎治咳嗽、发热、胸痛；配合谷治身热汗不出。

3. 列缺

定位：在前臂桡侧缘，桡骨茎突上方，腕横纹上1.5寸，当肱桡肌与拇长展肌腱之间，简便取穴法：两手虎口自然交叉，一手食指按在另一手桡骨茎突上，指尖下凹陷中是穴。

特定穴：络穴，八脉交会穴（通任脉）。

针刺方法：向上斜刺0.3～0.5寸。

主治：①头项病。外感所致的偏正头痛，项强，口眼歪斜，牙痛，咽喉肿痛，咳嗽气喘。②泌尿生殖系统疾病：阴茎痛，尿血，遗精。②腹胀。③拇食指无力。

【按语】列缺为手太阴肺经络穴，又为八脉交会穴，通任脉，故列缺具有宣通肺气、通调经脉的功能，任脉为阴脉之海，气血亦赖肺的敷布而发挥濡养作用，故任脉病取列缺。肺居上焦，具有宣发肃降的作用。肺的宣降功能正常，则水谷精微得以敷布，十二经气血得以流注。肺为阴脉之首，经脉气血流注始于肺，任脉为阴脉之海，气血亦赖肺的敷布而发挥濡养作用。其病机为经脉不通，气血结聚于内。《难经·二十九难》曰："任脉之为病，其内苦结，男子为七疝，女子为瘕聚。"故列缺具有宣通肺气，通调经脉气血的作用。列缺、大椎治疗颈项强痛；配尺泽治疗咳嗽、气喘；列缺是肺经络穴，又是八脉交会穴之一，通于任脉，任脉受纳于足三阴经的脉气，称之为"诸阴之海"，任脉与冲脉同起于胞中，向后与督脉、足少阴之脉相并，贯穿于脊椎里面。列缺穴一穴通三经，手太阴肺经、手阳明大肠经、任脉。手阳明经循行过颈肩，上至头面，且肺主表，头项部为风邪易袭之位，因此，列缺穴可用于治疗头面病。本穴治疗头痛在很多文献中都有记载，如：《席弘赋》云"列缺头痛及偏正"；《兰江赋》云"头部须还寻列缺"；《灵光赋》云"偏正头痛泻列缺"；《天星十二穴治疗杂病歌》亦记载本穴"善疗偏头患"。以上记载均说明列缺能够治疗头项疼痛等症。但目前临床上用列缺穴治疗头项痛较少，对于证属外感风寒、风热及痰浊型的偏正头痛，均可取列缺配合局部取穴来治疗，有较好疗效。除疼痛外，此穴还可用于脑病（如中风），因列缺是八脉交会穴之一，通于任脉，任脉与督脉相通，脑为督脉所循行的部位。除头项病外，也常用于肺病、咽炎、戒烟、尿潴留等。

4. 太渊

定位：在腕掌侧横纹桡侧，桡动脉搏动处。

特定穴：原穴，输穴，八会穴（脉会）。

针刺方法：避开桡动脉，直刺0.3～0.5寸。

主治：①咳嗽痰多，气喘乏力，咯血，胸痛，咽喉肿痛。②血管性疾病：无脉症，头痛，偏瘫，下肢冷痛无力。③手腕痛。④呃逆。

【按语】太渊位于手腕内侧寸口动脉处，为八脉穴之脉会，可主治脉病，如脉痹、脉痿、无脉症、脉管炎等病症，皆可取用。同时太渊是肺经的原穴、输穴，故具有调肺止咳、通脉理血之效。主治咳嗽、气喘、咯血、呕血、咽喉肿痛、胸痛、无脉症、腕臂痛等。施针时当避开桡动脉，可直刺5～7.5 mm，亦可艾灸。临床上常配列缺、天突等穴治疗咳嗽、气喘，配内关、心俞治疗无脉症。此穴也是胸部手术时针刺麻醉的常用腧穴。取足太阴脾经原穴太白和手太阴肺经原穴太渊配中府能治疗脾虚咳嗽。

二、手阳明大肠经腧穴

1. 合谷

定位：在手背，第1、第2掌骨间，当第2掌骨桡侧的中点处。简便取法：以一手的拇指指间关节横纹，放在另一手拇、食指之间的指蹼缘上，当拇指尖下是穴。

特定穴：原穴。

针刺方法：直刺0.5～1寸。孕妇不宜针。

主治：①头面一切疾患。如外感头疼、身疼、头晕、目赤肿痛、鼻渊、鼻衄、下牙痛、牙关紧闭、耳聋、痄腮、面肿、面瘫、面肌抽搐、咽肿失音等。②恶寒，发热，热病无汗，汗出不止。③痛经，经闭，滞产。④胃痛，腹痛，便秘，泄泻，痢疾。⑤半身不遂，指挛臂痛，小儿惊风，狂躁。⑥疔疮，瘾疹，疥疮。⑦各种疼痛及精神紧张等。

【按语】下牙痛首选手阳明大肠经的合谷穴；风火牙痛选风池配合谷，自汗取合谷；风热袭肺导致的感冒咳嗽，可选肺经的尺泽和大肠经的曲池、合谷；阳明头痛取手阳明的合谷配足阳明的内庭；头面五官病随症配穴（如鼻塞流涕配迎香，治疗耳聋耳鸣配听宫、率谷，治疗痄腮配下关、风池，治疗口眼歪斜配太阳、睛明、下关或地仓、颊车等）；治疗感冒配风池、外关；退热配大椎、曲池；止痛随症配穴（如目赤肿痛配睛明、太阳；咽喉疼痛配列缺、照海或配少商；痛经配三阴交、归来；头痛配太阳；上肢麻痹疼痛配曲池、外关等）；治疗肠胃病配足三里、上巨虚；治疗汗症（包括自汗、盗汗、热病汗不出）配复溜；治疗妇科病配三阴交；配太冲，称为四关穴，可镇静安神，平肝熄风；配列缺，原络配穴法。合谷是手阳明大

李丽霞　针灸临证医论医案选

肠经的原穴，手阳明大肠经起于食指之端，上行入下齿，左之右，右之左，上挟鼻孔，又手阳明经筋循行到头面，故面口疾患时取合谷穴有良效。历代医家对它都很重视，各针灸文献中均有记载。《玉龙歌》说："头面纵有诸样症，一针合谷效通神。"合谷穴的治疗范围相当广泛，具有全身性的治疗作用。合谷穴的治疗作用不仅局限于头面，它还能统治全身其他的许多疾病。《席弘赋》云："手连肩脊痛难忍，合谷针时要太冲。"《杂病穴法歌》曰："两手酸痛难抓，曲池、合谷共肩。"总之，合谷穴为临床运用的主要穴，既主治经脉循行处的病症，又适用于全身多方面疾病的治疗，针灸临床之多用，不可不予以重视。

2. 阳溪

定位：在腕背横纹桡侧，手拇指向上翘时，当拇短伸肌腱与拇长伸肌腱之间的凹陷中。

特定穴：经穴。

针刺方法：直刺 0.3 ～ 0.5 寸。

主治：①前头痛，目赤肿痛，牙痛，耳聋，耳鸣，咽喉肿痛。②手腕无力。

【按语】阳溪主治手腕疼痛，无力，五指拘挛，腕痛累及肘部，目赤，目翳，耳鸣耳聋，喉痹，厥逆，头痛，狂言喜笑。配伍合谷穴治疗头痛。

3. 手三里

定位：在前臂背面桡侧，当阳溪与曲池连线上，肘横纹下 2 寸处。

特定穴：无。

针刺方法：直刺 0.8 ～ 1.2 寸。

主治：①腹痛，腹泻。②上肢不遂。③止痛，齿痛颊肿，弹拨此穴可消除针刺不当引起的酸胀感。

【按语】手三里主治手及前臂不仁，肘挛不伸，肩背疼痛，牙痛，颊颌肿，疟腮，口眼歪斜，淋巴结结核，感冒，高血压，胃痛，腹痛，腹泻等。特别在治疗急性腰扭伤、腰椎间盘突出症上，选用手三里、中渚相配伍，采用运动针法，效果甚好。配曲池治上肢不遂。多数肩周炎患者的患侧手三里穴处有明显的压痛，故在此针刺、艾灸、穴位注射、穴位点按等均有治疗作用。

4. 曲池

定位：在肘横纹外侧端，屈肘，当尺泽与肱骨外上髁连线中点。

特定穴：合穴。

针刺方法：直刺1.0～1.5寸。治瘰疬针尖平刺上透臂臑穴。

主治：①一切热病，发烧，咽痛，疟疾。②半身不遂，肩痛不举，膝关节肿痛。③头痛，头晕，目赤肿痛，视物不清，牙痛。④月经不调，风疹，湿疹，荨麻疹，丹毒。⑤腹痛吐泻。⑥癫狂。⑦瘰疬。

【按语】曲池穴名出《灵枢·本输》，别名阳泽、鬼臣、鬼腿，为手阳明大肠经的合（土）穴，为阳经之阳穴、清热之要穴；曲池属大肠经与肺相表里，肺主皮毛，擅能疏风。外感实热可选用大椎、曲池配外关；风热袭肺导致的感冒咳嗽，可选肺经的尺泽和大肠经的曲池、合谷；上肢不遂配手三里；高血压配太冲、大椎；瘾疹配血海、足三里；配伍血海是治疗皮肤病最常用的对穴。《千金翼》曰："瘾疹，灸曲池二穴，随年壮，神良。"脾经血海，因脾主肌肉而统血，血海为理血之要穴，又有血郄之称。此外，血海又能健脾利湿。两穴相配则有疏风清热，理血凉血，健脾利湿之功，一是符合"治风先治血，血行风自灭"之古训，二是能凉血清热解毒，三是也可健脾利湿而固其本。而皮肤病病因大多为风、热、血、湿所患。故曲池、血海是治疗皮肤病的要穴。同时，根据不同的情况采用不同的刺灸方法和配穴。一般采用针刺泻法；血热盛者，则多采用刺血法，如需刺血量大可用三棱针刺，刺血量小者则可用毫针点刺拔罐；虚证、慢性病也可采用直接灸或温针灸；对慢性、顽固性患者可使用埋线法、穴位注射法以巩固疗效。①风热。治宜疏风清热解毒。可用曲池、血海配外关，均用泻法。②血热。治宜清热凉血。李丽霞教授常用曲池、血海配委中、膈俞。针曲池、大椎以清热毒，血海与委中、血会膈俞相合可凉血、活血、润燥。均用泻法，委中、大椎宜用三棱针点刺出血。③血虚。治宜养血润燥。李丽霞教授常用曲池、血海配合三阴交。针曲池以清热毒，血海与三阴交相合可养血润燥。血海与三阴交用补法，曲池用泻法。④脾虚湿盛。治宜健脾利湿。配三阴交也是治疗皮肤病的常用有效方。曲池是祛风退热要穴，三阴交是血证要穴，并有行湿的作用。皮肤病多与风、湿、热、血有关，故常配伍。

5. 肩髃

定位：在臂外侧，三角肌上，臂外展，或向前平伸时，当肩峰前下方凹陷处。

特定穴：手阳明与阳蹻脉交会穴。

针刺方法：直刺或向下斜刺0.8～1.5寸。

主治：①上肢不遂，肩痛不举。②瘰疬，风疹，瘾疹。

【按语】肩关节无力外展系三角肌麻痹，宜选手阳明经之肩髃、曲池穴；肩髃治疗肩关节疾患时采用平举上肢，针宜直刺，针体直达关节腔内，使针感走达关节腔内；肩臂疾患，宜向下方斜刺或横刺，略向肘关节曲面斜刺，使针感走至上臂或前臂部；肩关节周围炎，宜向肩内、肩髎、三角肌斜刺，使针感达肩关节周围或至肩臂部。配肩髎治肩臂疼痛。

三、足阳明胃经腧穴

1. 颊车

定位：在面颊部，下颌角前上方约一横指（中指），当咀嚼时咬肌隆起，按之凹陷处。

特定穴：无。

针刺方法：直刺0.3～0.5寸，或向地仓方向透刺1.5～2.0寸。

主治：①颊肿，口㖞。②下牙痛，牙关紧急，张口困难。

【按语】颊车在治疗中风、面瘫、颞颌关节炎、牙痛等方面均有较好的疗效。如治疗面瘫，常选用头针风池、百劳、太阳、印堂，配合素髎、四白、阳白、地仓以祛风邪，还可用太阳穴透率谷、透颊车，或透下关。该处血管较丰富，一般起针时应注意按压针孔，以防血肿；与合谷相配，治疗颞颌关节炎，有泻阳明热邪的作用。

2. 下关

定位：在面部耳前方，当颧弓与下颌切迹所形成的凹陷中。取法：在颧弓下缘凹陷处，当下颌骨髁状突的前方，闭口取穴。

特定穴：足阳明、少阳之会。

针刺方法：直刺0.5～1寸。

主治：①耳聋，耳鸣。②牙痛，鼻塞。③口眼㖞斜，张口困难，面痛。

【按语】下关配听宫、翳风、合谷，有泻热通络镇痛的作用，主治颞颌关节炎，配伍地仓、颊车、上关、颧髎、太阳、听宫治疗咬肌痉挛、中耳炎、面神经麻痹、聋哑等。

3. 天枢

定位：在腹中部，距脐中旁2寸。

特定穴：大肠募穴。

针刺方法：直刺1～1.5寸。《千金方》载："孕妇不可灸。"

主治：①腹胀肠鸣，绕脐痛，便秘，泄泻，痢疾。②月经不调，癥瘕，痛经，闭经。

【按语】大肠病多取天枢，四关配天枢、上巨虚，主治肠炎、痢疾、肠粘连；大肠俞配天枢，主治大便秘结或泄泻、腹胀、水肿等；配中脘、关元、合谷、足三里、公孙治急慢性肠胃炎、腹痛、腹泻、痢疾；配合谷、阑尾、上巨虚、关元治阑尾炎；配气海、关元、大肠俞、上髎治肠麻痹。对胃肠疾病多采用直刺法；对妇科疾患多采用透神阙的斜刺法。

4. 归来

定位：在下腹部，脐中下4寸，距前正中线2寸。

特定穴：无。

针刺方法：直刺1.0～1.5寸。可沿经略向上下斜刺；或略向耻骨联合方向斜刺。【主治】①阴挺，月经不调，闭经，白带。②疝气，腹痛。

【按语】可以三阴交、气海、归来、隐白为主方治疗崩漏；痛经实证选用归来、气海、太冲、血海，并用泻法；配关元、中极、三阴交、肾俞治男女外生殖器病症，经闭，白带过多。

5. 气冲

定位：在腹股沟稍上方，脐中下5寸，距前正中线2寸。

特定穴：无。

针刺方法：直刺0.5～1寸。

主治：①疝气。②月经不调，不孕。③阳痿，阴肿。

【按语】气冲穴主治腹胀满，腹痛，腹有逆气上攻胃脘部，腹水，阳痿，茎痛，月经不调，胎产诸疾，吐血，腰痛不能俯仰。

四、足太阴脾经腧穴

1. 大横

定位：在腹中部，距脐中4寸。

特定穴：足太阴、阴维脉交会穴。

针刺方法：仰卧位，直刺1～2寸。

主治：泄泻，便秘，腹痛。

【按语】大横主治流行性感冒，四肢痉挛，寄生虫病，多汗症，慢性下痢，肠炎，习惯性便秘，阑尾炎等。临床常配天枢、脾俞一起使用。

五、手少阴心经腧穴

通里

定位：在前臂掌侧，当尺侧腕屈肌腱的桡侧缘，腕横纹上 1 寸。

特定穴：络穴。

针刺方法：直刺 0.3 ～ 0.5 寸。

主治：①暴暗，舌强不语，胸臂痛。②心悸，怔忡。

【按语】此穴可治疗言语疾病，治疗失语可配合肾经然谷等穴，亦可治疗心系疾病，如心悸、怔忡，可配内关、公孙等穴。

六、手太阳小肠经腧穴

听宫

定位：在面部，耳屏前，下颌骨髁状突的后方，张口时呈凹陷处。

特定穴：手、足少阳、手太阳经交会穴。

针刺方法：张口，直刺 1 ～ 1.5 寸。

主治：①耳鸣，耳聋，聤耳。②牙痛，牙关不利，癫狂痫。

【按语】配伍听会、中渚并结合灵枢发蒙法治疗神经性耳聋，可取得良好疗效；治疗癫狂病时，常选用听宫配百会、水沟。

七、足太阳膀胱经腧穴

1. **睛明**

定位：在面部，目内眦角上方凹陷处。

特定穴：手、足太阳、足阳明、阴蹻、阳蹻五脉之会穴。

针刺方法：嘱患者闭目，医者左手轻推眼球向外侧固定，右手缓慢进针，紧靠眶缘直刺 0.5 ～ 1 寸。不捻转，不提插（或只轻微地捻转）。出针后按压针孔片刻，以防出血。本穴禁灸。

主治：①视物不明，近视，夜盲，色盲。②胬肉攀睛，目翳，目赤肿痛，迎风流泪。③急性腰痛。

【按语】《百症赋》载："强间、丰隆之际，头痛难禁……观其雀目肝气，睛明、行间而细推。"元代王国瑞所撰《针灸玉龙歌》曰："两眼红肿痛难熬，怕日羞明心自焦，只刺睛明鱼尾穴，太阳出血自然消。"李丽霞临床上在治疗眼部疾病与脑部疾病时常配伍使用。《灵枢·大惑论》曰："五脏六腑之精气，皆上注于目，而为之精……上属于脑，后出于项中。"睛明与脑有密切联系，这种联系可归纳为以下三种途径：①通过足太阳膀胱经与脑发生联系。《灵枢·经脉》曰："膀胱足太阳之脉，起于目内眦，上额，交巅……其直者，从巅入络脑，还出别下项。"②通过目系与脑发生联系。《灵枢·寒热病》曰："足太阳有通项入于脑者，正属目本，名曰眼系。"目系即眼系，指眼后与脑相连的组织。《灵枢·大惑论》曰："邪中于项，因逢其身之虚，其入深，则随眼系以入于脑，入于脑则脑转，脑转则引目系急。"这证明了目系与大脑的紧密联系。③通过阴阳跷脉与脑相联系。《灵枢·寒热病》曰："在项中两筋间，入脑乃别，阴跷、阳跷，阴阳相交，阳入阴，阴出阳，交于目锐眦。"

2. 通天

定位：在头部，当前发际正中直上4寸，旁开1.5寸。

特定穴：无。

针刺方法：平刺0.3～0.5寸。

主治：①鼻塞，鼻中息肉，鼻疮，鼻渊，鼻衄。②头痛，目眩。③中风偏瘫，癫痫。

【按语】肺为天，通天意指此穴可通肺气，故常用此穴治疗感冒、鼻炎等肺系疾病引起的鼻塞，亦可用此穴配伍风池、天柱治疗头项疾病。

3. 大杼

定位：在背部，当第一胸椎棘突下，旁开1.5寸。

特定穴：八会穴（骨会），手、足太阳经交会穴。

针刺方法：斜刺0.5～0.8寸。

主治：①各种骨病（骨痛，肩、腰、骶、膝关节痛）。②发热，咳嗽，头痛鼻塞。

【按语】大杼为骨之会，治疗慢性病为主的周身关节痛、骨痛、脊柱痛，多选用大杼穴。同时，大杼穴属足太阳膀胱经，肾与膀胱相表里，肾主骨生髓，髓上聚于脑，脑向下灌注时，首先经过大杼穴，故大杼穴为骨之会穴。大杼穴主治骨病，退行性关节炎、骨质疏松、骨折等均可选用此穴。穴下有斜方肌、菱形肌、上后锯肌、最深层的最长肌，有第1肋间动、静脉背支，分布着第1胸神经后支内侧皮支，深层为第1胸神经后支外侧支。施针时以斜刺15～22 mm为宜，亦可艾灸。此外，可治疗局部疾病如肩胛背脊骨节疼痛；又为膀胱经穴，位处上背部，故又可治疗外感之证。临床主治咳嗽、发热、鼻塞、头痛、项强、喉痛、肩胛骨痛等疾。《医宗金鉴》曰主治"遍身发热，疟疾，咳嗽多痰"。临床常配风池、百会治头痛；配肩井、天宗治肩背痛；配曲池、外关治疗发热；配列缺、大椎治疗颈项强痛；配列缺、尺泽治咳嗽、气喘；配心俞治疗胸中郁郁（《千金要方》）；配长强穴治小肠气痛（《席弘赋》）；配曲泉穴治风痹痿软（《肘后歌》）；配夹脊、绝骨等穴治颈椎病。

4. 风门

定位：在背部，当第二胸椎棘突下，旁开1.5寸。

特定穴：足太阳经与督脉交会穴。

针刺方法：斜刺0.5～0.8寸。

主治：①伤风，咳嗽。②发热，头痛，项强，胸背痛。

【按语】风门穴主治伤寒、头痛、项强、胸背痛、痹证、哮喘、呕吐、背部痈疽、感冒、中风、水肿、淋巴结结核、破伤风、荨麻疹、支气管炎、肺炎等，有疏风散热、宣泄诸阳之热、调理肺气之用。配大椎、肺俞、中府、孔最、外关治发热、咳嗽、胸痛；配大椎、肺俞、天宗、肩髃治肩背痛；配曲池、外关、环跳、风市、血海、足三里、三阴交治荨麻疹。

5. 肺俞

定位：在背部，当第三胸椎棘突下，旁开1.5寸。

特定穴：肺的背俞穴。

针刺方法：斜刺0.5～0.8寸。

主治：①发热，咳嗽，咯血，盗汗，鼻塞。②毛发脱落，痘，疹，疮，癣。

【按语】肺病可前取华盖、中府，后取肺俞，肺俞配中府，主治肺病、咳嗽、哮喘、咯血等；配伍风门、中府、天突、膻中、尺泽治肺结核、咳嗽、哮喘；配大椎、膏肓、天突、膻中治气管炎；配风池、太阳、肝俞治头项强痛或眩冒。

6. 膈俞

定位：在背部，第七胸椎棘突下，旁开1.5寸。

特定穴：八会穴（血会）。

针刺方法：斜刺0.5～0.8寸。

主治：①急性胃脘痛，呃逆，噎膈，便血。②咳嗽，气喘，吐血，骨蒸盗汗。

【按语】血热患者可用刺血法，如刺大椎、委中、膈俞以泻血解毒。膈俞配四关、内关，主治呃逆、顽固性呕吐。血会膈俞，膈俞位于第七胸椎棘突下旁开1.5寸处。内为膈肌，膈上有心，膈下距脾、肝很近，又因心主血，肝藏血，脾统血，故膈俞穴为血之会穴。膈俞穴主治血病，如贫血、瘀血、吐血、便血等病症，皆可取用。同时该穴在斜方肌的下缘，其下有背阔肌、最长肌，有第7肋间动、静脉背侧支的内侧支，分布有第7胸神经后肢的内侧支，深层为胸神经后支外侧支。用针当斜刺15～22 mm，宜用灸法。该穴具有理气宽中、和胃、降血压、调节血糖浓度的功效，临床常用以治疗血虚、吐血、胸闷、气喘、咳嗽、呕吐、呃逆、食欲不振、潮热、盗汗等疾。有报道针刺膈俞、膏肓有纠正贫血的作用。

7. 胆俞

定位：在背部，当第十胸椎棘突下，旁开1.5寸。

特定穴：胆的背俞穴。

针刺方法：斜刺0.5～0.8寸。

主治：①黄疸，口苦，呕吐，食不化，胁痛。②肺痨，潮热。

【按语】胆俞配膈俞穴合称四花穴，为古代治疗骨蒸劳瘵之著名灸穴，但李丽霞在临床上运用更广，如用于治疗高血压、偏头痛、失眠、呃逆、噎膈、周身痹痛、癫痫、中风等病证。应用四花穴治疗多种疾病，体现了中医异病同治的观点。两者一阴一阳，一气一血，相互制约，相互为用，调气和血，理顺阴阳，相得益彰。现存最早记载"四花"穴的名称的医籍是唐朝王焘的《外台秘要》一书。在古代医籍中记载了几种不同的定位。高武在《针灸聚英》里明确提到四花穴为膀胱经的膈俞和胆俞。《难经》云"血会膈俞"。血会膈俞，属阴，有行血活血宽胸理气之功。《循经考穴编》云："膈俞主诸血症妄行及产后败血冲心，骨蒸咳逆，自汗盗汗。"胆俞为胆腑之气输注于背部处，胆主一身之气，属阳，有疏肝利胆，升清降浊之效。《循经考穴编》云："胆俞主胸胁痛，于呕吐，口苦咽干，胆家一切症，亦治骨蒸劳热。"《针灸聚英》云："崔知悌云，灸骨蒸劳热，灸四花穴。"《针灸四书》云："膏肓、肺俞、四花主治传尸骨蒸，肺痿。"李丽霞在刺灸法上喜用：①艾灸法。是四花穴最早的用法，多采用直接灸，主要用于虚证。②针刺法。多采用1.5寸针，刺向脊柱。③挑治法。主要用于偏头痛患者。④埋线法。向脊柱方向埋线，或顺着膀胱经埋线，常用于时间少，不能经常就诊的患者，也用于巩固疗效。

8. 肾俞

定位：在腰部，当第二腰椎棘突下，旁开1.5寸。

特定穴：肾的背俞穴。

针刺方法：直刺0.5～1寸。

主治：①遗尿，小便不利，水肿。②遗精，阳痿，月经不调，白带。③耳聋，耳鸣，咳嗽，气喘。④中风偏瘫，腰痛，骨病。

【按语】肾俞、京门治肾病，又可治与肾有关的耳鸣耳聋（肾开窍于耳，肾和则耳能闻五音）、骨髓病、牙齿病（肾主骨生髓，齿为骨之余）、阳痿（肾藏精、主生殖）、白发（肾其华在发）。肾俞配京门，主治遗精、白带、肾虚腰痛。补肾应贯穿于中风的治疗始终，穴多取命门、肾俞、阴谷、太溪等，临床上随证选取其中一至两穴，亦可用灸法。

9. 大肠俞

定位：在腰部，当第四腰椎棘突下，旁开1.5寸。

特定穴：大肠背俞穴。

针刺方法：直刺0.8～1.2寸。

主治：①腹胀，泄泻，便秘，痔疮出血。②腰痛。③荨麻疹。

【按语】大肠俞主治腰痛，脊强不得俯仰，肠鸣，腹胀绕脐切痛，小腹绞痛，洞泄食不化，多食身瘦，痢疾，肠痈，脱肛，便秘，大小便不利，遗尿，痛经，小儿消化不良，阑尾炎，神经衰弱，坐骨神经痛等。大肠俞为大肠气转输之处，有调理肠胃、泄热通便、强健腰膝作用。配中脘、天枢、支沟、足三里、三阴交、照海治便秘；配肾俞、环跳、风市、委中治疗坐骨神经痛；配天枢，主治大便秘结或泄泻、腹胀、水肿等；配合肾俞、环跳、委中、昆仑治疗腰椎间盘突出症。

10. 次髎

定位：在骶部，当髂后上棘内下方，适第二骶后孔处。

特定穴：无。

针刺方法：直刺1～1.5寸。

主治：①腹胀，腹泻，痢疾，便秘，痔疮，小便不利，遗尿，尿频，尿痛，遗精，阳痿。②月经不调，赤白带下。③腰骶痛，下肢痿痹。

【按语】上髎、次髎、中髎、下髎作为一组穴位，主治类同，统称"八髎"。其中次髎最常用，常用于治疗痛经、月经不调、腰脊痛、阴器痛、小便赤、心下坚胀、肠鸣泄泻、半身不遂、赤白带下、痛经、阳痿等。

八、足少阴肾经腧穴

1. 复溜

定位：在小腿内侧，太溪直上2寸，跟腱的前方。

特定穴：经穴。

针刺方法：直刺0.6～1寸。

主治：①水肿，腹胀，泄泻。②热病汗不出，或汗出不止，盗汗。③下肢痿痹。

【按语】《百症赋》云："复溜祛舌干口燥之悲"。取此穴可治疗肾虚热所致口热舌干的患者，常配伍水泉、阴陵泉、然谷等穴；亦可取此穴治疗水肿、腹泻等水病。

2. 大赫

定位：在下腹部，当脐中下4寸，前正中线旁开0.5寸。

特定穴：足少阴与冲脉交会穴。

针刺方法：直刺1～1.5寸。

主治：①遗精，阳痿。②阴挺，带下。

【按语】大赫主治生殖器疾患，阴痿、阴茎痛、精液缺乏、遗精、早泄、慢性阴道炎，及眼球充血、角膜炎。

九、手厥阴心包经腧穴

内关

定位：在前臂掌侧，当曲泽与大陵的连线上，腕横纹上2寸，掌长肌腱与桡侧腕屈肌腱之间。

特定穴：络穴，八脉交会穴通阴维脉。

针刺方法：直刺0.5～1.0寸。

主治：①胸闷，胁痛，心痛，心悸。②癫痫，失眠，产后血晕。③胃脘痛，呕吐，呃逆。④郁症，眩晕，偏头痛，中风，偏瘫，上肢痹痛。⑤咳嗽，哮喘。⑥心烦，疟疾。

【按语】用此穴配伍公孙、中脘等穴可治疗胃肠疾病，取"公孙冲脉胃心胸，内关阴维下总同"之意，在治疗心系疾病方面常可取得良效。

李丽霞 针灸临证医论医案选

十、手少阳三焦经腧穴

支沟

定位：在前臂背侧，当阳池与肘尖的连线上，腕背横纹上 3 寸，尺骨与桡骨之间。

特定穴：经穴。

针刺方法：直刺 0.8～1.2 寸。

主治：①便秘。②胁肋病。③耳聋耳鸣。

【按语】此穴可治疗气机不畅所致疾病，如肋间神经痛，岔气，带状疱疹疼痛等疾病，取其调气作用。

十一、足少阳胆经腧穴

1. 肩井

定位：在肩上，前直乳中，当大椎与肩峰端连线的中点上。

特定穴：手、足少阳、足阳明与阳维脉交会穴。

针刺方法：直刺 0.3～0.5 寸。内为肺尖，不可深刺。孕妇禁针。

主治：①乳痈，乳汁不下。②头晕，头痛，颈项强痛，上肢不遂。③难产，瘰疬。

【按语】肩井配大杼、天宗等局部穴治疗肩背痛；配风池、百会、人中、内关治疗中风气塞，痰涎上涌不语。肩井主要治疗上膊的疾病，神经作用与缺盆相似，整个上膊的疾病皆可用之，对于颈项部、腰部的疼痛、肩背疼痛、副神经麻痹、脑出血后遗症、痴呆、肺尖炎、四肢厥冷、乳腺炎、难产、胎衣不下、产后子宫出血都有效。

2. 日月

定位：在上腹部，当乳头直下，第七肋隙，前正中线旁开 4 寸。

特定穴：募穴，足少阳、足太阴经交会穴。

针刺方法：斜刺或平刺 0.5～0.8 寸。

主治：①胁肋胀痛。②黄疸。③呕吐，呃逆，吞酸。

【按语】日月主治胁肋疼痛，肾气冲心，呕吐，吞酸，呃逆，胃十二指肠溃疡，肝脏病，肋间神经痛，膈肌痉挛。配胆俞，主治胀满、胁痛、呕吐、黄疸等。

3．环跳

定位：在股外侧部，侧卧屈股，当股骨大转子最凸点与骶管裂孔连线的外1/3与中1/3交点处。取法：侧卧，被压于下面的下肢伸直，上面的髋、膝关节屈曲，于股骨大转子最高点与骶管裂孔连线的外中三分之一交点处取穴。

特定穴：足少阳、太阳经交会穴。

针刺方法：直刺2～3寸。

主治：下肢痿痹，腰腿痛，半身不遂。

【按语】环跳穴有通经活络、祛风散寒、强健腰腿之效，主治半身不遂、痿病、腰脊痛、腰胯痛、风疹遍身、荨麻疹、坐骨神经痛、感冒、神经衰弱、因风寒湿所致的下肢麻痹不仁、髋关节周围炎等。配肾俞、大肠俞、风市、足三里、委中、绝骨治下肢麻痹、瘫痪；配曲池、血海、足三里、三阴交治疗荨麻疹。

十二、足厥阴肝经腧穴

期门

定位：在胸部，当乳头直下，第六肋间隙，前正中线旁开4寸。

特定穴：肝募穴，足厥阴、太阴与阴维脉交会穴。

针刺方法：斜刺或平刺0.5～0.8寸。

主治：①郁证。②胸肋胀痛。③腹胀，呃逆，吞酸。

【按语】肝俞、期门既能治肝病，又治疗目疾（肝开窍于目）、抑郁（肝主疏泄）、筋脉拘急（肝主筋）、月经不调（肝主疏泄、肝藏血）。配肝俞，主治肝病、胁肋痛、呕吐、吞酸、黄疸、寒热往来等；配肝俞、三阳络、阳陵泉，主治肝炎、肋间神经痛。

十三、督脉腧穴

1．素髎

定位：在面部，当鼻尖的正中央。

特定穴：无。

针刺方法：向上斜刺0.3～0.5寸，或点刺出血。

主治：鼻塞，鼻渊，鼻衄，酒渣鼻，目痛，惊厥，昏迷，窒息。

李丽霞 针灸临证医论医案选

【按语】李丽霞根据古代医籍有关素髎功效的记载，结合自己多年的临床实践，认为素髎一穴除具有利鼻窍，苏厥逆功效外，更具有"镇静安神、通阳行气、通利下窍"之功。

2. **百会**

定位：在头部，当前发际正中直上5寸，或两耳尖连线的中点处。

特定穴：督脉、足太阳经交会穴。

针刺方法：平刺0.3～0.5寸。可酌情使用灸法。

主治：①头痛、眩晕、中风失语、癫狂痫；②失眠、健忘；③脱肛、阴挺、久泄。

【按语】百会可治疗诸多疾病。如脱肛可上取百会，下取长强；阴挺（子宫脱垂）可上取百会，下取三阴交；巅顶痛取百会；梅尼埃病采用压灸百会穴；脑震荡后的头昏头痛，可配风府、足三里，若伴恶心欲呕者，再加印堂、内关；失眠常用百会八卦头针；小儿脑瘫用顶区百会围针前后左右各旁开1～3寸，在相当于四神聪位置，以围针形式分别进4针，针尖均对准百会穴。临床上可针百会、素髎、风府，以通督醒脑，调动五脏六腑之精气。

3. **风府**

定位：在项部，当后发际正中直上1寸，枕外隆凸直下，两侧斜方肌之间凹陷中。

特定穴：督脉与阳维脉交会穴。

针刺方法：直刺或向下斜刺0.5～1寸，不可深刺。深部为延髓，针刺注意安全。

主治：①中风不语，半身不遂，癫狂。②颈痛项强，眩晕，咽痛。

【按语】治疗中风之病首取督脉，穴多取风府、百会、上星、神庭、印堂（印堂，为奇穴，但在督脉经循行线上）、素髎、人中、命门、筋缩等，临床上随证选取其中三四穴。若是闭证者，当以开闭醒脑为主，可首选风府、人中、百会通督开窍醒脑；中风后吞咽困难为中风患者常见并发症，取风府、风池、廉泉（或舌三针）、合谷、丰隆，舌强硬者，刺金津、玉液。廉泉行合谷刺，或用舌三针，使针感放射至咽部为佳。面瘫后味觉缺失的加用风府透哑门，针风池、风府、哑门等穴时，常用泻法。因穴施法乃综合考虑穴性和穴位解剖特异性。一般认为，风府、风池、哑门等穴深处乃延髓生命中枢所在，尤其是小儿肌肉、脂肪层较薄，安全范围较小，因此，直刺达所需深度，然后分层捻转出针较为安全。可将风府用在昏迷患者，常配合素髎或人中、四神聪等以开窍促醒。后头痛及脑震荡后的头昏头痛常配用百会、足三里、昆仑；脑瘫配本神、印堂。

4. 大椎

定位：在后正中线上，第7颈椎棘突下凹陷中。

特定穴：督脉、手、足三阳脉交会穴。

针刺方法：向上斜刺0.5～1寸。

主治：①热病，疟疾，骨蒸盗汗。②周身畏寒，感冒，目赤肿痛，头项强痛。③癫痫。④咳喘。

【按语】采用双侧太阳、大椎、曲池、委中、膈俞刺络拔罐的方法可治疗热病，使邪热随血外泄，而达到热退病除的显著效果，尤其适用于伴有头痛的患者。治疗感冒头痛、项强、恶寒发热，配太阳，用泻法；治疗癫痫，针刺可配百会、间使、筋缩，用捻转泻法。在骨病方面，大椎配大杼、列缺治疗颈项强痛。骨质赘生之物多由寒、痰、湿等阴性之物累积而成，应采用温阳益气的方法从根本上从阳而散之，可选用督脉的大椎、命门、腰阳关等穴以及疼痛部位所循行经过阳经的穴位或是最痛点采用艾炷灸。大椎配手少阳三焦经原穴阳池和足少阳胆经原穴丘墟可治疗寒热往来等。

5. 身柱

定位：在背部，当后正中线上，第三胸椎棘突下凹陷中。

特定穴：无。

针刺方法：向上斜刺0.5～1寸。

主治：①咳嗽，气喘。②癫痫。③脊背强痛。

【按语】身柱在治疗脑及脊髓疾患、癫痫、夜惊、衄血、支气管炎、小儿抽搐、癔症、热病感冒、肺结核、腰肌强痛十分有效，配大椎、肺俞、天突、膻中治疗咳嗽效可。

6. 长强

定位：在尾骨端下，当尾骨端与肛门连线的中点处。取法：胸膝位或侧卧取之。

特定穴：督脉、足少阳、足太阴经交会穴，络穴。

针刺方法：紧靠尾骨前面斜刺0.8～1寸。不宜直刺，以免伤及直肠。

主治：①泄泻，便血，便秘，痔疾，脱肛。②癫狂痫。

【按语】长强主治腰骶痛，肠风下血，痔疮，呕血，惊痫，瘛疭，狂病，大小便难，阳痿，女阴瘙痒。长强穴治疗小肠气痛，脱肛可上取百会，下取长强。已故针灸名家司徒铃教授常用此穴治疗小儿癫痫，每取得很好的临床疗效。火针或艾灸此穴对小儿癫痫疗效显著。

十四、任脉腧穴

1. 膻中
定位：在胸部，当前正中线上，平第四肋间，两乳头连线的中点。

特定穴：心包募穴，八会穴（气会）。

针刺方法：平刺 0.3～0.5 寸。

主治：①气喘，胸前，胸闷。②心痛，心悸。③乳汁少，呃逆，噎膈。

【按语】气会膻中，必于任脉，位于两乳头连线之中间。内为肺脏所居之处，肺主气。膻中穴又是宗气所居之处，所谓宗气，是指脾胃吸收的水谷之气与肺吸入自然界的大气相会合聚集之处。膻中穴又是心包之募穴，心包与三焦相表里，三焦是人体气机升降出人的道路，故膻中穴为气之会穴。

"气会膻中"，膻中穴具有宽胸理气、降逆化痰之效。主治气病，胸膈胀闷、气短、呼吸喘促、呃逆、噎膈、胸痛、心悸、心烦、咳嗽、乳汁少等病。《千金方》以膻中配华盖，主治短气；配天井主治心胸痛。《针灸大成》用膻中配中脘、气海、足三里、乳根、支沟主治吐血等。临床可配心俞、内关治疗心绞痛；配肺俞、天突、尺泽、列缺主治肺部疾患。有人报道以膻中穴埋针为主，治疗哮喘证疗效较好。操作前先对针具及穴位消毒处理，然后取 29 号 1.5 寸针 1 支，从膻中穴沿皮下向下直刺至中庭穴，行针数秒，用泻法，使针下产生针感，留针 15 分钟，再用胶布固定即可，埋针 2～5 天，隔 7 天再埋针 1 次。临床总有效率 84.6%。临床也常在伏天以发泡法灸膻中，预防支气管哮喘发作而取效者，也有三伏天在膻中用白芥子、莱菔子、白附子、斑蝥等制成膏药贴敷，治慢性支气管炎而收到远期疗效者。

2. 鸠尾
定位：在上腹部，前正中线上，当胸剑结合部下 1 寸。

特定穴：任脉络穴。

针刺方法：向下斜刺 0.4～0.6 寸。

主治：①癫狂痫。②胸痛，心悸，腹胀。

【按语】鸠尾可主治胸满，咳逆，唾血，喉痹，咽肿痛，癫痫，狂走不择言语，脏躁病，心惊悸，偏头痛，哮喘，呃逆，呕吐，胃脘痛；亦可作急救用，如休克，一时性窒息。司徒铃教授喜欢配长强治疗各类型癫痫病。

3. 中脘

定位：在上腹部，前正中线上，当脐中上4寸。

特定穴：胃募穴，八会穴（腑会），任脉、手太阳、少阳与足阳明经交会穴。

针刺方法：直刺1～2寸。

主治：①胃脘痛，呕吐，呃逆，吞酸。②腹胀，泄泻，饮食不化。③咳喘痰多。④黄疸。⑤失眠。⑥痰饮诸证。

【按语】腑会中脘，中脘穴属于任脉，位于脐上四寸处，是小肠经、三焦经、胃经的交会穴。肺经起于中焦，相当于中脘的位置，下络大肠，肺与大肠相表里，所以大肠与中脘也有联系。肝经在中脘穴与肺经相连，肝胆相表里，所以胆与中脘穴亦有联系。又因中脘为胃之募穴，脾胃相表里，为后天之本，六腑皆禀气于胃，故中脘穴为腑之会穴。中脘穴主治六腑病，以治胃、大肠病为主，如脘腹胀痛、便秘、泄泻病症，皆可取用。该穴具有调理中焦，行气活血，清热化滞之功效。临证能治疗胃脘疼痛、腹胀、肠鸣、呕吐、泄泻、痢疾、黄疸、胆囊炎、脾胃虚弱证、虚劳、吐血、脏躁、癫狂、痫症、产后血晕等。中脘配胃俞，主治胃痛、呕吐、消化不良等；配四关、足三里，主治神经性呕吐、消化性溃疡、胃炎；配丰隆治疗各类型痰饮病证。

4. 气海

定位：在下腹部，前正中线上，当脐中下1.5寸。

特定穴：无。

针刺方法：直刺1～2寸。

主治：①腹痛，泄泻，便秘。②遗溺。③疝气。④遗精，阳痿。⑤月经不调，经闭。⑥虚劳体弱，本穴有强壮作用，为保健要穴。

【按语】气海穴具有调补下焦气机、补肾虚、益元气、振阳固精之效，主治胃脘痛、腹肿胀、绕脐冷痛、脐下冷痛、水肿、膨胀、癥瘕结块状如覆盆、腹中暴胀按之不下、呕逆、呕吐、大便不通、小便赤涩、真气不足、肌体羸瘦、四肢力弱、虚劳、气疾久不瘥、中风脱阳欲死、类中风、阴证卵缩、四肢厥冷、子宫出血、赤白带下、经闭、月经不调、痛经、产后恶露不止、产后腹痛、胞衣不下、子宫脱垂、遗精、阳痿、小儿遗尿、高血压、失眠等。

5. 关元

定位：在下腹部，前正中线上，当脐中下3寸。

特定穴：小肠募穴，任脉与足三阴经交会穴。

针刺方法：直刺1～2寸。

李丽霞 针灸临证医论医案选

主治：①阳痿，遗精，遗溺，小便频数，小便不通。②月经不调，崩漏，带下，痛经，阴挺，阴痒，不孕，产后出血。③中风脱症，虚劳体弱，本穴有强壮作用，为保健要穴。④泄泻，脱肛，完谷不化。

【按语】气海、关元、归来、三阴交、太溪可治疗不孕；针气海、关元、归来、三阴交，针尖指向耻骨联合部，使针感传至下腹部及会阴部，使下腹有收缩者为佳；治疗前列腺炎、带下肾亏者配太溪；更年期综合征肾阳虚者配气海；治疗小便癃闭、遗尿、消渴等，配小肠俞；痿证常配足三里、太溪；肾虚腰痛配气海补益元气。

十五、经外奇穴

1. 太阳

定位：正坐或侧伏坐位。在颞部，当眉梢与目外眦之间，向后约一横指的凹陷处。

特定穴：无。

针刺方法：直刺 0.3～0.5 寸。或用三棱针点刺出血。

主治：头痛，目疾，齿痛，面痛

【按语】斜刺本穴，可治头痛、面瘫、面肌痉挛、眼病，多有良效。也可使用刺血法，治疗热、实证，莫不应手取效。

2. 四神聪

定位：正坐位。在头顶部，当百会前后左右各 1 寸，共 4 个穴位。

特定穴：无。

针刺方法：平刺 0.5～0.8 寸。

主治：头痛，眩晕，失眠，健忘，癫痫证。

【按语】四神聪位居百会穴四周，有清脑明目、镇静安神的作用。其针刺方法有多种，有向外刺，也可向内刺。向外刺的面积广泛，刺激范围广泛；向内刺则使神气聚于百会；平行刺则为顺经络刺法，也就是在督脉的穴位顺着督脉刺，余下两穴平行于督脉刺，这种刺法更容易，痛苦也更小。临床可根据患者的情况和病情而施用。对于少数患者头皮难以行针者或过于畏针者可选用第三种刺法。泻者可用第一种刺法，补者可用第二种刺法。对于小儿病初发者，可浅刺，点到为止；对病久者可用透刺。也可梅花针叩刺、指压。

（卢立宏）

第四章

临 证 经 验

第一节 内 科 疾 病

一、中风

中风是由于正气亏虚，饮食、情志、劳倦内伤等引起气血逆乱，产生风、火、痰、瘀，导致脑脉痹阻或血溢脑脉之外为基本病机，以突然昏仆、半身不遂、口舌歪斜、言语謇涩或不语、偏身麻木为主要临床表现的病证。根据脑髓神机受损程度的不同，有中经络、中脏腑之分，分别有相应的临床表现。本病多见于中老年人。四季皆可发病，但以冬春两季最为多见。

本病相当于西医学的脑血管意外，主要包括缺血性和出血性两大类型。

（一）病因病机

病因：积损正衰，劳倦内伤烦劳过度，脾失健运过食肥甘醇酒，情志过极七情所伤。

病机：气血逆乱，上犯于脑。

病位：病位在脑，与心、肾、肝、脾密切相关。

病性：本虚标实，上盛下虚。

（二）辨证论治

		中经络							中脏腑	
证型		肝阳上亢	痰热腑实	风痰入络	阴虚风动	风痰瘀阻	气虚络瘀	肝肾亏虚	痰热内闭清窍（阳闭）	痰湿蒙塞心神（阴闭）
治法	总则	扶正祛邪							醒神开窍与扶正固本	
	分证	平肝潜阳，活血通络	通腑泻热化痰	祛风化痰通络	滋阴潜阳，熄风通络	搜风化痰，行瘀通络	益气养血，化瘀通络	滋养肝肾	清热化痰，醒神开窍	温阳化痰，醒神开窍
	取经	辨证取经								
		督脉，足厥阴肝经，足少阴肾经	督脉，足太阴脾经，足阳明胃经	督脉，足厥阴肝经，足少阳胆经	督脉，足厥阴肝经，足少阴肾经	督脉，足阳明胃经，手阳明大肠经	督脉，足厥阴肝经，足太阳膀胱经	督脉，足厥阴肝经，足少阴肾经，足太阳膀胱经	督脉，任脉，足太阴脾经	督脉，任脉，足太阴脾经，手厥阴心包经

（三）治疗方案

采取中医辨证、辨病与辨经相结合的原则，在中医辨证施治的基础上，根据中风的疾病进展规律，分期、分阶段采用针灸、专科制剂贴敷、专科制剂熏洗、中药口服等治疗方法，并辅以西医康复治疗，必要时配合内科常规基础治疗。

1. 针灸康复治疗

（1）中经络——弛缓瘫处方。

1）中风针灸弛缓瘫方。

取穴：百会、水沟、极泉、曲池、内关、阳陵泉、三阴交，颞三针，运动区。

操作：先刺双侧内关穴，直刺 0.5 ～ 1 寸，采用捻转提插相结合的泻法，操作 1 分钟；再针刺水沟，再沿鼻中隔下向上斜刺 0.3 ～ 0.5 寸，用重雀啄泻法，以眼球湿润或流泪为佳。刺极泉时，在原穴位置下1寸心经上取穴，避开腋毛，直刺1~1.5寸，用提插泻法，以患者上肢抽动3次为度；曲池直刺1寸，提插泻法；阳陵泉直刺1~1.5寸，用提插泻法；刺三阴交时，沿胫骨内侧缘与皮肤成45°角，进针1~1.5寸，使针尖刺到三阴交穴，用提插补法，使下肢抽动3次。体针针刺得气后加电用疏波，头针针刺得气后快速小捻转间断平补平泻，留针30分钟，每天1次，10次为1个疗程。

2）康复治疗。中风早期完全偏瘫的患者，关节无自主运动，Brunnstrom评定为Ⅰ期时，早期康复治疗包括以下几点：①心理支持。②床上体位摆放。③被动活动关节。④肌肉按摩。⑤早期床上活动。

（2）中经络——痉挛瘫处方。

1）中风针灸温通方。

取穴：肩髃、曲池、外关、合谷、环跳、伏兔、光明、解溪、太冲，颞三针，运动区，气海、关元、足三里。

操作：颞三针、运动针用毫针刺，针刺得气后快速捻转间断，留针30分钟。肩髃、曲池、外关、合谷、环跳、伏兔、光明、解溪、太冲，用20~40 mm毫火针，用止血钳夹持75%酒精棉球于穴位上方，将针身最大长度的烧红烧透，并尽量缩短进针距离，直针顿刺（快进迟出，穴内留针30秒钟出针），出针后用押手轻轻宣散穴下气血，每个肢体每次取3穴左右，每日1次。气海、关元、足三里温针，用30号1.5~2.0寸毫针，针身与皮肤呈90°，进针深度0.8~1.5寸。针刺得气后加艾炷温针。

2）康复治疗。Brunnstrom评定为Ⅱ期及以上时，进入二级康复，恢复早期和恢复中期是康复治疗和各种功能恢复最重要的时期。期望其神经功能缺损积分明显减少，Fugl-Myer运动功能积分明显增加，日常生活活动能力或功能独立能力得到最大限度地改善。康复治疗方法包括：

（a）神经发育疗法技术，如Bobath、Rood、PNF、Brunnstrom等。

（b）仰卧位的活动。①抑制躯干肌痉挛。躯干是上下肢相对的关键点，抑制躯干肌痉挛有助于缓解躯干和患侧上下肢过高的肌张力。②抑制上肢屈肌痉挛。肩胛骨和肩关节的前伸运动，旋位充分上提，腕的背伸和手指的伸展，全范围内的上肢协调运动。③抑制下肢伸肌痉挛。双手抱膝运动，伸髋时抑制伸膝和踝跖屈，选择性伸髋桥式运动，伸膝分离运动，抑制足跖屈刺激足背伸与外翻。

（c）坐位平衡训练。

正确坐姿。①头颈躯干的训练。头转向健侧牵拉患侧躯干，骨盆屈伸分

李丽霞 针灸临证医论医案选

离运动，双手向前触地，向患侧转移重心训练。②偏瘫上肢的训练：以抗痉挛模式负重，躯干向健侧旋转，双手叉握向前抑制前臂旋转，手的其他选择性运动。③偏瘫下肢的训练：足跟着地背伸训练，用正常模式对偏瘫下肢的控制训练。

（d）坐站转移训练：包括一些转移技术的应用。

（e）站立平衡训练。正确站姿。①双下肢负重站立活动。②患腿负重站立活动。③健腿负重的站立活动。④站立位上肢活动。

（f）步行训练。①患腿支撑期－避免膝过伸。②患腿摆动期－放松髋膝踝的痉挛。③交叉侧方迈步训练。④上下阶梯训练。一般患足先上下阶梯，若患侧下肢有足够控制能力，可开始训练正常姿势的左右交替步态上下阶梯。

（3）其他症状配伍治疗。

1）中枢性面舌瘫配伍方。

取穴：地仓、颊车、迎香。

操作：均取患侧穴，地仓、颊车均斜刺进针 1 ～ 1.5 寸，地仓穴针尖朝向颊车穴，颊车穴针尖朝向地仓穴，地仓、颊车互透，迎香穴斜刺 0.5 ～ 0.8 寸。针刺得气后快速小捻转间断平补平泻法，得气后加电用疏波，共留针 30 分钟。

2）失语配伍方。

取穴：言语Ⅰ区、言语Ⅱ区、言语Ⅲ区、廉泉。

操作：言语Ⅰ、Ⅱ、Ⅲ区取健侧，言语Ⅰ区上点在前后正中线中点向后 0.5 cm，下点在眉枕线与鬓角发前缘相交处，下 2/5；言语Ⅱ区从顶骨结节后下方 2 cm 处引一平行于前后正中线的直线，向下取 3 cm 长直线；言语Ⅲ区从晕听区中点向后引 4 cm 长的水平线。言语区平刺 0.8 ～ 1.2 寸，得气后以 180 ～ 200 次/分的频率捻转 2 分钟，后加电用疏波。廉泉向舌根方向刺入 1 ～ 1.5 寸。共留针 30 分钟。

3）假性延髓性麻痹配伍方。

取穴：舌三针。

操作：舌三针，以拇指第 1、第 2 指骨间横纹平贴于下颌前缘，拇指尖处为第 1 穴，其左右各旁开 1 寸为第 2、第 3 穴，进针时针尖向上直刺，直达舌下，刺入约 1 寸。得气后以 180 ～ 200 次/分的频率捻转 2 分钟，后加电用疏波。共留针 30 分钟。

4）血管性痴呆配伍方。

取穴：神庭、本神、四神聪。

操作：四神聪取穴，百会穴前后左右各0.5寸；平刺，针刺得气后快速小捻转间断平补平泻，留针30分钟。

5）焦虑或抑郁状态配伍方。

取穴：神门、内关、合谷、太冲。

操作：针刺得气后快速小捻转间断平补平泻法，留针30分钟。

6）便秘配伍方。

取穴：天枢、上巨虚、支沟。

操作：天枢、上巨虚深刺2～2.5寸，强刺激后加电，用疏波。支沟直刺0.5～0.8寸，采用平补平泻法，共留针30分钟。

7）二便失禁、尿潴留配伍方。

取穴：中极、关元、曲骨。

操作：二便失禁中极、关元、曲骨深刺1.5～2寸，强刺激并加电用疏波，或温针。尿潴留中极、关元、曲骨向下斜刺或平刺0.8～1.0寸，勿直刺、深刺，以免刺破膀胱。共留针30分钟。

8）肩手综合征配伍方。

取穴：肩髃、肩贞、抬肩、肩髎。

操作：取患侧肩髃、肩贞、抬肩、肩髎穴直刺1.5～2寸，采用平补平泻法，针刺得气后留针30分钟。

（4）辨证配穴：肝阳上亢证加太冲、太溪；痰热腑实证加天枢、丰隆、内庭；风痰入络证加丰隆、合谷；阴虚风动证加曲池、内庭、丰隆；风痰瘀阻证加风池、丰隆；气虚络瘀证加足三里、气海；肝肾亏虚证加太溪、肝俞、肾俞。

2. 中脏腑

治法：醒脑开窍，启闭固脱，取督脉穴为主。

主穴：水沟、百会、内关。

配穴：闭证配十二井、太冲；脱证配关元、神阙。

操作：取水沟穴向鼻中隔方向斜刺0.3～0.5寸，用重雀啄法，使眼球湿润或流泪为度；百会闭证用泻法，脱证可用直接灸或温针灸法；内关直刺0.5～1寸，采用捻转提插泻法，施手法1分钟；十二井点刺出血；太冲用毫针泻法；关元、神阙大艾炷灸。

3. 靳三针疗法

闭证：闭三针（人中、十宣、涌泉）。

脱证：脱三针（百会、人中、神阙）。

迟缓瘫：颞三针、上肢手三针（曲池、外关、合谷）、下肢足三针（伏兔、足三里、太冲）。

痉挛瘫：颞三针、上肢挛三针（极泉、尺泽、内关）、下肢挛三针（鼠蹊、阴陵泉、三阴交）。

4. 耳穴疗法

肢体偏瘫取穴：肩、臂、肘、髋、膝、脑、神门。

中风后焦虑、抑郁、失眠取穴：神门、枕、心、肝、肾、皮质下。

操作：消毒穴位后，以毫针对准穴位快速刺入，深度1分左右，约至软骨组织，以不刺透对侧皮肤为度，捻转数秒钟后，留针20～30分钟，每日或隔日治疗1次。或用王不留行籽进行耳穴贴压，手法由轻到重，按至有热胀感和疼痛（以患者能耐受为度），每日按压4次以上，每次2分钟左右。两耳交替进行，3天换1次。

5. 中药熏洗治疗

以药方煎至1 000 mL后加入腿浴盆中，待水温35～43 ℃时泡腿、足，30分钟/次，10次一疗程。

（1）实证方：

防风15 g　桂枝20 g　川芎15 g　水牛角20 g　威灵仙20 g

黄柏20 g　延胡索20 g　赤芍20 g　红花20 g　桃仁20 g

（2）虚证方：

牛膝20 g　独活20 g　车前子20 g　当归20 g　黄芪20 g

红花20 g　桃仁20 g　肉苁蓉20 g　赤芍20 g　桂枝20 g

威灵仙20 g

实证方适用于肝阳上亢证、痰热腑实证、风痰瘀阻证、风痰入络证。

虚证方适用于阴虚风动证、气虚络瘀证、肝肾亏虚证。

（四）医案医话

患者徐×，女，76岁，退休人员。因"左侧肢体活动不利3月"就诊。现病史：于3个月前突发脑梗死，当时出血左侧肢体麻木不利，口舌歪斜，神志欠清，当即住院治疗，查头颅CT示右侧脑梗死，出院后遗留左侧肢体活动不利，言语不清。平素形体肥胖，未监测血压、血糖、血脂情况。现患者神清，精神一般，左侧肢体活动不利，左侧上肢呈握拳屈曲样，言语不清，口舌歪斜，无头晕头痛、恶心呕吐、腹胀腹泻等不适，平素纳眠一般，大便偏干，小便可。查体：左侧腱反射活跃，肌张力升高，肌力约Ⅲ级，左侧病理征阳性，右侧肢体肌力、肌张力正常，病理征未引出。舌淡暗，苔白腻，脉弦滑。

中医诊断：中风——中经络（风痰瘀阻）。

西医诊断：脑梗死恢复期。

治法：搜风化痰，行瘀通络。

处方：中风针灸温通方

取穴：肩髃、曲池、外关、合谷、环跳、伏兔、解溪、太冲，颞三针（右），运动区（右），气海、关元、足三里，地仓、颊车（左）。

操作：颞三针、运动针用毫针刺，针刺得气后快速捻转间断，留针30分钟。肩髃、曲池、外关、合谷、环跳、伏兔、解溪、太冲均取患侧，用20～40 mm毫火针，用止血钳夹持75%酒精棉球于穴位上方，将针身最大长度的烧红烧透，并尽量缩短进针距离，直针顿刺（快进迟出，穴内留针30秒出针），出针后用押手轻轻宣散穴下气血，每个肢体每次取穴点3个左右，每日1次。气海、关元、足三里温针，用30号1.5～2.0寸毫针，针身与皮肤呈90°，进针深度0.8～1.5寸，针刺得气后加艾炷温针；地仓、颊车采用毫针透刺。

复诊：每周治疗3次，治疗1月后患者精神较前好转、吐字较前清晰，左侧上肢肌张力较前下降。

【按语】脑梗死恢复期，肢体活动不利，西医治疗效果欠佳，针灸治疗可促进肢体活动恢复。肩髃、曲池、合谷、气冲、伏兔、足三里、解溪、气海、关元等可疏通经络、调理气血；外关为三焦经络穴，可疏调三焦经气；合谷配太冲为"开四关"，二穴合用开四关可达活血通络之效；颞三针、运动区为局部取穴，可疏调头部经气。运用温针灸及毫火针治疗，可通过内热效应，"以火之力""焠通经络""暴动气血"来疏通经络，平衡阴阳，达到治疗疾病的目的。

（五）按语

（1）针灸治疗中风疗效满意，尤其对于神经功能的康复，如肢体运动、语言、吞咽功能等有促进作用。治疗越早效果越好。

（2）中风急性期，若出现高热、神昏、心衰、颅内压增高、上消化道出血等情况，应采取综合治疗措施。

（3）中风患者应防治褥疮，保持呼吸道通畅。

（4）凡年形盛气虚，或肝阳上亢，自觉头晕指麻，偶有语涩者，可能是中风先兆，宜保持情志畅达，饮食清淡，起居有常，并针灸风市、足三里等穴预防中风。

（宋雨轩）

二、眩晕

眩晕是指患者自觉头昏眼花，视物旋转翻覆，不能坐立，常伴有恶心呕吐、出汗等症。轻者，闭目即止，一阵而过；重者，如坐舟车，旋转不定，不能站立，甚则昏仆。

本病相当于现代医学的内耳性眩晕、脑动脉硬化、高血压病、严重贫血、神经衰弱、晕动病以及某些脑部疾病中以眩晕为主要表现者。

（一）病因病机

病因：情志内伤，饮食不节，外伤、手术、体虚、久病、失血、劳倦过度。

病机：清窍被扰，清窍被蒙，清窍失养。

病位：清窍，与肝脾肾关系密切。

病性：以虚者居多，气虚血亏、肝肾不足所导致的眩晕多属虚证；因痰浊中阻、肝阳上亢所导致的眩晕属实证。风、火，痰、虚是眩晕的常见病理因素。

（二）辨证论治

证型		实证		虚证	
		肝阳上亢	痰浊中阻	气血亏虚	肾精不足
治法	治则	平肝潜阳	燥湿化痰	补气养血	补肾益精
	取经	足少阳胆经，督脉			
		足厥阴肝经	足太阴脾经，足阳明胃经，任脉	足阳明胃经，足厥阴肝经，任脉	足太阳膀胱经，足少阴肾经

（三）治疗方案

1. 眩晕针灸温通方

取穴：百会、颈夹脊、风池。

操作：百会穴针刺得气后加长约 2 cm 艾条置于针柄点燃施灸。选取病变椎体相对应之夹脊穴及风池穴（双），夹脊穴直刺 0.5 ～ 0.8 寸，刺风池穴时，针尖微下，向鼻尖斜刺 0.8 ～ 1.2 寸，针刺后接通电针机，调至疏密波，强度以患者能耐受为宜，每次 20 分钟。每天 1 次，10 天为一疗程。

随证加减。肝阳上亢证加行间、侠溪、太溪；痰湿中阻证加头维、中脘、丰隆、阴陵泉；气血虚弱证加气海、脾俞、胃俞；肾精亏损证加太溪、悬钟、三阴交。

2. 穴位注射疗法

取穴：肝阳上亢证取肝俞、百劳、曲泉等；痰湿中阻证取丰隆、脾俞、百劳等。

操作：每次选定两个穴位，交替取穴，常规消毒，进针得气后，每穴注入灯盏细辛注射液或甲钴胺注射液等 2 mL 或 1 mL（甲钴胺注射液），每日 1 次。

3. 耳穴疗法

取穴：肾上腺、皮质下、枕、脑、神门、额、内耳。

操作：消毒穴位后，以毫针对准穴位快速刺入，深度 1 分左右，约至软骨组织，以不刺透对侧皮肤为度，捻转数秒钟后，留针 20 ～ 30 分钟，每日或隔日治疗 1 次。或用王不留行籽进行耳穴贴压，手法由轻到重，按至有热胀感和疼痛（以患者能耐受为度），每日按压 4 次以上，每次 2 分钟左右。两耳交替进行，3 天换一次。

4. 刺络放血疗法

眩晕剧烈时可取印堂、太阳、百会、头维等穴，三棱针点刺出血 1 ～ 2 滴。

5. 火针疗法

取穴：百会、风池、风府、颈夹脊。

操作：采用细火针快速频频浅刺 3 ～ 5 次，深约 0.1 ～ 0.3 寸。

（四）医案医话

患者李×，男，45 岁，职员。因"反复头晕 1 年，加重伴头目胀痛 3

天"就诊。患者 1 年前无明显诱因下出现头晕，每于情绪波动时加重，无头痛，当时无视物旋转、恶心欲呕等不适。3 天前患者生气后再发头晕，伴头目胀痛，口干口苦，颜面潮红，肢麻震颤，无天旋地转感，无恶心呕吐等不适。既往高血压病 2 年，平素收缩压波动在 130 ～ 140 mmHg，未用药物控制，舌红苔黄，脉弦数。

中医诊断：眩晕（肝阳上亢）。

西医诊断：高血压病。

治法：平肝潜阳，滋肝补肾。

取穴：百会、风池、率谷、四关、内关、行间、太溪、三阴交。

操作：各穴均行常规针刺，刺风池穴时，针尖微下，向鼻尖斜刺 0.8 ～ 1.2 寸，针刺后接通电针机，调至疏密波，强度以患者能耐受为宜，每次 30 分钟。

复诊：治疗 3 次后，患者头晕及头目胀痛缓解；继续治疗 5 次后，患者未再出现头晕及头目胀痛。

【按语】脑部髓海，为神气的本源，脏腑经络功能活动的主宰，由肝阳上亢扰动清窍发生眩晕。百会穴位居巅顶正中，别名三阳五络，属督脉，为"髓海"之"上输穴"，有振奋阳气、补脑益髓、升清降浊之功效，为治疗头痛眩晕的要穴，用百会穴行温针灸以治眩晕，疗效颇显。风池为足少阳胆经要穴，又为手足少阳经脉与阳维脉的交会穴，阳维脉可维系诸阳经脉，使气血循于脉道，而胆经属木，其气外发，针刺风池穴可升发阳经之气，使之上注于脑，髓海得养则眩晕渐消；《素问·至真要大论》认为"诸风掉眩，皆属于肝"，取肝经原穴太冲疏肝理气，平肝潜阳；太溪、三阴交滋肝补肾。诸穴合用共达平肝潜阳、滋肝补肾、定神止眩之功。

（五）按语

（1）针灸治疗本病效果较好，但应分辨标本缓急。眩晕急重者，先治其标；眩晕较轻或发作间歇期，注意求因治本。

（2）为明确诊断，在治疗的同时应测血压，查血红蛋白、红细胞计数及心电图、电测听、脑干诱发电位、眼震电图及颈椎 X 线片等。如需要还应做 CT、核磁共振检查。

（3）眩晕发作时，令患者闭目安卧（或坐位），以手指按压印堂、太阳等穴，使头面部经气疏畅，眩晕症状可减轻。

（4）痰湿中阻者应以清淡食物为主，少食油腻厚味之品，以免助湿生痰，酿热生风。也应避免辛辣食品，戒除烟酒，以防风阳升散之虞。

（宋雨轩）

三、头痛

头痛是指由于外感与内伤，致使脉络拘急或失养，清窍不利所引起的以头部疼痛为主要临床特征的疾病。头痛既是一种常见病证，也是一个常见症状，可以发生于多种急慢性疾病过程中，有时亦是某些相关疾病加重或恶化的先兆。

本病相当于西医学中的偏头痛、周期性偏头痛、紧张性头痛、丛集性头痛及慢性阵发性偏头痛等，凡符合头痛证候特征者可参考本节治疗。

（一）病因病机

病因：外感风、寒、湿、热之邪，情志失调，先天不足，房事不节，饮食劳倦，体虚久病及外伤或久病入络。

病机：外邪上扰清窍，壅滞经络，络脉不通；肝郁化火，痰浊内生，上扰头窍；髓海空虚，气血失养，不荣则痛；气血凝滞，脉络不通。

病位：病位在头，与肝、脾、肾等脏腑相关，经络主要为六阳经与足厥阴经有关。

病性：实证多因六淫之邪、肝火、痰湿上扰、瘀血阻络所致，虚证多因气血亏虚、肾精不足、不能上荣脑窍所致。

（二）辨证论治

1. 外感头痛

证型			风寒证	风热证	风湿证
治法	治则	总则	祛邪活络		
		分证	疏风散寒	疏风清热	祛风胜湿
	取经		根据发病部位的循经特点及辨证定经		
			足太阳膀胱经	足少阳胆经，足阳明胃经	足太阴脾经

李丽霞　针灸临证医论医案选

2. 内伤头痛

证型			肝阳证	肾虚证	气血虚证	痰浊证	瘀血证
治法	治则	总则	补虚			扶正祛邪	
		分证	平肝潜阳	滋阴补肾	气血双补	健脾化痰，降逆止痛	活血通窍止痛
	取经		根据发病部位的循经特点及辨证定经				
			足厥阴肝经	足少阴肾经	足太阴脾经足阳明胃经	足太阴脾经足阳明胃经	足厥阴肝经

（三）治疗方案

1. 电针疗法

处方：以局部取穴为主，配合循经远端取穴。

阳明头痛：印堂、上星、阳白、攒竹透鱼腰及丝竹空、合谷、内庭。

少阳头痛：太阳、丝竹空、角孙、率谷、风池、外关、足临泣。

太阳头痛：天柱、风池、后溪、申脉、昆仑、风池。

厥阴头痛：百会、前顶、太冲、行间、太溪、涌泉。

偏正头痛：印堂、太阳、头维、阳白、合谷、内庭、外关、足临泣。

全头痛：百会、印堂、太阳、头维、阳白、合谷、风池、外关。

辨证加减：外感风邪加风池、风门，风寒加灸大椎，风热针泻曲池，风湿针泻三阴交，宣散风邪、清利头目；痰浊上扰加丰隆、足三里化痰降浊、通络止痛；气滞血瘀加合谷、太冲、膈俞行气活血、化瘀止痛；气血不足加气海、血海、足三里益气养血、补虚止痛；肝阳上亢治同厥阴头痛；各部头痛均可加阿是穴。

操作：头部穴位针刺得气后，采用电针治疗，密波，通电30分钟；气血不足气海、足三里采用温针灸治疗。

2. 耳穴疗法

取穴：枕、额、脑、神门、耳中。

操作：消毒穴位后，以毫针对准穴位快速刺入，深度1分左右，约至软骨组织，以不刺透对侧皮肤为度，捻转数秒钟后，留针20～30分钟，每日或隔日治疗1次。或用王不留行籽进行耳穴贴压，手法由轻到重，按至有热胀感和疼痛（以患者能耐受为度），每日按压 4 次以上，每次 2 分钟左右。两耳交替进行，3 天换一次。对于顽固性头痛，可在耳背静脉点刺出血。

3. 皮肤针疗法

取穴：太阳、印堂及阿是穴。

操作：局部常规消毒后，用皮肤针中、重度叩刺。适用于外感头痛及瘀血头痛。

4. 穴位注射疗法

取穴：风池穴。

操作：用维生素 B_{12} 注射液，每穴 $0.5 \sim 1.0$ mL。适用于顽固性头痛。

5. 火针疗法

取穴：阿是穴。

操作：以中粗火针烧红针尖和针身后快速点刺穴位，速刺法，点刺不留针，深度 $0.2 \sim 0.3$ 寸。

6. 刺络放血疗法

取穴：印堂、太阳、百会、阿是穴或静脉宛陈处。

操作：以三棱针点刺局部出血，每穴出血 $3 \sim 5$ 滴。

（四）医案医话

患者赵×，男，41 岁，个体经营者。因"反复头胀痛 1 月余，加重 3 天"就诊。患者近 1 月余反复头昏胀痛，两侧为重，急躁易怒，心烦不宁，口干口苦，面红目赤，胁痛胸闷。舌红苔黄，脉弦数。既往高血压病史 3 年，平素血压波动在 $140 \sim 160/80 \sim 90$ mmHg，未口服用药控制。

中医诊断：头痛（肝阳上亢）。

西医诊断：高血压病。

治法：平肝潜阳熄风。

取穴：百会、前顶、太冲、行间、太溪、涌泉。

操作：头部腧穴针刺得气后，加用电针治疗，采用密波，通电 30 分钟。

复诊：治疗 1 次后，当日患者头痛稍缓解；继续治疗 3 次后，头痛明显减轻；继续治疗 10 次后已无头痛症状，家人诉急躁情况较前减轻。

【按语】头痛乃头部经络气血瘀滞不通或经络气血亏虚不荣所致。头为诸阳之会，连接诸阳经，与诸阴经关系密切。《素问·五脏生成》提出"是以头痛巅疾，下虚上实"，本病患者病头胀痛，辨经属厥阴经，应《素问》所言，予百会、前顶穴升清降浊，活血散风。太冲、行间平肝潜阳；太溪滋水涵木，滋补肾阴；涌泉引气下行。本方以局部取穴（腧穴所在，主治所在）配合远部取穴（经脉所通，主治所及），共奏疏经活络、通行气血之功，使头部经络之气"通则不痛。"

（五）按语

（1）针灸治疗头痛的疗效取决于头痛的原因和类型，总体而言功能性头痛的针灸疗效较好。

（2）对于多次治疗无效或逐渐加重者，要查明原因，尤其要排除颅内占位性病变。

（3）头痛患者治疗期间，应禁烟酒，避免食用辛辣刺激性食物、巧克力、咖啡、奶茶等食物，适当参加体育锻炼，避免过劳和精神刺激，注意休息。

（宋雨轩）

四、痴呆

痴呆，多由七情内伤，久病年老等病因，导致髓减脑消，神机失用而致，是以呆傻愚笨为主要临床表现的一种神志疾病。其轻者可见寡言少语，反应迟钝，善忘等症；重者表现为神情淡漠，终日不语，哭笑无常，分辨不清昼夜，外出不知归途，不欲食，不知饥，二便失禁等，生活不能自理。

本病相当于西医学的痴呆综合征，包括 Alzheimer 痴呆、血管性痴呆、正常压脑积水、脑肿瘤、麻痹性痴呆、中毒性脑病等。但不包括老年抑郁症、老年精神病。

（一）病因病机

病因：脑髓空虚，气血不足，肾精亏损，痰瘀痹阻。
病机：髓减脑消，神机失用。
病位：脑，与心肝脾肾关系密切。
病性：虚实夹杂。

（二）辨证论治

证型			髓海不足证	脾肾两虚证	痰浊蒙窍证	瘀血内阻证
治法	治则	总则	补虚益损，解郁散结			
		分证	补肾益髓，填精养神	补肾健脾，益气生精	健脾化浊，豁痰开窍	活血化瘀，开窍醒脑
	取经		根据辨证特点定经			
			足少阴肾经、督脉	足太阴脾经，足少阴肾经	足太阴脾经，足少阴肾经	足厥阴肝经，足少阴肾经

（三）治疗方案

1. 电针疗法

主穴：百会八卦头针、印堂、足三里、太溪、悬钟。

辨证加减：髓海不足证加气海、关元、三阴交；脾肾两虚证加脾俞、肾俞；痰浊蒙窍证加丰隆、中脘；瘀血内阻证加加膈俞、内关。

操作：百会八卦头针：李丽霞师承名中医刘炳权教授，将其所创八卦头针运用于临床治疗神志病疗效显著。八卦头针取穴以百会穴为中心，分别在其左、右、前、后、左上、左下、右上、右下方向逐一取穴，百会旁开 1 寸为小八卦，旁开 2 寸为中八卦，旁开 3 寸为大八卦，共 3 组八卦穴。患者取仰卧位，先找出百会穴，采用单手快速进针法进针，在百会穴向其身前方平刺 0.8～1.2 寸，使局部出现酸胀或压迫感为度；八卦穴均向百会穴透刺 0.8～1.2 寸，3 组八卦穴交替运用；针刺得气后，接上电针仪，采用脉冲电，疏密波，强度以患者能耐受为度，通电 30 分钟后出针，用消毒棉球压穴防止出血。余穴采用虚补实泻法。

2. 耳穴疗法

取穴：心、肝、肾、枕、脑点、神门、肾上腺。

操作：每次选用 3～5 穴，消毒穴位后，以毫针对准穴位快速刺入，深度 1 分左右，约至软骨组织，以不刺透对侧皮肤为度，捻转数秒钟后，留针 20～30 分钟，每日或隔日治疗 1 次。或用王不留行籽进行耳穴贴压，手法由轻到重，按至有热胀感和疼痛（以患者能耐受为度），每日按压 4 次以上，每次 2 分钟左右。两耳交替进行，3 天换 1 次。

（四）医案医话

患者李×，女，82 岁，退休人员。主诉：健忘 10 余年，神清淡漠 2 年。现病史：患者 10 年前记忆力逐渐下降，2 年前患者开始偶尔出现神清淡漠，并逐渐加重，伴计算力下降，定向力减退，言语错乱，头晕耳鸣，腰膝酸软，纳眠一般，二便调。舌瘦色淡，苔薄白，脉沉细弱。

中医诊断：痴呆（髓海不足）。

西医诊断：老年性痴呆。

治法：补肾益髓，填肾养精。

取穴：百会八卦头针、印堂、气海、关元、足三里、悬钟、太溪。

操作：百会八卦头针采用电针治疗，疏密波，通电 30 分钟；3 组八卦头针交替针刺；气海、关元、足三里、悬钟采用温针灸。

复诊：每周 3 次，治疗 2 月后精神较前好转，记忆力及定向力较前好转。继续治疗 2 个月后，言语错乱症状改善，记忆力及定向力逐渐好转。

【按语】脑为元神之府，神机之源，一身之主。本病由于年老肾衰，导致脑髓空虚，则神机失用，而使智能、思维活动减退，甚至失常，而发痴呆。《灵枢·天年》云："六十岁，心气始衰，苦忧悲，血气懈惰，故好卧……八十岁，肺气衰，魄离，故言善误。"八卦头针是将《周易》九宫八卦学说与头部腧穴相结合，将针灸理论与现代解剖相结合而发展起来的一种头针疗法。百会八卦头针是以百会穴为中宫，左、右、前、后，再在左上、右上、左下、右下分别旁开 1 寸、2 寸、3 寸，向百会穴中点成八卦型刺法，分别称为百会小八卦、百会中八卦、百会大八卦。"头为精明之府"，认知障碍的病变部位在脑，百会穴位于巅顶，为督脉穴，督脉与脑关系密切，《难经·二十八难》曰"督脉者，起于下极之俞，并于脊里，上至风府，入属于脑"，根据"经脉所过，主治所及"理论，其对与脑有关的神志病有着独特疗效。同时，"头为诸阳之会"，认知障碍常表现为人体机能低下，中医辨证为阴证，刺激头部腧穴可以鼓舞阳气、调理神志、醒脑开窍。八卦是宇宙的原始模式，既有阴阳的对立制约，又有阴阳的相互转化，采用八卦型针刺头部腧穴，可以调理阴阳、疏通头部经脉，从而达到阴平阳秘，疾病乃安。从现代医学角度看，采用八卦头针治疗，可加速头部血液循环和脑代谢活动，从而有助于改善皮层供血，激发大脑皮层功能。

（五）按语

（1）西医学认为痴呆与神经递质、受体、神经肽有关，实验表明针灸可调节神经递质和神经肽，能控制和延缓疾病的进展，有一定的治疗作用。

（2）针灸治疗本病以早期效果较好，晚期疗效较差。有明确病因者在针灸治疗的同时还应积极治疗原发病。

（3）治疗期间应戒烟酒，忌食肥腻，少用安眠镇静的药物，并鼓励患者多参加集体活动。

（宋雨轩）

五、不寐

不寐是由于情志、饮食内伤，病后及年迈，禀赋不足，心虚胆怯等病因，引起心神失养或心神不安，从而导致经常不能获得正常睡眠为特征的一类病证。主要表现为睡眠时间、深度的不足以及不能消除疲劳、恢复体力与精力，轻者入睡困难，或寐而不酣，时寐时醒，或醒后不能再寐，重者彻夜不寐。

本病相当于西医学的神经官能症、更年期综合征等。

（一）病因病机

病因：思虑劳倦，素体虚弱，情志所伤，饮食不节。
病机：心神失养；心火亢盛；痰火扰心。
病位：心，与肝、胆、脾、胃、肾关系密切。
病性：虚证多因气血亏虚，不能荣心，或者心肾不交，水火失济而致；实证多因心火炽盛，扰乱心神，或者脾失健运，食滞内停，酿生痰扰，上扰心神而致病。

李丽霞　针灸临证医论医案选

（二）辨证论治

证型			心火偏亢	肝郁化火	痰热内扰	胃气失和	阴虚火旺	心脾两虚	心胆气虚
治法	治则	总则	补虚泻实，调整脏腑气血阴阳的基础上辅以安神定志						
		分证	清心泻火，宁心安神	清肝泻火，镇心安神	清化痰热，和中安神	和胃化滞，宁心安神	滋阴降火，清心安神	补益心脾，养心安神	益气镇惊，安神定志
	取经		根据辨证特点定经						
			手少阴心经	足厥阴肝经	足阳明胃经，足太阴脾经	足阳明胃经	足少阴肾经	手少阴心经，足太阴脾经	手少阴心经，足少阳胆经

（三）治疗方案

1. 电针疗法

取穴：安眠、四神聪、神门、三阴交、照海、申脉。

配穴：心火偏亢配少府、大陵；肝郁化火配期门行间；痰热扰心配丰隆、劳宫；胃气失和配中脘、足三里；心脾两虚配心俞、脾俞；阴虚火旺配太溪、太冲；心胆气虚配心俞、胆俞。

操作：四神聪针刺得气后加用电针机，采用密波，通电 30 分钟；照海用补法，申脉用泻法；神门采用平补平泻法；三阴交采用虚补实泻法。

2. 耳穴疗法

取穴：心、肾、肝、脾、胆、神门、皮质下、交感。

操作：消毒穴位后，以毫针对准穴位快速刺入，深度 1 分左右，约至软骨组织，以不刺透对侧皮肤为度，捻转数秒钟后，留针 20～30 分钟，每日或隔日治疗 1 次。或用王不留行籽进行耳穴贴压，手法由轻到重，按至有热胀感和疼痛（以患者能耐受为度），每日按压 4 次以上，每次 2 分钟左右。两耳交替进行，3 天换 1 次。

3. 梅花针疗法

取穴：印堂、百会、安眠、心俞、肝俞、脾俞、肾俞。

局部消毒后，采用梅花针叩刺至局部皮肤潮红为度。

4. 拔罐疗法

自项至腰部足太阳经背部侧线，用火罐自上而下走行，以背部潮红为度。

5. 穴位埋线疗法

取穴：心俞、脾俞、中脘、足三里、安眠。

操作：取无菌可吸收缝线，剪为 1 ～ 2 cm，用注射器针头植入穴位，每次 4 ～ 6 穴，每 2 周 1 次。

（四）医案医话

患者王×，男，60 岁，退休人员。患者因"入睡困难 3 年，加重 1 周"就诊。患者近 3 年出现入睡困难，逐渐加重，心烦、心悸、多梦，近 1 周每天凌晨 3 时醒来，难再入睡，腰膝酸软，午后潮热，夜间盗汗，手足心热，咽干少津，无胸闷、恶心呕吐、腹胀腹泻等不适，纳一般，二便尚可。查体：心肺腹查体未见明显异常。舌红少苔，脉细数。

中医诊断：不寐（阴虚火旺证）。

西医诊断：失眠。

治法：滋阴降火，清心安神。

取穴：安眠、四神聪、神门、三阴交、照海、申脉、太溪。

操作：四神聪针刺得气后加用电针机，采用密波，通电 30 分钟，三阴交、太溪用补法；神门用平补平泻法；照海用补法；申脉用泻法。

复诊：每周 3 次治疗，治疗 2 周后，睡眠时间较前延长 2 小时，已无心烦、心悸症状。

【按语】失眠的形成与人体的阴阳有关。《素问·阴阳应象大论》曰："年四十，而阴气自半也，起居衰矣。"老年人多数表现为属阴虚阳盛或外伤等打乱了人体阴阳平衡，阴阳不能相互协调平衡，阴不敛阳，阳不入阴。正如《类证治裁·不寐》所云："阳气自动而之静，则寐；阴气自静而之动，则寤。不寐者，病在阳而不交阴也。"故而患者夜间精神亢奋、烦躁不安、辗转反侧，而日间出现精神倦怠、头晕、疲乏无力等。李丽霞教授常用四神聪配合申脉、照海、神门、三阴交治疗。"头为诸阳之会"，手足三阳经、督脉皆会于头，《素问·脉要精微论》曰"头者，精明之府"，脑为奇恒之府，是人体精神活动的处所，有"元神之府"之称。神机、记忆皆生于脑，脑病则窍闭神匿，神无所附。取头部四神聪局部围刺，既能镇静安神，又能通透头部诸阳之经，有利于激发经气，疏通经络，调整阴阳。阴

李丽霞 针灸临证医论医案选

跷、阳跷是奇经八脉，跷脉从下肢内、外侧上行头面，具有交通一身阴阳之气功用。卫气的运行主要是通过阴阳跷脉而散布全身，卫气行于阳则阳跷盛，主目张而不欲睡；卫气行于阴则阴跷盛，主目闭而欲睡。阴跷阳跷功能失调，阴不入阳，阳不入阴产生失眠。照海、申脉为八脉交会穴，照海通于阴跷脉，申脉通于阳跷脉，主司眼睑开合、入睡与醒来。二穴配合能调整恢复阴跷阳跷平衡。安眠是治疗失眠的经验效穴。神门是心经的原穴，神门意指神出入的门户，为调神安神之要穴。三阴交为足三阴经交会穴，取之可养血安神。太溪滋阴补肾。

（五）按语

（1）针灸治疗失眠有较好的疗效，尤其是在下午或睡前治疗，效果更好。在治疗期间可配合精神调节和心理治疗。

（2）治疗前应做相关检查以明确病因，积极治疗原发病。

（3）老年人睡眠时间逐渐缩短而容易觉醒，如无明显症状，则属生理现象。

（宋雨轩）

六、郁证

郁证是由于情志不舒、气机郁滞所致，以心情抑郁、情绪不宁、胸部满闷、胁肋胀痛，或易怒易哭，或咽中如有异物梗塞等症为主要临床表现的一类病证。郁有积、滞、结等含义。近年来，随着现代社会的竞争和精神压力的增大，发病率不断上升，多发于青中年女性。

本病主要见于西医学的神经衰弱、癔症及焦虑症等。另外，也见于更年期综合征及反应性精神病。

（一）病因病机

病因：情志内伤，脏气素弱。

病机：心神失养，或心神被扰，气机失畅。

病位：心，与脾、肝、肾关系密切。

病性：多属实证，病久则易由实转虚。

（二）辨证论治

证型		肝气郁结	气郁化火	痰气郁结	心神惑乱	心脾两虚	肝肾亏虚
治法	治法	疏肝理气解郁	清肝泻火解郁	化痰利气解郁	养心安神	健脾养心	滋养肝肾
	取经	督脉，任脉，足厥阴肝经，手厥阴心包经					
		足太阳膀胱经	手少阳三焦经	足太阴脾经，足阳明胃经	手少阴心经	足阳明胃经，足太阴脾经，足太阳膀胱经	足太阳膀胱经，足少阴肾经

（三）治疗方案

1. 电针疗法

主穴：百会、印堂、太冲、神门、内关、膻中。

配穴：肝气郁结配期门、支沟；气郁化火配行间、侠溪；痰气郁结配丰隆、中脘；心神惑乱配通里、少海；心脾两虚配心俞、脾俞、足三里、三阴交；肝肾亏虚配肝俞、肾俞、太溪。

操作：针刺得气后，加用电针治疗，采用疏密波，通电30分钟。

2. 耳穴疗法

取穴：肝、心、胆、脾、肾、枕、缘中、内分泌、神门。

操作：每次选3～5穴，消毒穴位后，以毫针对准穴位快速刺入，深度1分左右，约至软骨组织，以不刺透对侧皮肤为度，捻转数秒钟后，留针20～30分钟，每日或隔日治疗1次。或用王不留行籽进行耳穴贴压，手法由轻到重，按至有热胀感和疼痛（以患者能耐受为度），每日按压4次以上，每次2分钟左右。两耳交替进行，每3天换1次。

3. 穴位注射疗法

取穴：肝俞、心俞、脾俞、肾俞、足三里、三阴交。

操作：每次选用2～3穴，实证用丹参注射液，虚证用胎盘注射液，每穴注射1～2 mL。

4. 刺络放血疗法

取穴：心俞、胆俞、肝俞。

操作：局部消毒后，采用三棱针点刺出血，每穴出血3～5滴。本法适

80

李丽霞 针灸临证医论医案选

用于实证。

（四）医案医话

患者陈×，女，38岁，职员。主诉：情绪不宁伴心悸健忘5年。现病史：患者5年前工作不顺后出现情绪不宁，心悸健忘，多思善疑，近日经家人劝说前来就诊，现患者心悸胆怯，多思善疑，不喜社交，声低气微，失眠健忘，头晕，乏力，神疲，纳差，失眠，多梦易醒，二便调。月经不规则，LMP 2016-03-09，量少，色淡。查体：心率55次/分，律齐，肺部听诊未见明显异常，腹软无压痛及反跳痛。舌淡，舌苔薄白，脉细。

中医诊断：郁证（心脾两虚证）。

西医诊断：抑郁症。

治法：健脾养血，宁心安神。

取穴：百会、印堂、太冲、神门、内关、膻中、三阴交。

操作：针刺得气后，加用电针治疗，采用疏密波，通电30分钟。每周治疗3次。

复诊：治疗2周后患者心悸较前减轻，性格较前开朗；继续治疗2周后，患者情绪不宁伴心悸症状缓解，无再出现健忘，睡眠改善。

【按语】百会穴乃诸阳之会，与脑密切相关，是调节大脑功能的要穴，具有明显的调节情志、醒脑开窍、安神定志的作用。印堂为督脉之穴，针之可醒脑调神，宁心益智。膻中为心之外围，代心布令，穴属心包募，是宗气的聚会所，针刺能通畅上焦之气机，理气散瘀，使经络通畅。患者伴月经不调，取太冲疏肝理气，三阴交滋阴健脾养血，共起安神定志宁心养血之功，故疗效佳。

（五）按语

（1）针灸对郁证的疗效较好。在针灸治疗过程中，针对具体情况，解除情志致病的原因可大大提高针灸的疗效。

（2）对患者应做好精神治疗的工作，使患者能正确对待疾病，增强战胜疾病的信心。应鼓励患者进行适度的体育锻炼。

（3）本病应与器质性脑病如脑肿瘤、脑动脉硬化、脑外伤等所产生的精神症状相鉴别。胸闷作痛，吞咽不利者，应与食道疾病相鉴别。

（宋雨轩）

七、面瘫

面瘫是以口、眼向一侧歪斜为主要表现的病证，又称为"口眼㖞斜"。本病可发生于任何年龄，多见于冬季和夏季。发病急速，以一侧面部发病为多。手、足阳经均上头面部，当病邪阻滞面部经络，尤其是手太阳和足阳明经筋功能失调，可导致面瘫的发生。

本病相当于西医学的周围性面神经麻痹，最常见于贝尔麻痹。

（一）病因病机

病因：外邪入侵，劳累过度，正气不足。
病机：气血痹阻，经筋功能失调。
病位：经筋，与手太阳、手足阳明经关系密切。
病性：正虚邪实。

（二）辨证论治

证型			风寒证	风热证	气血不足证
治法	治则	总则	活血通络、疏调经筋		
		分证	祛风散寒，通络除痹	祛风清热，通络除痹	益气活血，通络除痹
	取经		根据发病部位的循经特点定经		
			足太阳膀胱经，足阳明胃经，手阳明大肠经	足阳明胃经，手阳明大肠经	足阳明胃经，手阳明大肠经、任脉

（三）治疗方案

1. 针刺治疗

取穴：太阳、阳白、四白、颧髎、颊车、地仓、翳风、合谷。

配穴：风寒证加风门祛风散寒；风热证加曲池疏风泻热；气血不足证加中脘、曲池、足三里；抬眉困难加攒竹；鼻唇沟变浅加迎香；人中沟歪斜加水沟；颏唇沟歪斜加承浆；恢复期加足三里、解溪补益气血、濡养经筋。

操作：面部腧穴均行平补平泻法，恢复期可加灸法；在急性期，面部穴位手法不宜过重，肢体远端的腧穴行泻法且手法宜重；在恢复期，合谷行平补平泻法，足三里施行补法，太阳、阳白、地仓、颊车，接通电针仪，以断续波刺激 10～20 分钟，强度以患者面部肌肉微见跳动而能耐受为度。

2. 梅花针疗法

取穴：阳白、颧髎、地仓、颊车。

操作：腧穴常规消毒后，用梅花针叩刺局部，以局部潮红为度。适用于恢复期。

3. 刺络拔罐疗法

取穴：阳白、颧髎、地仓、颊车。

操作：局部消毒后，用三棱针点刺，尔后拔罐。每周 2 次。适用于恢复期。

4. 穴位贴敷疗法

取穴：太阳、阳白、颧髎、地仓、颊车。

操作：将马钱子锉成粉末 1～2 分，撒于胶布上，然后贴于穴位处，5～7 日换药 1 次；或用蓖麻仁捣烂加麝香少许，取绿豆粒大一团，贴敷穴位上，每隔 3～5 日更换 1 次；或用白附子研细末，加冰片少许做面饼，贴敷穴位。每日 1 次。

5. 穴位注射疗法

取穴：翳风、足三里。

操作：用甲钴胺注射液，每次选 2 穴，每穴 1 mL，隔日 1 次或每周 2 次。本法适宜于面神经炎恢复期或后遗症期。

6. 穴位埋线疗法

取穴：地仓、颊车、迎香、颧髎、阳白、太阳。

操作：患者取卧位，患侧面部常规消毒，戴无菌手套，铺洞巾，用利多卡因局部麻醉，右手用持针器夹持带线皮针，左手食指和拇指紧捏地仓和颊车穴，连同皮下肌肉一起提起，右手拿持针器从颊车穴进针，从地仓穴出针，用持针器夹持针尖拔出针，使线的尾端露出 2～3 cm，右手持眼科剪刀紧贴皮肤剪去两侧的线，左手食指和拇指一起快速放松，使线进入皮下，同上方埋线于颧髎及迎香穴；阳白及太阳穴采用植线法。术毕用胶布将无菌敷料贴住针口处，以防感染，次日去掉敷料。每 2 周 1 次，3 次为 1 个疗程。

（四）医案医话

患者李×，女，26 岁。因右侧口眼歪斜 1 周就诊。查体：右眼闭合不全，闭目露白约 4 mm，右侧额纹消失，蹙额、皱眉均不能完成，右侧鼻唇沟平坦，面部表情肌动作丧失，肌活动无力，口角歪向左侧，不能鼓腮、吹口哨，右侧乳突按之触痛明显，无眼球震颤，双侧外耳道皮肤无潮红及疱疹，鼻咽无特殊发现，颈淋巴结未触及肿大，眼底正常，四肢肌力，腱反射正常，病理征未引出。舌淡苔白脉弦滑。

中医诊断：面瘫（风痰阻络）。

西医诊断：面神经炎。

治法：疏风化痰，通络牵正。

处方：太阳、阳白、四白、下关、迎香、地仓、颊车、水沟、承浆、风池、合谷、太冲、外关。

操作：地仓、颊车互透，水沟、承浆向患侧斜刺，余穴常规针刺；针刺得气后连接电针机配合特定电磁波治疗仪（thermal design power，TDP）照射患处，选择疏密波、轻刺激，留针期间逐渐加大刺激量（以患者可耐受为度），留针 30 分钟。

复诊：治疗 3 次后患者右侧乳突后疼痛较前明显减轻，闭目、迎风流泪明显改善，鼓腮漏气有所改善，巩固治疗 3 天（每日 1 次）后患者乳突后疼痛消失，右侧额纹基本恢复，闭目露白约 1 mm，右侧鼻唇沟变深，口角歪斜明显改善，鼓腮轻微漏气。守前法隔日治疗 1 次，连续施治 2 次后诸症痊愈，未留有后遗症。

【按语】面瘫在中国古代属于"口眼歪斜"的范围。古代医家认为该病由于邪气偏盛而发病。《灵枢·经筋》曰："卒口僻，急者，目不合，热则筋纵，目不开，颊筋有寒，则急引颊移口，有热则筋弛纵缓不胜收，故僻。"认为口僻是由于风邪入足阳明经筋之头面部。李丽霞基于《灵枢·百病始生》所述疾病病因、病机及传变规律，结合多年临床经验，在面瘫治疗方面形成了独特的体系。急性期（病程小于 7 天）病位在"皮部"，采用局部浅刺配合井穴点刺及走罐疗法；恢复期（病程 7 天至 3 个月）病位在"经"，重视阳明经穴并采用电针配合 TDP 照射疗法；后遗症期（病程大于 3 个月）病位在"筋"，选用辨证施治埋线法。该患者根据病程，初次就诊时处于恢复期。《灵枢·营卫生会》曰："三焦之所出 …… 上焦出于胃上口，并咽以上，贯膈而布胸中，走腋，循太阴之分而行。还至阳明，上至舌，下足阳明。"即上焦元真之处为邪所迫，其邪未尽除，传入阳明经，此恰与伤寒太阳阳明之传义理同。兹于面瘫，则如恢复期。《灵枢·百病始生》曰"风雨寒热，不得虚，邪不能独伤人 ……其中于虚邪也，因于天时，与其身形，参以虚实，大病乃成"，指出疾病的发生不仅因于"虚邪"，更有"身形虚"，兹于面瘫同理。临床上面瘫恢复期患者多兼有阳气亏虚、气血虚衰、脏腑机能减退之象，正所谓"邪之所凑其气必虚"；又面瘫急性期失治或误治均可致邪气由皮部深入达经脉之处，临床可见额纹变浅、眼睑闭合不全、鼻唇沟变浅、表情肌瘫痪、鼓腮漏气、口角㖞斜等症难以祛除，此时进入恢复期属经脉病候，治宜"扶正"为主。该期取穴融合了"四阳经"（手足阳明经、少阳经）及"阳脉之海"（督脉）经穴，驱邪效强，如此才能使邪去而正安。其中，手足少阳、手足阳明与阳维脉的交会穴阳白，可"引动阳气从而驱散阴霾"，具调动诸阳经之阳气而起到驱邪外出的作用。因面瘫恢复期经气运行受阻、气血瘀滞，除重视阳经穴的选用外，更应强调活血通络的必要性。故在调整穴位处方的基础上，可采用电针断续波配合TDP照射疗法增强疗效。电针机产生的电流可通过针刺使肌肉有节律收缩，从而调整肌张力，促进血液循环，提高神经兴奋，改善患侧面部的营养代谢，使神经纤维再生；配合透刺法可使针感范围扩大，激发多条经脉气血运行，以加强刺激量从而增效。而TDP则通过刺激皮肤神经末梢感受器，从而反射性地影响机体，加之热量持久渗透可直达肌肉深层以减轻面神经水肿、解除压迫，促进血液循环，加速面神经麻痹的恢复。

（五）按语

（1）电针对于调整面瘫患者面肌肌张力、促进血液循环具有显著作用，进而还能促进神经修复，改善患侧面部的营养代谢。

（2）由于眼睑闭合不全或不能闭合，瞬目动作及角膜反射消失，角膜长期外露，易导致眼内感染，损害角膜，因此眼睛的保护是非常重要的，应减少用眼，外出时戴墨镜保护，同时滴一些有润滑、消炎、营养作用的眼药水，睡觉时可戴眼罩或盖纱块保护。

（3）注意不能用冷水洗脸，避免直接吹风，注意天气变化，及时添加衣物，防止感冒。

（4）保持良好的精神状态，情绪开朗、心气调和，并忌恼怒。生活要有规律，防止过度疲劳，避免外伤。

（5）饮食调护：饮食宜清淡，多吃水果蔬菜，忌辛辣刺激、膏粱厚味之品，少食煎烤、油炸食物，禁烟酒。

（6）增强体质，提高机体免疫功能。

（刘文文）

八、面痛

面痛为面部突然出现放射性、烧灼样抽掣疼痛为主症的疾病，又称"面风痛""面颊痛"。

本病相当于西医的三叉神经痛。发作时在面部三叉神经区域内有电击样或刀割样剧痛，多为单侧，呈阵发性，历时数秒或 1～2 分钟，1 日可发作数次至数十次，不发作时没有疼痛，或仅有麻胀感，疼痛严重时，可伴有面部肌肉反射性抽搐、流泪、流涎和结膜充血等，说话、进食、饮水、刷牙等可引起发作。中年人发病率高，女性多于男性。

（一）病因病机

病因：外感风邪、情志不调、外伤。

病机：经络阻滞，不通则痛。

病位：经络，与足阳明胃经、足太阳膀胱经，手太阳小肠经、手阳明大肠经关系密切。

病性：多为实证。

（二）辨证论治

	证型		风寒	风热	气滞血瘀
治法	治则	总则	疏通经络、祛风止痛		
		分证	疏风散寒，通络止痛	疏风清热，通络止痛	行气活血止痛
	取经		根据发病部位的循经特点定经		
			手太阴肺经	足阳明胃经、足太阳膀胱经，手阳明大肠经	足阳明胃经、足太阳膀胱经，手太阳小肠经、手阳明大肠经

（三）治疗方案

1. 针刺治疗

取穴：四白、下关、地仓、攒竹、翳风、合谷、内庭、太冲。

配穴：眼支痛加上关、阳白；上颌支痛加颧髎、迎香颊车；下颌支痛加承浆、大迎；风寒加列缺疏散风寒；风热加曲池、外关疏风清热；气血瘀滞加内关、三阴交活血化瘀。

操作：针刺时宜先取远端穴；面部诸穴均宜深刺透刺，但刺激强度不宜大，应柔和、适中；风寒证酌情施灸。

2. 皮内针疗法

在面部寻找扳机点，将揿针刺入，外以胶布固定。每 2 ～ 3 天更换 1 次。

3. 刺络拔罐疗法

取穴：颊车、地仓、颧髎。

操作：局部消毒后，用三棱针点刺，然后行闪罐法。隔日 1 次。

4. 耳穴疗法

取穴：面颊、额、颌、神门。

操作：消毒穴位后，以毫针对准穴位快速刺入，深度 1 分左右，约至软骨组织，以不刺透对侧皮肤为度，捻转数秒钟后，留针 20 ～ 30 分钟，每日或隔日治疗 1 次。或用王不留行籽进行耳穴贴压，手法由轻到重，按至有热胀感和疼痛（以患者能耐受为度），每日按压 4 次以上，每次 2 分钟左右。两耳交替进行，每 3 天换 1 次。

5. 火针疗法

取穴：下关、扳机点、颈 2 ～ 5 夹脊。

操作：下关、扳机点以细火针烧红针尖和针身后快速频频浅刺 3 ～ 5 次，点刺深约 0.05 寸；颈 2 ～ 5 夹脊穴以中粗火针，速刺法，深刺不留针，深度 0.3 ～ 0.5 寸，尤其是首次治疗，深刺有利于止痛。

（四）医案医话

患者曹×，女，52 岁。因"左侧面部疼痛 2 年"就诊。曾服用卡马西平，前期有效，后期效果不显著。查体：患者右侧面部上颌支的眶下孔、下颌支的颏孔等多处扳机点，角膜反射减弱。舌淡苔薄白，脉弦滑。

中医诊断：面痛（气滞血瘀）。

西医诊断：原发性三叉神经痛。

治法：行气活血止痛。

处方：四白、地仓、下关、颧髎、颊车、承浆、合谷、风池、太冲、血海。

操作：患者取仰卧位，四白、地仓、下关、颧髎、合谷采用提插泻法，太冲、血海采用提插捻转泻法。风池穴向对侧眼眶进针 1.5 寸，少捻转，多提插，当有麻胀感向头枕部扩散即可。承浆穴向前下方刺入 0.5 寸，颊车穴向鼻尖方向刺入 1 寸左右，余穴常规刺入，均留针 30 分钟，每日 1 次，6 次后休息 1 天，每 7 天为 1 疗程。

复诊：针刺治疗 1 个疗程后，疼痛较前减轻；继续针刺 1 个疗程后，面痛基本消失；继续治疗 1 个疗程后，诸症痊愈，随访半年无复发。

【按语】面痛属于手三阳和足三阳经皮部的病变，其根据为《灵枢·经脉》"三焦手少阳之脉……是主气所生病者，汗出，目锐眦痛，颊痛""胆足少阳之脉……是主骨所生病者，头痛，颔痛，目锐眦痛"等言。因为三叉神经痛的病变部位比较表浅，故当辨为皮部病变。面部的很多穴位都分布在三叉神经走行处，如眶上孔（眶上裂）中的鱼腰穴就在眼支上，足阳明胃经和足少阳胆经的交会穴下关穴的深部即是三叉神经的下颌支等。故针刺这些穴位可以有效缓解剧烈疼痛的症状，并调节面部诸阳经经气以达到治疗面痛的目的。由于三叉神经痛的发病存在单支或其中两支发病的情况，故而临证时当分清部位施针。四白、地仓、下关、颧髎、颊车局部取穴，疏调局部经络，祛风散寒；合谷为手阳明经原穴，"面口合谷收"，与太冲相配可祛风通络、止痛定痉；风池祛风通络；血海理气活血通络止痛。

（五）按语

（1）针灸治疗面痛疗效较好。面痛缓解期可以用冷水擦面，以增强面部抗风寒能力。

（2）患者应保证充足睡眠，起居有常，不要睡卧当风，防止外邪侵袭，适当进行体育锻炼。

（3）饭后漱口、说话、刷牙、洗脸动作尽量轻柔，以免诱发扳机点引起疼痛。

（4）保持良好的精神状态，情绪开朗、心气调和，并忌恼怒、避免情绪波动。

（5）饮食调护：饮食宜清淡，多吃水果蔬菜，忌辛辣刺激、膏粱厚味之品，少食煎烤、油炸食物，禁烟酒。

（6）增强体质，提高机体免疫功能。

（刘文文）

九、咳嗽

咳嗽是指外感或内伤等因素，导致肺失宣肃，肺气上逆，冲击气道，发出咳声或伴咯痰为临床特征的一种病证。历代将有声无痰称为咳，有痰无声称为嗽，有痰有声谓之咳嗽。临床上多为痰声并见，很难截然分开，故以咳嗽并称。

本病相当于西医学的上呼吸道感染、支气管炎、支气管扩张、肺炎等以咳嗽为主症者。

（一）病因病机

病因：外感病因为气候突变或调摄失宜；内伤病因为饮食、情志及肺脏自病。

病机：肺气不清，失于宣肃，迫气上逆。

病位：肺，与五脏六腑关系密切。

病性：外感咳嗽属实，内伤咳嗽邪实与正虚并见。

（二）辨证论治

1. 外感咳嗽

证型			风寒袭肺	风热犯肺	风燥伤肺
治法	治则	总则	祛邪利肺		
		分证	疏风散寒，宣肺止咳	疏风清热，宣肺止咳	疏风清肺，润燥止咳
	取经		根据辨证定经		
			手太阴肺经，足太阳膀胱经	手太阴肺经，手阳明大肠经	手太阴肺经

2. 内伤咳嗽

证型			痰湿蕴肺	痰热郁肺	肝火犯肺	肺阴亏耗
治法	治则	总则	祛邪扶正，标本兼顾			
		分证	燥湿化痰，理气止咳	清热肃肺，化痰止咳	清肝泻火，化痰止咳	滋阴润肺，化痰止咳
	取经		根据辨证定经			
			手太阴肺经，足太阴脾经	手太阴肺经，足太阴脾经	手太阴肺经，足厥阴肝经	手太阴肺经，足少阴肾经

（三）治疗方案

1. 针刺治疗

取穴：肺俞、中府、列缺、太渊。

配穴：风寒袭肺证加风门、合谷；风热犯肺证加大椎、曲池、尺泽；风燥伤肺证加经渠、照海；痰湿蕴肺证加足三里、丰隆；痰火郁肺证加丰隆、鱼际；肝火犯肺证加期门、行间；肺阴亏耗证加膏肓、太渊；胸痛加膻中宽胸理气；胁痛加阳陵泉疏利少阳；咽喉干痒加照海滋阴利咽；痰中带血加孔最清肺止血；盗汗加阴郄滋阴敛汗；肢体浮肿、小便不利加阴陵泉、三阴交健脾利湿。

操作：针刺太渊经渠注意避开桡动脉；中府、风门、肺俞等穴不可直刺、深刺，以免伤及内脏；其他腧穴常规操作。外感咳嗽者以针刺为主（风寒加灸），泻法；痰湿阻肺者针灸并用，泻法；痰火郁肺、肝火犯肺用泻法，只针不灸；肺阴亏耗者只针不灸，平补平泻。

2. 拔罐疗法

外感咳嗽，可在背部足太阳膀胱经行走罐法；外感、内伤咳嗽均可在背部督脉身柱穴及足太阳膀胱经肺俞穴拔罐，留罐 10 ～ 15 分钟。

3. 耳穴疗法

取穴：肺、脾、肾、气管、神门、肾上腺、皮质下。

操作：消毒穴位后，以毫针对准穴位快速刺入，深度 1 分左右，约至软骨组织，以不刺透对侧皮肤为度，捻转数秒钟后，留针 20 ～ 30 分钟，每日或隔日治疗 1 次。或用王不留行籽进行耳穴贴压，手法由轻到重，按至有热

李丽霞 针灸临证医论医案选

胀感和疼痛（以患者能耐受为度），每日按压 4 次以上，每次 2 分钟左右。两耳交替进行，每 3 天换 1 次。

4. 穴位埋线疗法

取穴：肺俞、定喘、膈俞、胆俞。

操作：每 2 周埋线 1 次，3 次为 1 疗程。此法主要适用于病程长，或体虚明显的患者。

（四）医案医话

患者程×，男，30 岁。因"反复咳嗽两周"就诊，症状：咽痒咳嗽、咯痰稀薄色白，咳嗽频作，恶寒无汗，发热头痛，全身酸痛，小便清长，脉象浮紧，舌苔薄白，指纹红。

中医诊断：咳嗽（风寒袭肺）。

西医诊断：上呼吸道感染。

治法：疏散风寒，宣肺止咳。

处方：风门、肺俞、中府、太渊、列缺、丰隆、照海。

操作：肺俞向脊柱方向斜刺，中府平刺，列缺避开桡动脉，余穴常规针刺；针刺得气后连接电针机，选择密波、轻刺激，留针期间逐渐加大刺激量（以患者可耐受为度），留针 30 分钟。

复诊：治疗 2 次后患者全身酸痛消失，无恶寒发热，头痛消失，仍有少许咳嗽，咳声轻清，少许咳痰，痰少清稀，治疗有效；守前法，再次治疗 2 次后痊愈。

【按语】《素问·咳论篇》认为咳嗽是由于"皮毛先受邪气"所致，又说"五脏六腑皆令人咳，非独肺也"，强调外邪犯肺或脏腑功能失调，病及于肺，均能导致咳嗽。咳嗽的病变主脏在肺，按俞募配穴法取肺俞、中府调理肺脏气机、宣肺化痰；风门祛风宣肺；列缺为手太阴络穴，配肺俞可宣通肺气；太渊为肺经原穴，配肺俞可宣肺化痰；丰隆可化痰止咳；照海滋阴利咽。诸穴合用可收驱邪化痰、宣肺止咳之功。

（五）按语

（1）此病多由外感引起，因此要注意气候变化，防寒保暖，平素易于感冒者，配合防感冒保健操，面部迎香穴按摩，夜间足三里艾熏。

（2）慢性久咳肺气虚弱者，应适当参加体育锻炼，以增强体质，提高抗病能力。

（3）保持良好的精神状态，情绪开朗、心气调和，并忌恼怒。生活要有规律，防止过度疲劳，避免外伤。

（4）饮食调护：饮食宜清淡，多吃水果蔬菜，忌辛辣刺激、膏粱厚味之品，少食煎烤、油炸食物，禁烟酒。

（刘文文）

十、哮喘

哮喘是由于宿痰伏肺，遇诱因而引触，导致痰阻气道，气道挛急，肺失肃降，肺气上逆所致的一种以反复发作性喉中哮鸣、呼吸急促，甚则张口抬肩，喘息不得卧为特点的病症。"哮"是呼吸急促，喉中痰鸣有声；"喘"为呼吸困难，甚至张口抬肩。本病可发生于任何年龄和任何季节，尤其以寒冷季节和气候骤变时多发。

本病相当于西医学的支气管哮喘、喘息性支气管炎、肺炎、肺气肿、心源性哮喘以及其他急性肺部过敏性疾患所致的以哮喘为主要表现者。

（一）病因病机

病因：宿痰内伏于肺，每因外感、饮食、情志、劳倦等诱因而引触。
病机：痰阻气道，肺失肃降，肺气上逆，痰气搏击。
病位：肺，与脾肾关系密切。
病性：本虚标实。

李丽霞 针灸临证医论医案选

（二）辨证论治

		证型	寒哮	热哮	肺虚	脾虚	肾虚
治法	治则	总则	祛邪利肺		扶正固本		
		分证	温肺散寒，化痰平喘	清热宣肺，化痰定喘	补肺固卫	健脾化痰	补肾摄纳
	取经		根据病性及病位特点定经				
			手太阴肺经	手太阴肺经，足太阴脾经	手太阴肺经	手太阴肺经，足太阴脾经	手太阴肺经，足少阴肾经

（三）治疗方案

1. 针刺治疗

取穴：肺俞、定喘、中府、天突、膻中、孔最、丰隆。

配穴：寒哮加风门、太渊；热哮加大椎、曲池、太白；肺虚加膏肓、太渊；脾虚加足三里、脾俞；肾虚加关元、气海。

操作：风门、肺俞等穴不可直刺、深刺，以免伤及内脏；寒哮针灸并用，泻法；热哮只针不灸，泻法；缓解期针灸并用，补法。

2. 穴位注射疗法

取穴：肺俞、定喘。

操作：每次取2穴，常规消毒，用胎盘注射液4 mL，每穴注入2 mL。每周1次，3次为1个疗程。对病程长，体虚明显者，亦可选用膈俞、胆俞。

3. 耳穴疗法

取穴：肾上腺、气管、肺、皮质下、交感。

操作：消毒穴位后，以毫针对准穴位快速刺入，深度1分左右，约至软骨组织，以不刺透对侧皮肤为度，捻转数秒钟后，留针20～30分钟，每日或隔日治疗1次。或用王不留行籽进行耳穴贴压，手法由轻到重，按至有热胀感和疼痛（以患者能耐受为度），每日按压4次以上，每次2分钟左右。两耳交替进行，每3天换1次。

4. 穴位埋线疗法

取穴：定喘、肺俞、膈俞、肾俞。

操作：每次选2穴，交替使用，每2周埋线1次，3次为1个疗程。本法主要适用于病程较长，或体虚明显患者。

5. 穴位敷贴疗法

取穴：肺俞、膏肓、膻中、脾俞、肾俞。

操作：用白芥子、甘遂、细辛、肉桂、天南星等药制成药膏，在三伏天期间贴敷。适用于缓解期。

（四）医案医话

患者李×，男，58岁，农民。患有支气管哮喘40多年，平素天冷或遇寒则发，形寒怕冷，曾用氨茶碱类药物治疗，但仅能当时缓解，药停又喘。因天冷受寒，哮喘大发2天，今日暂缓解就诊，患者呼吸稍促，查体：患者口唇暗紫，听诊肺部有哮鸣音，胸部X线片示肺纹理增粗。

中医诊断：哮病（寒哮）。

西医诊断：支气管哮喘。

治法：温肺散寒，化痰平喘。

处方：天突、列缺、膻中、鱼际、肺俞、中府、丰隆、定喘、风门、太渊。

操作：天突先直刺0.2～0.3寸，然后将针尖转向下方，沿胸骨后壁刺入0.5～0.8寸，不留针，列缺注意避开桡动脉，风门、肺俞向脊柱方向斜刺，中府平刺，余穴常规针刺；针刺得气后连接电针机配合TDP照射患处，选择疏密波、轻刺激，留针期间逐渐加大刺激量（以患者可耐受为度），留针40分钟。

复诊：治疗7次后，患者气促情况好转，怕冷较前减轻，守前法，连续施治8次后，患者无气促，1年后随访，患者诉寒冷季节发作次数减少，急性发作期症状亦较前减缓。

【按语】哮病是一种发作性的痰鸣气喘疾患，以反复发作的喉中有哮鸣有声、呼吸气促困难，甚则喘息不能平卧。朱丹溪首创哮喘之名，并阐明病理因素"专主于痰"，提出"未发以扶正气为主，既发以攻邪气为急"的治疗原则。其主要原因是宿痰伏肺，遇诱因或感邪触发，以致痰阻气道，肺气宣降失司。治疗取肺之俞、募穴肺俞、中府调理肺脏机能、止哮平喘；天突降逆顺气、祛痰利肺；膻中为气之会穴，宽胸理气、舒展气机；定喘为止哮平喘之经验效穴；丰隆为豁痰要穴。风门疏风宣肺；鱼际宣降肺气；太渊补益肺气。诸穴合用可收降气化痰、止哮平喘之功。

（五）按语

（1）针灸治疗哮喘有较好的疗效，在急性发作期以控制症状为主；在缓解期以扶助正气，提高抗病能力、控制或延缓急性发作为主。尤其注意缓解期的治疗，以防复发。

（2）根据身体情况，做适当的体育锻炼，以逐步增强体质，改善免疫功能；平素注意保暖，防止感冒，避免因寒冷空气的刺激诱发。

（3）饮食调护：饮食宜清淡，多吃水果蔬菜，忌辛辣刺激、膏粱厚味之品，防止生火生痰，避免海膻发物，烟尘异味。

（4）平素可自服玉屏风散、肾气丸等药物，以调护正气，提高抗病能力。

（刘文文）

十一、胃痛

胃痛又称胃脘痛，是以上腹胃脘部发生疼痛为主症的病证。

本病相当于西医学中的急性胃炎、慢性胃炎、消化性溃疡、胃痉挛、胃下垂、胃黏膜脱垂症、胃神经官能症等疾病，是以上腹部胃脘疼痛为主要临床表现的疾病。

（一）病因病机

病因：寒邪客胃，饮食不节，情志失调，劳倦内伤。

病机：气机阻滞，不通则痛；胃失濡养，不荣则痛。

病位：胃，与肝、胆、脾关系密切。

病性：初期以实为主，后期则多见虚实夹杂。

（二）辨证论治

证型		寒邪客胃	饮食停滞	肝气犯胃	肝胃郁热	瘀血停滞	脾胃湿热	胃阴亏虚	脾胃虚寒
治法	总则	理气和胃止痛							
	分证	温胃散寒，理气止痛	消食导滞，和胃止痛	疏肝理气，和胃止痛	疏肝理气，泄热和中	活血化瘀，理气止痛	清热化湿，理气和中	养阴益胃，和中止痛	温中健脾，和胃止痛
	取经	根据辨证特点定经							
		足阳明胃经，任脉	足阳明胃经，足太阴脾经	足阳明胃经，足厥阴肝经	足阳明胃经，足厥阴肝经	足阳明胃经，足厥阴肝经	足阳明胃经，足太阴脾经	足阳明胃经，任脉	足阳明胃经，足太阴脾经

（三）治疗方案

1．针刺治疗

取穴：中脘、内关、足三里、公孙。

配穴：寒邪客胃证加外关、建里；饮食停滞证加上脘、梁门；肝气犯胃证加期门、太冲；肝胃郁热证加行间、内庭；瘀血停滞证加膈俞、胆俞；脾胃湿热证加阴陵泉；胃阴亏虚证加胃俞、三阴交；脾胃虚寒证加气海、关元。

操作：诸穴均常规针刺；采用虚补实泻法，寒邪客胃及脾胃虚寒证可加用温针灸。

2．耳穴疗法

取穴：胃、脾、交感、皮质下。

操作：消毒穴位后，以毫针对准穴位快速刺入，深度1分左右，约至软骨组织，以不刺透对侧皮肤为度，捻转数秒钟后，留针20～30分钟，每日或隔日治疗1次。或用王不留行籽进行耳穴贴压，手法由轻到重，按至有热胀感和疼痛（以患者能耐受为度），每日按压4次以上，每次2分钟左右。两耳交替进行，每3天换1次。

3．穴位埋线疗法

取穴：中脘、脾俞、胃俞、足三里等穴。

李丽霞 针灸临证医论医案选

行常规穴位埋线。每 2 周 1 次。

（四）医案医话

患者袁×，男，43 岁。因"胃脘部隐痛 2 年余"就诊，近两年来，患者胃脘部时有隐隐作痛，喜温喜按，纳差，大便烂，无恶心反酸、胃灼热感等。曾外院胃镜检查提示慢性萎缩性胃炎。查体：腹平软，无压痛、反跳痛，肝脾未触及肿大，墨菲征、麦氏征阴性。舌质淡，苔薄白，脉细。

中医诊断：胃痛（脾胃虚寒证）。

西医诊断：慢性萎缩性胃炎。

治法：温中散寒、健脾和胃、理气止痛。

处方：足三里、中脘、建里、气海、关元、内关、公孙。

操作：中脘、气海、关元、建里、足三里常规针刺得气后施行温针灸，内关、公孙常规针刺得气，留针 30 分针后出针。隔日治疗 1 次。

复诊：治疗 3 次后，患者胃脘部隐痛频率明显较少，10 次后未再出现疼痛，胃纳改善，大便正常。

【按语】中脘为胃的募穴，又是"腑会"，是治疗胃腑疾患的要穴。足三里为胃经的合穴，"合治内腑"，可健脾益胃止痛；内关、公孙为八脉交会穴，内关通阴维脉，公孙通冲脉，二者合用可治疗胃心胸疾病，宽胸理气，和胃止痛；气海、关元、建里可温阳益气，散寒止痛。本患者为脾胃虚寒之证，治疗应以温为主，《神灸经轮》述："取艾之辛香，能通十二经，走三阴，理气血，逐寒湿。"温针灸具有针刺与艾灸的双重效应，既可以发挥针刺健运脾胃、调和脏腑、通络止痛的作用，又可以发挥艾灸温中散寒、化瘀通络的功效。

（五）按语

（1）针灸对胃脘疼痛、上腹胀满不适、嗳气、恶心等症状效果显著，但仍须针对原发病系统治疗以防复发。

（2）胃痛患者应注意饮食调养，饮食规律，养成良好的生活习惯和规律。忌食辛辣刺激食物，保持乐观的心态。

（3）胃痛的临床表现有时可与肝胆疾患及胰腺炎相似，须注意鉴别。

（4）针灸治疗以寒凝、食积、肝郁取效迅速，虚痛和血淤取效慢，需坚持治疗可起到较好的远期疗效。

（5）溃疡出血、穿孔等重症，应及时采取措施或外科治疗。

（6）针灸治疗胃痛的机制包括保护胃黏膜、调整胃酸分泌，促进溃疡愈合、调节内分泌、调节免疫系统等。

（刘文文）

十二、呃逆

呃逆古称"哕"，又称"哕逆"，是指胃气上逆动膈，以气逆上冲，喉间呃呃连声，声短而频，令人不能自止为主要临床表现的病证。

本病相当于西医学中的单纯性膈肌痉挛。而胃肠神经官能症、胃炎、胃扩张、胃癌、肝硬化晚期、脑血管病、尿毒症，以及胃、食道手术后等其他疾病所引起的膈肌痉挛，亦可纳入。

（一）病因病机

病因：饮食不当，情志不遂，脾胃虚弱。
病机：胃气上逆动膈。
病位：膈，病变关键脏腑为胃，并与肺、肝、肾有关。
病性：初期以实为主，后期则多见虚实夹杂。

（二）辨证论治

		证型	胃中寒冷	胃火上逆	气机郁滞	脾胃阳虚	胃阴不足
治法	治则	总则	理气和胃、降逆止呃				
		分证	温中散寒，降逆止呃	清热和胃，降逆止呃	顺气解郁，降逆止呃	温补脾胃，和中降逆	益胃养阴，和胃止呃
	取经		根据辨证特点定经				
			足阳明胃经	足阳明胃经	足厥阴肝经，足阳明胃经	足阳明胃经，足太阴脾经	足阳明胃经

（三）治疗方案

1. 针刺治疗

取穴：膈俞、中脘、天突、膻中、内关、足三里、公孙。

配穴：胃中寒冷证加建里、胃俞；胃火上逆证加内庭；气机郁滞证加期门、太冲；脾胃阳虚证加气海、关元；胃阴不足证加三阴交。

操作：诸穴常规针刺；膈俞、期门等穴不可深刺，以免伤及内脏；胃中寒冷、脾胃阳虚者，腹部腧穴及足三里采用温针灸治疗；气机郁滞、胃火上逆者只针不灸，泻法；胃阴不足者只针不灸，平补平泻。

2. 指针疗法

取穴：翳风、攒竹。

操作：任取一穴，用拇指或中指重力按压，以患者能耐受为度，连续按揉 1～3 分钟，同时令患者深吸气后屏住呼吸，常能立即止呃。

3. 耳穴疗法

取穴：膈、胃、神门、相应病变脏腑（脾、肝）。

操作：消毒穴位后，以毫针对准穴位快速刺入，深度 1 分左右，约至软骨组织，以不刺透对侧皮肤为度，捻转数秒钟后，留针 20～30 分钟，每日或隔日治疗 1 次。或用王不留行籽进行耳穴贴压，手法由轻到重，按至有热胀感和疼痛（以患者能耐受为度），每日按压 4 次以上，每次 2 分钟左右。两耳交替进行，每 3 天换 1 次。

4. 穴位贴敷疗法

将麝香粉 0.5 g，放入神阙穴内，伤湿止痛膏固定，适用于实证呃逆，尤其以气机郁滞者取效更捷；吴茱萸 10 g，研细末，用醋调成膏状，敷于双侧涌泉穴，胶布或伤湿止痛膏固定，可引气火下行。

（四）医案医话

患者黄×，女，56 岁。因"呃逆半年"就诊。呃逆频作，发作时常持续 1～2 小时，伴胃脘部胀满、反酸、纳差、胃灼热感等。查体：腹平软，中上腹轻压痛，无反跳痛，肝脾未触及肿大，墨菲征、麦氏征阴性。舌质淡，苔厚腻，微黄，脉弦滑。

既往肝硬化病史 3 年。辅助检查：胃镜提示慢性浅表性胃炎。头颅 MRI 未见异常。

中医诊断：呃逆（脾胃虚弱、气机郁滞证）。

西医诊断：慢性浅表性胃炎。

治法：健脾和胃、疏肝理气、降逆止呃。

处方：中脘、天突、天枢、气海、建里、关元、内关、足三里、公孙、太冲、期门。

操作：患者卧位，以上穴位常规消毒，毫针进行针刺，足三里、建里、气海、公孙、关元、天枢、中脘等行补法，太冲、期门行泻法，针刺得气后，腹部穴位行温针灸治疗。治疗结束后，用复方甲氧那明注射液于足三里行穴位注射。隔日治疗1次。

复诊：治疗1次后，患者呃逆即止。治疗3次后，平素呃逆频率明显减少，持续时间减少。治疗2周后呃逆未再发作。

【按语】呃逆是膈肌和肋间肌等辅助呼吸肌的阵发性不自主挛缩。《内经》首先提出病位在胃，病变关键脏腑为胃，并与肺、肝、肾有关。中医认为，呃逆的病机主要为胃气上逆动膈，轻者可不治自愈，重者则呃逆频繁，不能自止，严重影响日常生活及病后康复。临床所见以偶发者居多，为时短暂，多在不知不觉中自愈；有的则屡屡发生，持续时间较长。发病因素与饮食不当、情志不遂、脾胃虚弱、受凉等有关。现代医学认为，本病是迷走神经和膈神经受到刺激后，膈肌产生的间歇性收缩运动，呃逆中枢位于脊髓颈段，呃逆可单独出现，也常在其他疾病中以兼证形式出现。针灸在调畅气机、调理脾胃功能方面具有优势，治疗本病见效快、疗效可靠，无不良反应。天突为任脉和阴维脉之会，和中降逆；内关通阴维脉，公孙通冲脉，二者合用可宽胸利膈，和胃降逆；足三里为胃经的下合穴，取之可和逆降胃；足厥阴太冲及募穴期门疏肝理气；中脘胃募穴配建里温中散寒；天枢、气海、关元温中补气。诸穴合用，可健脾益胃，疏肝理气，和胃止呃。

（五）按语

（1）针灸治疗呃逆疗效显著。呃逆病因有多种，中枢性常见于颅内病变，如脑血管意外、颅内肿瘤、中枢神经系统感染等；周围性主要因迷走神经与膈神经受刺激所致，如胃肠道、膈肌、胸、腹膜受累病变等。因此在对症治疗的同时，一定要尽快明确病因、去除病因。

（2）顽固性呃逆多见于急慢性疾病严重阶段，多为疾病转向危重的一种表现。因此本病的发生常预示着病情深重，需抓住时机及时、准确施治，以期疾病早期向愈。

（3）平素宜保持精神舒畅，避免暴怒、过喜等不良情绪刺激。

（4）注意寒温适宜，避免外邪侵袭。

（5）饮食宜清淡，忌食生冷、辛辣、肥甘厚腻，避免饥饱无常。

（6）年老体弱和慢性久病患者出现呃逆，往往是胃气衰败、病情加重之象，针灸疗效欠佳。

（刘文文）

十三、腹痛

腹痛是指胃脘以下耻骨毛际以上部位发生的疼痛。多种原因导致脏腑气机不利，经脉气血阻滞，脏腑经络失养，皆可引起腹痛。《内经》提出寒邪、热邪客于肠胃可引起腹痛，如《素问·举痛论》曰："寒气客于肠胃之间，膜原之下，血不得散，小络引急，故痛……热气留于小肠，肠中痛，瘅热焦渴，则坚干不得出，故痛而闭不通矣。"《内经》还提出腹痛的发生与脾胃大小肠等脏腑有关。

腹痛多见于内、妇、外科等疾病，而以消化系统和妇科病腹痛更为常见。

（一）病因病机

病因：外感时邪，饮食不节，情志失调，跌仆损伤，阳气素虚。

病机：气机郁滞，脉络痹阻，经脉失养。

病位：临床少腹及胁腹疼痛，常与肝胆有关；而小腹及脐周多与脾胃、小肠、肾、膀胱有关。

病性：虚实夹杂。

（二）辨证论治

证型		寒邪内阻证	湿热壅滞证	饮食积滞证	肝郁气滞证	瘀血内停证	中脏虚寒证
治法	治则	散寒温里，理气止痛	泻热通腑，行气导滞	消食导滞，理气止痛	疏肝解郁，理气止痛	活血化瘀，理气止痛	温中补虚，缓急止痛
	取经	足阳明胃经，任脉，足太阴脾经					
		—	—	—	足厥阴肝经	足太阴脾经，足太阳膀胱经	足厥阴肝经，足太阳膀胱经

（三）治疗方案

1. 电针治疗

主穴：中脘、天枢、阴陵泉、足三里。

配穴：寒邪内阻证加神阙、关元、梁丘；湿热壅滞证加上巨虚、内庭、阴陵泉；饮食积滞证加承满、大横、内庭；肝郁气滞证加膻中、期门、太冲；瘀血内停证加膈俞、血海、冲阳；中脏虚寒证加脾俞、胃俞、章门。

操作：患者取卧位，根据虚补实泻方法，针刺得气后，电针采用疏密波，强度以患者耐受为度，通电30分钟后出针。每天1次。

2. 穴位注射

取穴：天枢、足三里。

操作：用阿托品0.5 mg，每次取2穴，每穴注入0.5 mL，交替取穴，每天1次。

3. 耳穴疗法

取穴：取胃、大肠、交感、神门、脾。

操作：消毒穴位后，以毫针对准穴位快速刺入，深度1分左右，约至软骨组织，以不刺透对侧皮肤为度，捻转数秒钟后，留针20～30分钟，每日或隔日治疗1次。或用王不留行籽进行耳穴贴压，手法由轻到重，按至有热胀感和疼痛（以患者能耐受为度），每日按压4次以上，每次2分钟左右。两耳交替进行，每3天换1次。

李丽霞

针灸临证医论医案选

（四）医案医话

患者缪××，女，50岁，因"腹痛2天"就诊，左下腹疼痛为主，喜温喜按，按之则舒，无发热，时而便溏，声低气短，腹胀、胃纳差，大便溏泻。查体：腹部平软，按之无压痛反跳痛，墨菲征阴性，麦氏点无压痛，未扪及包块。舌质淡，苔薄白，脉沉细。

中医诊断：腹痛（中脏虚寒证）。

西医诊断：急性肠炎。

治法：温中补虚，缓急止痛。

处方：中脘、天枢、阴陵泉、足三里、脾俞、胃俞、章门。

操作：采用针刺补法，得气后，中脘、天枢、足三里采用温针灸治疗，留针30分钟，出针后，脾俞、胃俞采用细火针频频浅刺5～7次，深度0.1～0.3寸。每日1次，5天为1个疗程。

复诊：经治疗患者疼痛明显减轻，1个疗程后复诊，自诉腹痛便溏发作频率较前明显减少，且声低气短、腹胀、胃纳差症状皆较前明显好转。

【按语】本病属祖国医学"腹痛"范畴，经常发于胃脘部以下，脐周四旁的部位。临床上极为常见，也可出现在多种疾病当中。本病病因复杂，临床贵在辨证。腹痛分为有形之痛和无形之痛两种。有形之痛多由癥瘕、虫积、瘀血、食积引起。无形之痛多为气郁、寒、热、血虚引起。现代医学认为腹痛多见于妇科、外科、内科等疾病，而以妇科和消化系统腹痛最为常见。患者素体阳虚，脏腑虚而有寒，发作有时，寒气搏于阴经，令阳气不足，阴气有余，寒入大肠则腹痛便溏。温针灸疗法、火针疗法的治病机制在于温热，即借火之力刺激穴位。中脘为八会穴之腑会、胃之募穴；天枢是大肠经的募穴，足三里是胃经的合穴，阴陵泉为脾经合穴，三穴配合使用具有健脾和胃止痛之功效；脾俞、胃俞温补脾胃；章门为八会穴之"脏会"，可治疗五脏之疾病，取之可健脾和胃止痛。诸穴配伍，能达到温中补虚，缓急止痛之功。

（五）按语

（1）针灸治疗腹痛效果较好，不仅具有明显的止痛效果，而且能治疗原发病，如急慢性肠炎、溃疡病等。

（2）如属急腹症，在针灸治疗时须严密观察，如有变化，应转专科治疗。

（3）饮食调护：饮食规律且宜清淡，多吃水果蔬菜，忌辛辣刺激、膏粱厚味之品，少食煎烤、油炸食物，禁烟酒。

（官娜）

十四、便秘

便秘是指大便秘结不通、坚硬干燥，难以排便，主要是指排便的频率减少，一周内排便次数少于 2～3 次，或者 2～3 天大便 1 次，粪便硬结而量少。医学上的便秘是一种常见的临床复杂症状，而并不是一种疾病，主要是指排便次数和排便量的减少、粪便干结及排便费力等。临床结合粪便的性状、本人平时排便习惯、排便有无艰涩困难，才能做出有无便秘的判断。如超过 6 个月就是慢性便秘。

西医学中的功能性便秘，即属本病范畴，肠易激综合征，肠炎恢复期、直肠及肛门疾病所致之便秘，药物性便秘，内分泌及代谢性疾病所致的便秘，以及肌力减退所致的便秘等，均可参考本病治疗。

（一）病因病机

病因：常见饮食不节、情志损伤，外邪侵袭，劳倦体虚、久病津液耗伤。

病机：大肠通降失常，传导不利。

病位：病位在肠，且与肺、脾、胃、肝、肾关系密切。

病性：实证为主，久病虚实夹杂。

（二）辨证论治

<table>
<tr><td colspan="3">证型</td><td>热秘</td><td>气秘</td><td>气虚秘</td><td>血虚秘</td><td>阳虚秘</td></tr>
<tr><td rowspan="4">治法</td><td rowspan="2">治则</td><td>总则</td><td colspan="5">调理肠胃、行滞通便</td></tr>
<tr><td>分证</td><td>清利湿热</td><td>疏肝行气</td><td>健脾益气</td><td>滋阴养血</td><td>温元补阳</td></tr>
<tr><td rowspan="2">取经</td><td colspan="5">足阳明经、手少阳经穴为主</td></tr>
<tr><td>手阳明大肠经</td><td>任脉，足厥阴肝经</td><td>任脉，足太阳膀胱经</td><td>足太阴脾经</td><td>任脉</td></tr>
</table>

李丽霞 针灸临证医论医案选

（三）治疗方案

1. 电针法疗

取穴：天枢、大横、归来、支沟、上巨虚。

配穴：热秘加合谷、内廷；气秘加中脘、太冲；气虚秘加脾俞、气海；血虚秘加足三里、三阴交；阳虚秘加神阙、关元。

操作：患者取卧位，辨证取穴，针刺穴位得气后，电针采用疏密波，强度以患者耐受为度，通电30分钟后出针。每天1次。7～10天为1个疗程。

2. 耳尖放血疗法

取穴：耳尖。

操作：患者坐位，耳尖用碘酒常规消毒后，用皮试针头对准耳尖快速点刺2～3次出血，每天1次，3次为1个疗程，左右交替执行。适用于实秘，或热象明显时。

3. 耳穴疗法

取穴：直肠、肺、皮质下、交感、大肠。

操作：消毒穴位后，以毫针对准穴位快速刺入，深度1分左右，约至软骨组织，以不刺透对侧皮肤为度，捻转数秒钟后，留针20～30分钟，每日或隔日治疗1次。或用王不留行籽进行耳穴贴压，手法由轻到重，按至有热胀感和疼痛（以患者能耐受为度），每日按压4次以上，每次2分钟左右。两耳交替进行，每3天换1次。

4. 隔姜灸疗法

取穴：神阙。

操作：阳虚秘可用隔姜灸，将生姜切成直径大小2～3 cm的生姜片，中间以毫针刺以数孔，上面放置如半截橄榄大的圆锥形艾炷，高4～5 cm，放在神阙穴，然后点燃施灸，若患者觉灼热不可忍受时，可换艾炷再灸之，每穴3壮。每日1次。

（四）医案医话

患者李××，女，27岁，因"大便秘结伴腹部胀满4天"就诊。症见：有便意而便不出，烦躁，叹息嗳气，下腹部胀痛，胸胁痞满，口苦，舌苔薄腻，脉弦。查体：腹平软，无明显压痛及反跳痛，肠鸣音稍减弱。

中医诊断：便秘（气秘）。

西医诊断：便秘。

治法：疏肝行气，行滞通便。

处方：大肠俞、天枢、归来、支沟、上巨虚、太冲、中脘。

操作：上穴针刺得气后接电针仪，采用疏密波，通电 30 分钟。

复诊：治疗 2 次后，患者可解出大便，腹胀明显减轻，继续治疗 5 次后，患者大便正常，腹胀缓解，胸胁痞满、口苦等症状消失。嘱患者平素多饮水。

【按语】气秘证是慢性便秘的常见证型，病机为气化不利或气滞不通。《奇效良方》云："气秘者，因气滞后重迫疼，烦闷胀满，大便燥结而不通。"《医经精义》云："肝与大肠通，肝病宜疏通大肠；大肠病宜平肝经为主。"可见肝疏泄功能失调，气机不畅，进而可导致便秘的产生。李丽霞教授认为"六腑以通为用"，由于腑气壅塞，饮食停滞胃肠，运化失常，传导无力，升降失常，一方面水谷精微不能散布，一方面糟粕不能下行，从而导致大便秘结不通。本病不仅需要疏肝行气，还要运用行滞通便的治疗思维。大肠俞、天枢为俞募配穴，二者合用可通调大肠气机；上巨虚为大肠下合穴，"合治内腑"，取之可调理肠腑，行滞通便；中脘为八会穴之"腑会"，可治疗六腑之疾病，配合腹部穴位归来，可通调腑气；支沟理气通便；太冲疏肝理气。便秘患者常因情志失调、焦虑抑郁及长期用力解便等原因而诱发或加重，长期便秘可使心脏的负荷加重，临床可诱发心血管病变。或者由于长期高血压、脑动脉硬化、肥胖等因素影响，便秘患者排便时屏气用力，可使血压突然升高，心跳加快，诱发脑血管破裂或者栓塞。故应重视便秘问题，及时诊治。

（五）按语

（1）针灸治疗单纯性便秘效果较好。应注意经多次针灸治疗无效者，需查明原因。

（2）患者应保证充足睡眠，保持良好的精神状态，情绪开朗、心气调和，并忌恼怒。生活要有规律，防止过度疲劳，避免外伤。

（3）饮食调护：饮食宜清淡，多吃水果蔬菜，忌辛辣刺激、膏粱厚味之品，少食煎烤、油炸食物，禁烟酒。

（4）可自行按摩腹部或者进行快走等运动，增强体质，提高机体免疫功能。养成定时排便的好习惯。

（官娜）

十五、泄泻

泄泻是以排便次数增多，粪质稀溏或完谷不化，甚至泻出如水样为主证的病证。大便溏薄而势缓者为泄，大便清稀如水而直下者为泻。本病一年四季均可发生，以夏秋两季为多见。

现代医学中的慢性肠炎、慢性结肠炎、肠功能紊乱、结肠过敏及肠结核等由于消化器官发生功能或器质性病变导致的腹泻均可参照本病治疗。

（一）病因病机

病因：感受外邪，饮食所伤，情志失调，病后体虚，禀赋不足，命门火衰。

病机：脾虚湿盛。

病位：脾、胃、大小肠，与肝、肾密切相关。

病性：本虚标实。

（二）辨证论治

证型		暴泻			久泻		
		寒湿泻	湿热伤中证	食滞肠胃证	脾胃虚弱证	肾阳虚衰证	肝气乘脾证
治法	治则	温化寒湿	清化湿热	消导	益气升提	温肾健脾	抑肝扶脾
	取经	足阳明胃经，足太阴脾经，足太阳膀胱经					
		任脉	—	—	—	足太阳膀胱经，督脉	足厥阴肝经

（三）治疗方案

1．电针疗法

取穴：

暴泻：天枢、上巨虚、下巨虚。

久泻：大肠俞、天枢、上巨虚、三阴交。

针法：电针。

操作：患者取卧位，针刺得气后加用电针治疗，采用疏密波，强度以患者耐受为度，通电 30 分钟后出针。每天 1 次。10 天为 1 个疗程。偏寒者可用艾条或隔姜灸神阙穴；偏热者针刺用泻法；久泄针刺用补法，可多灸。

辨证加减：寒湿泻加神阙、阴陵泉；湿热伤中证加公孙、内庭；食滞肠胃证加承满、大横；脾胃虚弱证加足三里、太白；肾阳虚衰证加肾俞、命门；肝气乘脾证加章门、太冲。

2. 穴位注射

取穴：天枢、上巨虚、足三里、脾俞。

操作：用黄连素注射液，或维生素 B_1 注射液，或维生素 B_{12} 注射液，每次选取 2 穴，每穴每次注射 0.5 ～ 1 mL，每日 1 次。

3. 耳穴疗法

取穴：大肠、胃、脾、肝、肾。

操作：消毒穴位后，以毫针对准穴位快速刺入，深度 1 分左右，约至软骨组织，以不刺透对侧皮肤为度，捻转数秒钟后，留针 20 ～ 30 分钟，每日或隔日治疗 1 次。或用王不留行籽进行耳穴贴压，手法由轻到重，按至有热胀感和疼痛（以患者能耐受为度），每日按压 4 次以上，每次 2 分钟左右。两耳交替进行，每 3 天换 1 次。

4. 隔姜灸

虚寒泄泻可采用隔姜灸治疗，将生姜切成直径大小为 2 ～ 3 cm 的生姜片，中间刺以数孔，上面放置如半截橄榄大的圆锥形艾炷，高为 4 ～ 5 cm，放在神阙穴，然后点燃施灸，患者觉灼热不可忍受时，可换艾炷再灸之，每穴三壮。每日 1 次。

（四）医案医话

患者陈××，男，31 岁，因"腹痛腹泻间歇性发作 2 年，加重 2 天"就诊。症见：便溏，进食生冷及油腻后加重，不欲饮食，食后腹胀，苦干唇燥，身形消瘦，面色萎黄，神疲少气，倦怠纳呆。舌质淡，苔薄白，脉细弱。患者近两年无明显诱因出现腹痛、腹泻、间歇性发作，于多家医院门诊就诊治疗后，病情仍时好时坏。2 天前因饮食生冷，腹泻加重，每日腹泻 3 ～ 4 次，无黏液脓血，无排便黏腻不爽，便常规检查正常；纤维结肠镜检查提示横结肠下轻度黏膜充血、无糜烂、无溃疡。诊为肠易激综合征。

中医诊断：泄泻（脾胃虚弱证）。

西医诊断：肠易激综合征。

治法：补益脾胃，益气升提。

处方：大肠俞、天枢、上巨虚、三阴交、足三里、太白。

操作：上穴针刺得气后接电针仪，采用疏密波，通电 30 分钟。足三里采用温针灸。出针后，在太白穴采用火针点刺，深度为 0.2～0.3 cm。

复诊：治疗 3 次后，患者腹泻症状明显好转，腹痛腹胀等不适减轻；治疗 10 次后，患者腹泻症状缓解，无明显腹痛腹胀等不适。

【按语】本病属祖国医学"泄泻"范畴。《景岳全书·泄泻》曰："泄泻之本，无不由于脾胃。"《素问·脏气法时论篇》曰："脾病者……虚则腹满，肠鸣飧泄，食不化。"李丽霞教授认为本病久泄伤阳，肝脾肾虚弱，运化失常，阳虚而不能温化脾土，水湿不化，精微流注大肠而发生泄泻，呈水样便或者便溏。临床中本病的表现为复杂的综合征，须大胆创新，勇于探索，总结一套有效的治疗方法。

（五）按语

（1）针灸治疗急慢性泄泻效果较好，但对严重失水或由恶性病变所引起的腹泻，则应采用综合性治疗，积极补充水和电解质。

（2）治疗同时，应注意饮食清淡，避免生冷，禁食荤腥油腻食物。

（官娜）

十六、胁痛

胁痛是指以一侧或两侧胁肋部疼痛为主要表现的病证。胁，指侧胸部，为腋下至第十二肋骨部的总称。《内经》明确指出胁痛的发生责于肝胆病变，《灵枢·五邪》曰"邪在肝，则两胁中痛"，《素问·脏气法时论篇》曰"肝病者，两胁下痛引少腹"。

西医的急慢性肝炎，急慢性胆囊炎，胆道结石，胆道蛔虫，肋间神经痛，胸膜炎等病，表现以胁痛为主要症状者，皆属于胁痛范畴。

（一）病因病机

病因：情志不遂，跌扑损伤，饮食所伤，外感湿热，劳欲久病。

病机：肝络失和。

病位：肝胆，与脾胃及肾有关。

病性：有虚有实，而以实证多见。实证以气滞，血瘀，湿热为主，三者又以气滞为先。虚证多属阴血亏损，肝失所养。

（二）辨证论治

证型		肝郁气滞证	肝胆湿热证	瘀血阻络证	肝络失养证
治法	治则	疏肝理气、和络止痛	清热利湿、和络止痛	祛瘀通络、和络止痛	养阴柔肝、和络止痛
	取经	足厥阴肝经，足少阳胆经，手少阳三焦经			
		—	—	足太阳膀胱经	足太阳膀胱经

（三）治疗方案

1. 电针治疗

主穴：期门、日月、阳陵泉、支沟。

配穴：肝郁气滞证加丘墟、太冲；肝胆湿热证加行间、侠溪；瘀血阻络证加膈俞、胆俞；肝络失养证加肝俞、胆俞、蠡沟。

操作：患者卧位，诸穴针刺得气后，电针采用疏密波，以患者耐受为度，30 分钟后出针。每天 1 次，5 天为 1 个疗程。

2. 火针疗法

取穴：相应节段夹脊穴。

操作：患者取坐或俯卧位，在所选取的穴位上涂一层跌打万花油，用细火针烧红针尖和针身后，在穴位上快速频频浅刺 3 ～ 5 次，点刺而不留针，针刺深浅根据穴位局部肌肉的厚度来决定，最后涂上一层万花油防止烫伤。每天 1 次，穴位可以反复点刺。

3. 穴位注射

取穴：相应节段夹脊穴。

操作：抽取甲钴胺注射，或维生素 B_{12} 注射，或维生素 D_2 果糖酸钙注射液，每穴注入 1 mL，每次取 2 穴，交替用穴，每天 1 次。

4. 叩刺拔罐法

以梅花针叩刺发病部位相应的肋间神经分布区域及背俞穴，并叩刺阿是穴，以微微出血为度，在皮肤出血处拔火罐，局部结痂后不再叩刺局部。

5. 耳穴疗法

取穴：肝、胆、神门、交感等穴。

李丽霞 针灸临证医论医案选

操作：每次选一侧耳穴，常规消毒，对准穴位快速刺入，深度 1 分左右，约至软骨组织，以不刺透对侧皮肤为度。捻转数秒钟后，留针 20～30 分钟，每日或隔日治疗 1 次。或用王不留行籽进行耳穴贴压，手法由轻到重，按至有热胀感和疼痛（以患者能耐受为度），每日按压 4 次以上，每次 2 分钟左右。两侧耳穴交替使用。

（四）医案医话

患者尹××，男，61 岁，因"右侧胁肋疼痛 2 天"就诊，症见右侧背部及肩胛下牵拉样痛，烦躁，口苦咽干，善叹息，嗳气后症状稍缓解，纳眠一般，二便正常。查体：右侧胁肋部皮肤颜色正常，未见明显皮疹，右侧肩胛下有明显压痛点，墨菲征阴性。舌红，苔薄白，脉弦。

中医诊断：胁痛（肝郁气滞证）。

西医诊断：肋间神经痛。

治法：疏肝理气、和络止痛。

处方：期门、日月、支沟、阳陵泉、太冲、阿是穴、病变节段夹脊穴。

操作：上穴针刺得气后接电针仪，采用疏密波，通电 30 分钟，出针后，用火针对夹脊穴及背部压痛点点刺，肩胛处压痛点、背俞穴压痛点，以闪火法拔火罐，留罐 3 分钟，每天 1 次。5 天为 1 个疗程。

复诊：治疗 1 个疗程后（2 次火针，5 次火罐），患者右侧胁肋部疼痛缓解。

【按语】该病属祖国医学"胁痛"范畴。《素问》认为"肝病者，两胁下痛引少腹"，肝主藏血，主疏泄，体阴而用阳。情志不畅，肝疏泄失常，气机阻滞，不通则痛，而发为胁肋部疼痛。胁痛病因繁多，此病的病理因素不外气滞、湿热、痰饮、阴虚，但痛症不能盲目以止痛为主，临床还需根据疾病特征、病理特点、病机转变等针对性治疗。期门、日月是肝胆之气募集之处，取之能疏利肝胆气血；支沟、阳陵泉为治疗胁痛的成方，取之能和解少阳，疏肝理气；太冲疏肝理气；阿是穴火针疏通局部气血；病变节段夹脊穴为肋间神经发出之处，可疏通局部经络气血，对于肋间神经痛疗效显著。

（五）按语

（1）针灸对闪挫引起的胁痛、原发性肋间神经痛能迅速缓解疼痛。

（2）临床胸膜病变、肝胆疾患等引起的胁痛，应在积极治疗原发病的前提下，针灸止痛。

（3）保持情绪稳定，避免过悲、过怒、过劳及过度紧张。

（官娜）

十七、痿证

痿证是指肢体筋脉弛缓，软弱无力，或不能随意运动，伴有麻木、肌肉萎缩，甚至运动功能丧失而成瘫痪之类的病症。以下肢痿弱较为常见，亦称"痿躄"。

本病常见于西医的脊髓炎、重症肌无力、肌营养不良症、多发性神经炎以及多发性硬化症、周期性麻痹等多种疾病。

（一）病因病机

病因：感受温毒，湿热浸淫，饮食毒物所伤，久病房劳，跌仆瘀阻。
病机：精血不足，筋脉失养。
病位：筋脉肌肉，与五脏虚损关系密切。
病性：以虚为本，或本虚标实。

（二）辨证论治

证型		肺热津伤证	湿热浸淫证	脾胃亏虚证	肝肾亏损证	脉络瘀阻证
治法	分证	清热润燥、益气生津	清热利湿、强筋通脉	补益脾胃、荣润筋脉	益肾固本、填精补髓	益气养营，活血行瘀
	取经	手太阴肺经、足太阳膀胱经	手阳明大肠经，足阳明胃经，足少阳胆经			
			—	足太阳膀胱经	足太阳膀胱经	足太阴脾经，足太阳膀胱经

（三）治疗方案

1. 电针治疗
主穴：
上肢：肩髃、曲池、手三里、合谷。

李丽霞 针灸临证医论医案选

下肢：髀关、伏兔、阳陵泉、足三里。

配穴：肺热津伤证：加肺俞、尺泽、鱼际；湿热浸淫证：加气冲上巨虚；脾胃亏虚证：加脾俞、胃俞；肝肾亏损证：加肝俞、肾俞；脉络瘀阻证：加膈俞、血海。

操作：患者取卧位，诸穴针刺得气后，电针采用疏密波，强度以患者耐受为度，30 分钟后出针。每天 1 次，5 ～ 7 天为 1 个疗程。

2. 火针治疗

取穴：上、下肢阳明经腧穴。

操作方法：患者取卧位，在已选穴上用涂一层跌打万花油，右手持中粗火针在酒精灯上加热针体，将针尖烧至红白后，沿着上下肢阳明经快速散刺，刺后涂上一层跌打万花油防止烫伤。

3. 穴位注射

取穴：曲池、手三里、足三里、阳陵泉等穴。

操作：用安尔碘消毒穴位，抽取甲钴胺注射液，每次选 2 穴，每穴注入 1 mL，交替使用。

4. 耳穴疗法

取穴：受累相应部位、肺、胃、肝、肾。

操作：消毒穴位后，以毫针对准穴位快速刺入，深度 1 分左右，约至软骨组织，以不刺透对侧皮肤为度，捻转数秒钟后，留针 20 ～ 30 分钟，每日或隔日治疗 1 次。或用王不留行籽进行耳穴贴压，手法由轻到重，按至有热胀感和疼痛（以患者能耐受为度），每日按压 4 次以上，每次 2 分钟左右。两耳交替进行，3 天换 1 次。

5. 头针疗法

取穴：选取顶中线、顶颞前斜线、顶旁 1 线。

操作：用 1 ～ 1.5 寸毫针刺入头皮下，快速持续捻转 2 ～ 3 分钟，每次留针 5 ～ 10 分钟，反复操作 2 ～ 3 次。每日或隔日 1 次，10 次为 1 疗程。

（四）医案医话

患者秦××，女，27 岁，因"双下肢肌肉萎缩无力 1 年余"就诊。患者由家属搀扶就诊，缘患者 1 年余前因脊髓横贯性损伤后遗双下肢乏力，且逐渐痿软无力，伴腰膝酸软，步履艰难，腿胫大肉渐萎，疲倦，纳眠一般，二便失禁。查体：言语清晰，对答切题，颅神经检查未见异常，双上肢肌力、肌张力正常，双下肢肌力 3 + 级，肌张力减弱，双下肢深浅感觉消失，双下肢腱反射减弱，病理征阴性，脑膜刺激征阴性。舌质红，苔少，脉弱。

中医诊断：痿证（肝肾亏损证）。

西医诊断：横贯性脊髓损伤术后。

治法：益肾固本、填精补髓。

处方：髀关、伏兔、阳陵泉、足三里、三阴交、天枢、气海、关元、归来、腰夹脊。

操作：下肢穴位针刺得气后，采用电针治疗，采用疏密波，通电30分钟，天枢、气海、关元、归来采用温针灸，出针后，腰夹脊、足阳明经常规消毒、涂万花油后，持细火针快速点刺腰夹脊，闪刺足阳明经。每天1次。10天为1个疗程。

复诊：1个疗程后患者自诉下肢痿软无力较前有所减轻，无腰膝酸软，双下肢有少许痛觉，继续坚持门诊长期治疗。

【按语】痿证的病因很广泛，外感、内伤均可导致痿病，正如《证治准绳·痿》所说："五劳、五志、六淫，尽得成五脏之热以为痿也。"痿证的病位虽在肌肉筋脉，但关乎五脏，尤以肝肾肺胃最为密切，因肝藏血主筋，肾藏精生髓，津生于胃，肺通调布散津液，故《临证指南医案·痿》强调本病为"肝肾肺胃四经之病"。李丽霞治疗痿证多遵循"治痿独取阳明"的原则，痿证的治疗应重视调理脾胃，因脾胃为后天之本，肺之津液来源于脾胃，肝肾的精血来源于脾胃的生化，只有脾胃健运，津液精血之源生化，才能充养肢体筋脉，有助于痿病的康复。所谓调理不尽属于补益，脾胃虚弱者固当健脾益胃，而脾胃为湿热所困者，又当清胃火去湿热，皆属治阳明调理之法。所谓"独取"，乃重视之意，不应理解为"唯独"之法。同时，在治疗时还应注重元气的固护，多配合引气归元法，取天枢、气海、关元、归来引气归元。

（五）按语

（1）针灸治疗多种原因引起的痿证具有一定疗效。

（2）痿证可见于多种疾病，诊治时宜明确病因，必要时相关检查。

（3）治疗时，应鼓励患者进行肢体功能锻炼，有助于治疗和防止肌肉萎缩，并要积极进行病因治疗。

（官娜）

十八、痹证

痹证是指由风、寒、湿、热等外邪闭阻经络，影响气血畅行，导致肢体关节、筋骨、肌肉等处发生疼痛、酸楚、重着、麻木，抑或关节屈伸不利、僵硬、肿大、变形等症状的一种疾病。轻者病在四肢关节肌肉，重者可内舍于脏。痹证是临床上常见病之一，也是用针灸治疗最广泛的一种疾病。《中藏经》解释："痹者，闭也。"郑玄的《易·通志》云："痹者，气不达为病。"

本病可见于现代医学的风湿热、风湿性关节炎、类风湿性关节炎、骨性关节炎、强直性脊柱炎、痛风、硬皮病等。

（一）病因病机

病因：外感风、寒、湿、热等病邪及人体正气不足。

病机：由风、寒、湿等邪气侵袭人体，闭阻关节肌肉经络，使气血运行不畅，不通则痛。

病位：分为五体痹和五脏痹。在五体痹中，以肌肤麻木或疼痛者，为皮痹；以肌肉酸痛为主者，为肌痹；以筋痛拘急，屈伸不利的，为筋痹；以血脉凝而疼痛的，为脉痹；而以骨节酸痛，重而不举的，称为骨痹。若痹证迁延日久，正气虚惫，邪气也可内传于脏腑，并出现以五脏病证为特点的临床表现，称为五脏痹。

病性：初起以实证为主，久病多为虚证，或虚实夹杂。

（二）辨证论治

证型		行痹	痛痹	着痹	热痹
治法	治则	活血祛风、通络止痛	温经散寒、通络止痛	除湿化浊、通络止痛	清热消肿、通络止痛
	取经	足太阳膀胱经，足太阴脾经	足太阳膀胱经，督脉	足阳明胃经，足太阴脾经，足厥阴肝经，足太阳膀胱经	手阳明大肠经，督脉，手太阴肺经，足太阳膀胱经

（三）治疗方案

1. 电针治疗

主穴：阿是穴、中脘、天枢、关元。

肩部：肩髃、肩髎、臑俞、外关、合谷。

肘部：曲池、天井、尺泽、外关、合谷。

腕部：外关、阳溪、阳池、腕骨。

脊背：身柱、腰阳关、夹脊、委中。

髀部：环跳、秩边、居髎、次髎。

股部：殷门、承扶、风市、伏兔。

膝部：梁丘、膝眼、膝阳关、阳陵泉。

踝部：申脉、照海、昆仑、丘墟。

配穴：行痹加风池、风门、肝俞；痛痹加膈俞、肾俞、命门着痹加脾俞、章门、阴陵泉、足三里；热痹加大椎、曲池、尺泽、委中。

操作：患者取卧位，主穴只选取患侧，配穴选双侧，针刺得气后，采用疏密波，强度以患者耐受为度，通电 30 分钟后出针。每天 1 次，5 天为 1 个疗程。

2. 火针疗法

取穴：阿是穴。

操作：先在穴位局部涂上一层薄薄的跌打万花油，以防烫伤，取中粗火针，将火针针尖和针身烧红或烧到白亮后，反复点刺不留针，针刺深浅根据穴位局部肌肉的厚度来决定，点刺后涂上一层万花油防止烫伤。每天 1 次，穴位可以反复点刺。

3. 穴位注射法

取穴：阿是穴。

操作：选用灯盏细辛注射液，每穴注入 1 ~ 2 mL，每次选 2 穴，交替执行，切记勿注入关节腔内。每隔 1 ~ 3 天注射 1 次。

4. 温针灸疗法

取穴：同电针疗法。

操作：按针刺常规操作方法进行。针刺上述穴位捻转进针，用平补平泻手法。针刺穴位得气后，将艾段点燃后插在针柄上，热度以患者能忍受为度。治疗时间约为 20 分钟。每日治疗 1 次，6 次为 1 个疗程。

5. 刺络拔罐法

选取疼痛局部经络有紫脉处，以三棱针点刺出血，然后拔火罐，留罐 3～5 分钟。或选取夹脊穴及阿是穴，皮肤针叩刺，以皮肤微出血为度，然后拔火罐，留罐 3～5 分钟。隔日 1 次，10 天为 1 个疗程。

6. 耳穴疗法

取穴：病变相应部位、神门、皮质下等。

操作：消毒穴位后，以毫针对准穴位快速刺入，深度 1 分左右，约至软骨组织，以不刺透对侧皮肤为度，捻转数秒钟后，留针 20～30 分钟，每日或隔日治疗 1 次。或用王不留行籽进行耳穴贴压，手法由轻到重，按至有热胀感和疼痛（以患者能耐受为度），每日按压 4 次以上，每次 2 分钟左右。两耳交替进行，3 天换一次。

（四）医案医话

患者刘××，男，33 岁，因"腰部及下肢疼痛半年，加重 3 天"就诊。症见：腰部及下肢疼痛，晨僵，腰部各方向活动不灵活，遇寒则重。既往查 CT 示 L4～S1 椎间盘膨出，骶髂关节强直性脊柱炎改变。查体：腰部肌肉呈板状僵硬，L4～S1 椎旁压痛明显。腰椎活动受限，血沉 41 mm/h，类风湿因子阴性，HLA-B27 阳性。舌质淡，苔白，脉弦。

中医诊断：痹证（痛痹）。

西医诊断：强直性脊柱炎。

治法：温经散寒，通络止痛。

处方：环跳、秩边、居髎、关元、肾俞、命门、腰阳关。

操作：进针得气后行补法，命门、腰阳关、肾俞、关元接电针仪，用连续波，电流强度以患者能耐受为度。当疗程行至第四天加用火针，取肾俞、关元、腰阳关（均双取）。

复诊：每天 1 次，5 天为 1 个疗程，1 个疗程后，症状显著改善，4 个疗程后痊愈，随访半年无复发。

【按语】该病属祖国医学"痹证"范畴。《内经·痹论》曰："风寒湿三气杂至，合而为痹。"张介宾曰："痹者，闭也，闭塞之义也。"本病因人体正气不足，风寒湿邪侵入经脉，致脉气不通，久病则损筋伤骨，而发为本病。由于督脉为"阳脉之海"，能总督一身阳气，调补肝肾之虚。督脉循行如《难经·二十八难》曰："起于下极之俞，并于脊里。"如若督脉不和，则脊柱强痛。所以本病当属督脉病。在针法上，选用补法，且以火针为主，治以补肾壮骨，温阳通络，为"寒则温之，闭者通之"之意的运用。

（五）按语

（1）火针治疗痹证的临床疗效较好，而且火针方法简便，疗程短，见效快。痹证之为病多因风、寒、湿、热之邪，火针有祛风、散寒、除湿、清热，以达到驱邪外出、扶正固本之效。

（2）痹证常因起居不慎复感外邪而反复发作，故应特别注意季节时令的变化，及时采取有效的保暖、防寒、防湿措施。

（3）可适当功能性锻炼，促使筋脉舒通，有利于肢体功能的恢复。

（4）强直性脊柱炎发病隐匿，是一种慢性进行性自身免疫性疾病，应与类风湿性关节炎、骨质增生症等相鉴别，早诊断、早治疗，更要坚持长期治疗，才能取得良好效果。

（官娜）

第二节　外科疾病

一、瘰疬

瘰疬是好发于颈部淋巴结的慢性感染性疾病，因其结核累累如贯珠之状，故名瘰疬。瘰疬之名首见于《灵枢·寒热篇》，又名"疬子颈""老鼠疮"。文献记载名称甚多，有以经络部位命名的，如生于项前的属阳明经，名痰疬；生于颈项双侧的属少阳经，名气疬；有以病因命名的，如风毒、热毒等；有以形态命名的，如累累如串珠的名瘰疬，三五堆叠的名重瘰疬等。其特点是多见于体弱儿童或青年，好发于颈部及耳后，起病缓慢。初起时结核如豆，皮色不变，不觉疼痛，以后逐渐增大，并可串生，溃后脓液清稀，夹有败絮样物质，往往此愈彼溃，形成窦道。患者常有虚痨病史，愈后可因体质虚弱或过劳复发。

本病相当于西医的颈部淋巴结结核。

（一）病因病机

病因：忧思郁怒，素体肺肾阴虚。

病机：气滞痰凝，阻于经脉；痰火凝结于颈项。

病位：常好发于颈部一侧或两侧，亦可见于缺盆、颌下、腋部。

病性：本虚标实。

（二）辨证论治

证型		气滞痰凝证	阴虚火旺证	气血两虚证
治法	治则	疏肝理气，化痰散结	滋阴降火，消瘰散结	益气养血，托里散结
	取经	手阳明大肠经		
		足阳明胃经、足少阳胆经	足太阴脾经、足少阴肾经、督脉	足阳明胃经、足太阳膀胱经、任脉

（三）治疗方案

1. 电针疗法

主穴：天突、膻中、肩井、手五里、臂臑、列缺。

配穴：气滞痰凝证加曲池、丰隆；阴虚火旺证加三阴交、然谷、大椎；气血两虚证加足三里、膈俞、气海。

操作：采用虚补实泻手法，针刺得气后，加用电针，疏密波，通电30分钟，气血两虚证足三里、气海可加温针灸。

2. 火针疗法

取穴：阿是穴、肘尖。

操作：阿是穴即瘰疬中心点。嘱助手以手固定瘰疬，术者选中粗火针，置于酒精灯上烧至白亮后，快针法点刺，深度为瘰疬的三分之二左右，注意避开周围血管。肘尖选用细火针频频浅刺。

（四）医案医话

患者林×，女，35岁，因患颈部淋巴结结核5月就诊。既往有肺结核病史。查体：体温37.5℃。左侧颈部可扪及大小约3 cm×3 cm×3 cm 肿物2个，2 cm×2 cm×1 cm 肿物3个。右侧颈部可扪及2 cm×2 cm×2 cm 肿物6个。均质稍硬，边界清，表面光滑，活动度可，无压痛。舌红，苔黄腻，脉滑。

中医诊断：瘰疬（气滞痰凝证）。

西医诊断：颈部淋巴结结核。

治法：疏肝理气，化痰散结。

处方：阿是穴、天突、膻中、肩井、手五里、臂臑、列缺、丰隆、肘尖。

操作：针刺得气后，加用电针机，采用疏密波，通电30分钟；阿是穴、肘尖采用火针治疗。

复诊：治疗1个月后肿核较前缩小，继续治疗2个月较小的肿块已消失。再继续治疗1个月后，肿核完全消失。随访未再复发。

【按语】颈部淋巴结结核属祖国医学"瘰疬"范畴，本病常因肝气郁结，气滞伤脾，以致脾失健运，痰湿内生，结于颈项而成。日久痰湿化热，或耗伤气血，渐成虚损。亦可因肺肾阴亏，肺津不能输布，灼津为痰，痰火凝结，结聚成核。火针可振奋人体脏腑之阳，疏通经络，调和气血，促使人体脏腑阴阳平衡，从而达到扶正固本，解毒化痰，消肿散结的作用，使瘰疬病消散而效。

（五）按语

（1）火针具有温通经脉，化痰散结之功，治疗本病常有较好疗效，肘尖为经外奇穴，常用于治疗瘰疬、痈疽、疔疮等。

（2）因本病多继发于其他部位的虚痨病，故宜坚持规范的抗结核治疗。

（3）本病治疗过程和治疗后，宜进行适当的运动，如慢跑，打太极拳等，以增强自身的免疫力，防止复发。

（4）对针灸治疗多次无明显疗效者，宜排除非淋巴结核性疾病，如肿瘤转移等恶性病变，应进行相关检查。

（鲁佳　卢翠娜）

二、瘿气

瘿气是以颈前结喉两侧肿大为主要表现的一类疾病，俗称"大脖子"病。其特点是发生于甲状腺部，或为漫肿，或为结块，或有灼热疼痛，多数皮色不变。本病分为气瘿、肉瘿、血瘿、筋瘿和石瘿五类，本节主要针对气瘿论述。气瘿是以颈前漫肿，边缘不清，皮色如常，按之柔软，可随喜怒而消长为主要表现的甲状腺肿大性疾病。《诸病源候论》曰："气瘿之状，颈下皮宽，内结突起，腮腮然亦渐大，气结所致也。"本病多流行于山区高原地带，但平原地区亦有发现。《诸病源候论》谓："瘿者，由忧恚气结所生，亦曰饮沙水，沙随气入于脉，搏于颈下而成之。"本病好发于青年，女多于男，尤以怀孕期及哺乳期妇女多见。

西医的单纯性甲状腺肿、甲状腺囊肿、甲状腺炎等甲状腺疾病不伴有甲状腺功能异常者，可按本病治疗。

（一）病因病机

病因：情志内伤，妊娠及产后，水质缺碘。
病机：肝脏气机失调，痰气凝结于颈部肝胆冲任之脉。
病位：颈部。
病性：本虚标实证。

（二）辨证论治

证型		肝郁气滞证	肝郁肾虚证
治法	治则	疏肝理气，解郁消肿	疏肝补肾，调摄冲任
	取经	足厥阴肝经，手阳明大肠经，足阳明胃经，手太阳小肠经，任脉	
		—	足少阴肾经

（三）治疗方案

1. 针刺疗法

主穴：水突、扶突、天突、膻中、列缺、合谷、太冲。
配穴：肝郁气滞证加期门；肝郁肾虚证加三阴交、太溪。
操作：针刺得气后，水突、扶突、天突、膻中加用电针机，采用疏密波，通电30分钟。

2. 火针疗法

取穴：肘尖。
操作：选择细火针或中粗火针烧至白亮，快针点刺，深度为 0.1～0.3 寸。

3. 直接灸疗法

取穴：肺俞、云门、天府、天突、中封、肩髃、浮白等穴。

操作方法：施灸时先在所灸腧穴上涂以少量万花油，以防烫伤及艾炷便于黏附在皮肤表面，然后将大炷艾炷置于腧穴上，当灸炷点燃剩五分之二或四分之一而患者有感微微灼痛时，易炷，每穴灸每次 5～7 炷，每次 3～5 穴，每天 1 次。

4. 耳穴疗法

取穴：神门、脑、心、脾、缘中颈等穴。

操作：消毒穴位后，以毫针对准穴位快速刺入，深度 1 分左右，约至软骨组织，以不刺透对侧皮肤为度，捻转数秒钟后，留针 20～30 分钟，每日或隔日治疗 1 次。或用王不留行籽进行耳穴贴压，手法由轻到重，按至有热胀感和疼痛（以患者能耐受为度），每日按压 4 次以上，每次 2 分钟左右。两耳交替进行，每 3 天换 1 次。

5. 挑刺疗法

取穴：阿是穴。

操作：在两侧锁骨上窝寻找阳性反应点（即阿是穴），反应点一般针头大小，平皮肤或高出皮肤，呈褐黑色或灰白色，表面有光泽，压之不褪色。阳性反应点周围皮肤稍皱，边缘清楚，天突穴或天突穴附近，或甲状腺表面最高点。令患者端坐位，两手平放，头稍后仰，背靠椅背，以充分暴露阳性反应点，常规消毒后，以挑刺针头挑破皮肤，把皮下周围的白色纤维挑断，每点挑开皮肤越小越好，皮下或扩大 0.5～1 mm，深度以 0.3～0.5 mm 为宜。挑刺结束后再以碘伏消毒，不必包扎，嘱患者保持皮肤干燥（洁）。每 7～10 天挑治 1 次，每次选择 2～3 个阳性反应点。挑刺强度以患者觉得局部酸、胀或牵拉样感为宜。

（四）医案医话

患者赵×，女，39 岁，因"发现颈部右侧肿物 3 月余"就诊。查体：颈部右侧稍肿大，皮色正常，可触及一大小约 3 cm×4 cm 肿物，质地稍硬，边界清晰，表面光滑，活动度良好，可随吞咽动作上下移动，触之不痛。舌红，苔薄微黄，脉弦滑。

中医诊断：瘿气（肝郁气滞证）。

西医诊断：甲状腺腺瘤。

治法：疏肝理气，解郁消肿。

处方：天窗、扶突、天突、膻中、期门、列缺、合谷、太冲、肘尖。

操作：肘尖穴选择细火针快针点刺，深度约 0.1 寸。余穴采用电针治疗。出针后，局部阿是穴采用挑刺治疗。

复诊：治疗 2 次，肿块缩小，继续治疗 10 次，3 个月后复查甲状腺彩超提示肿物消失，随访未再复发。

【按语】甲状腺腺瘤属祖国医学"瘿气"范畴，本病与情志内伤关系最为密切，常因肝郁气滞，横逆犯脾，脾失健运，痰浊内生，循经上行，结于喉结之处而成。另有肾气亏损如妇女经期、胎前产后、绝经期，肾气受损，外邪乘虚侵入，亦能引起本病。《诸病源候论》云："瘿者，由忧患气结所生，亦曰饮沙水，沙随气人于脉，搏颈下而成之。"天窗、扶突、天突为局部取穴，疏通局部经络气血；"气会膻中"，取膻中可疏调气机；期门为肝经募穴，可疏肝理气；合谷、太冲"开四关"，可理气活血通络；列缺为八脉交会穴，通于任脉，可用于治疗咽部及颈前疾病；肘尖为经验用穴，是治疗瘰疬、瘿气的特效穴。

（五）按语

（1）针灸治疗对于无甲状腺功能异常或甲状腺功能减退的单纯性甲状腺肿常有较好疗效。

（2）对地方性甲状腺肿患者，宜进行使用加碘盐的宣教工作，并嘱其多食海带等含碘丰富的食品，以防复发。

（3）因引起甲状腺肿大的原因多种多样，本节只针对无甲状腺功能异常的类型，故临床治疗前，宜做相关检查，以排除甲状腺功能亢进、甲状腺肿瘤等，对于有肿瘤家族病史的患者，更应提高警惕，可行甲状腺彩超、放射性核素检查等。对气道压迫症状明显者，宜及时采取手术治疗为宜。

（鲁佳　卢翠娜）

三、乳痈

乳痈是由热毒之邪侵入乳房引起的以乳房局部结块、红肿热痛，伴有恶寒发热等全身症状的急性化脓性疾病。临床多发生在产后哺乳期妇女，以初产妇多见，发病一般在产后 3～4 周。在哺乳期发生的，名外吹乳痈，在妊娠期发生的，名内吹乳痈，在非哺乳期和非妊娠期发生的，名不乳儿乳痈。

临床以外吹乳痈最为常见。

本病相当于现代医学的急性化脓性乳腺炎，常因哺乳时婴儿吮破乳头，细菌侵入乳腺和乳管，兼以排乳不畅，乳汁积聚，以致细菌繁殖而引起。

（一）病因病机

病因：情志内伤，饮食不节，乳汁郁积，外邪入侵。

病机：湿热或毒邪蕴结于胃络，乳络闭阻不通。

病位：乳房，与肝胃相关。

病性：初起或脓成多为实证，溃后多为虚实夹杂或虚证。

（二）辨证论治

证型		气滞热壅证	热毒炽盛证	正虚邪恋证
治法	治则	疏肝清胃，通乳消肿	清热解毒，托里透脓	益气养血，和营托毒
	取经	足阳明胃经，足少阳胆经，足太阳膀胱经		
		手太阳小肠经，任脉，手厥阴心包经，手阳明大肠经	足厥阴肝经，督脉，手少阳三焦经	任脉

（三）治疗方案

1. 电针疗法

主穴：阿是穴、肩井、少泽、乳根、膻中、足三里。

配穴：气滞热壅证：加曲池、合谷、太冲；热毒炽盛证：加液门、大椎、行间、梁丘；正虚邪恋证：加气冲、气海、中脘、关元。

操作：患者取卧位，阿是穴（即肿块局部）采取 30 号 1.5 寸毫针围刺，乳根穴只选取患侧，用 30 号 1 寸毫针，针身与皮肤呈 45°，进针深度 0.5～0.8 寸。以上穴位针刺得气后，接韩氏穴位刺激仪，同一输出的负、正两个电极分别接到两穴。以上采用疏密波，强度以患者耐受为度，通电 30 分钟后出针。肩井穴、少泽穴取双侧用 30 号 1 寸毫针，进针深度 0.5～0.8 寸。足三里取双侧采取 30 号 1.5 寸毫针，进针深度 0.8～1.2 寸。留针不加电。每天 1 次。10 天为 1 个疗程。

124

李丽霞 针灸临证医论医案选

2. 火针疗法

取穴：阿是穴、乳根、肩井、心俞。

配穴：气滞热壅证加曲池、膻中、少泽、内关；热毒炽盛证加液门、大椎、行间、梁丘；正虚邪恋证加足三里、气冲、气海、中脘。

操作：

阿是穴刺法：脓未成或成而未熟，乳房胀感明显者，宜先疏通乳络，排出郁积的乳汁，先轻揪乳头数次，再从乳房四周轻柔地向乳头方向按摩，将郁积的乳汁推出。然后把压痛最明显点及其上下左右各 1 寸处定位，将火针烧至白亮后，快针刺法，垂直皮肤点刺 0.3～0.5 寸。脓已熟透者，选择脓成皮肤最薄弱点或者低位，以粗火针，快针法穿刺，或者平头火针烙刺，如脓肿范围大，可用火铍针顺乳络方向切开排脓，务使脓尽，然后加压包扎。脓肿已溃者，以粗火针或平头火针烙刺腐肉，或以火铍针割治腐肉，然后加压包扎。

余穴刺法：膻中、少泽以细火针快针点刺放血，深约 0.05 寸，行间、内关、曲池以中粗火针快针刺法，火针烧至白亮后，点刺 0.1～0.2 寸；余穴以中粗火针快针点刺 0.2～0.3 寸。

3. 刺络放血法

取穴：阿是穴。

操作：在患者背部 C7～T12 胸椎以上的部位找红疹，局部常规消毒后，在红疹以三棱针点刺，并以手挤压使之出血，或以火罐拔罐放血，所有红疹处均须针刺放血，只针 1 次。

4. 耳穴疗法

取穴：乳腺、屏间、下屏尖、胸等穴。

操作：消毒穴位后，以毫针对准穴位快速刺入，深度 1 分左右，约至软骨组织，以不刺透对侧皮肤为度，捻转数秒钟后，留针 20～30 分钟，每日或隔日治疗 1 次。或以王不留行籽贴压，3 天 1 次，嘱患者每天按压 4～5 次，以耳部胀热为度。

5. 艾灸疗法

取穴：阿是穴、膺窗、乳根、肩井。

操作：用葱白或大蒜捣烂敷患处，或切成 1 分厚的片置于肿块上，放蚕豆大艾炷灸之，直至局部红晕，乳汁外溢为度。如局部灼热不能忍受时，可将蒜片提起或移动后再放回原处灸治。膺窗、乳根、肩井采用艾条悬起灸，每穴 10 分钟。

（四）医案医话

患者袁×，女，28岁。因左侧乳房胀痛伴发热 3 天就诊。现哺乳期 2 月余。查体：体温 38.8 ℃，左侧乳房红肿，以外上象限至中央区明显。皮温增高，肿块边界不清，质地稍硬，无波动感，触痛明显。舌红，苔薄黄略厚，脉滑数。辅助检查：血常规提示白细胞 $12.0 \times 10^9 L^{-1}$，乳腺彩超示左侧乳房外上象限 18 mm×26 mm 肿块。

中医诊断：乳痈（气滞热壅证）。

西医诊断：急性乳腺炎。

治法：疏肝清胃，通乳消肿。

处方：阿是穴、肩井、少泽、乳根、膻中、足三里、太冲、合谷、曲池。

操作：乳根穴只选取患侧，曲池、足三里取双侧普通针刺，阿是穴采用局部围刺法，针刺得气后接电针仪，采用疏密波，通电 30 分钟。肩井、膻中、少泽、合谷、太冲普通针刺，留针不加电。出针后，局部阿是穴采用火针疗法。嘱患者配合金黄膏外敷局部。

复诊：治疗 1 次后复诊患者诉热势减退，体温基本降至正常，乳房疼痛显著减轻。3 次治疗后红肿消散，白细胞已降至正常。7 次治疗后硬结消散痊愈，未再复发。

【按语】针灸治疗本病疗效肯定，尤其对早期急性乳腺炎效果较好。疾病早期，未成脓者，治疗以消散为主，一般是根据乳房属胃、乳头属肝的理论，重点取阳明经、厥阴经腧穴为主。肩井与少泽治疗本病初期有奇效，其中少泽对清除内热、疏通乳腺阻塞、行气活血具有显著作用；阿是穴、乳根局部取穴，疏通局部经络气血；膻中理气通络；足三里为足阳明胃经的下合穴，乳房属胃，取之可疏通乳房经络气血；曲池清热；合谷、太冲理气活血，通络止痛。

（五）按语

（1）针灸治疗急性乳腺炎早期，具有疗效快、预后好、操作易、费用低等优点。

（2）火针治疗乳痈，早期脓未成者可消肿散结，通络止痛。脓成者可托毒排脓，减压止痛，但又不损伤乳络，故常可取得较好的疗效。

（3）乳痈重在预防，应及时纠正乳头内陷等畸形。哺乳时注意乳头的

李丽霞 针灸临证医论医案选

清洁卫生，切忌让乳儿含乳入睡。断乳时宜逐步减少授乳的次数和时间，切忌突然断乳，未吮空的乳汁，要及时用吸引器排出乳汁，防止乳汁郁积成痈等。

（4）注意饮食清淡，忌肥甘厚腻，忌食辛辣。

（鲁佳　卢翠娜）

四、乳癖

乳癖是乳腺组织的既非炎症也非肿瘤的良性增生性疾病。临床以单侧或双侧乳房疼痛并出现肿块为特点。疼痛、肿块与月经周期及情志变化密切相关，肿块大小不等，形态不一，边界不清，质地不硬，活动良好。本病好发于 20 ～ 50 岁的青、中年女性，是临床最常见的乳房疾病。中医认为本病的发病与肝郁气滞和冲任失调有关。肝气郁结，气血不行，致水湿痰浊凝结于乳房而成乳癖之证，而其病又根于冲任失调，在上则痰浊凝结，在下则月经不调，二者又相互影响。

本病相当于现代医学的乳腺增生病、乳房纤维腺瘤。

（一）病因病机

病因：情志不遂，思虑伤脾，冲任失调。
病机：乳络经脉阻塞不通。
病位：乳络，与肝胃相关。
病性：实证。

（二）辨证论治

证型		肝郁痰凝证	冲任失调证
治法	治则	疏肝解郁，化痰散结	调理冲任，温阳散结
	取经	足阳明胃经，手少阳三焦经，任脉	
		足厥阴肝经，手厥阴心包经	手太阴肺经，足太阴脾经

（三）治疗方案

1. **针刺疗法**

主穴：乳根、膻中、屋翳、肩井、支沟。

配穴：肝郁痰凝证加太冲、内关、丰隆；冲任失调证加列缺、公孙、关元、气海。

操作：采用虚补实泻法，针刺得气后，乳根、屋翳采用电针治疗，疏密波，通电30分钟。

2. **火针疗法**

取穴：阿是穴、肩进、梁丘。

操作：定位在肿块中点及其上、下、左、右各边缘，嘱助手固定肿块，勿使之移动，以中粗火针在酒精灯上烧至白亮，快法点刺，以深至肿块的三分之二为度；肩井、梁丘火针点刺0.3～0.5寸。

3. **穴位埋线疗法**

取穴：肩井、天宗、膻中、屋翳、乳根、足三里、三阴交。

辨证加减：肝郁痰凝加肝俞、太冲、期门，冲任失调加关元、次髎、肾俞。

操作方法：患者取仰卧位，用碘伏对穴位进行常规消毒，操作者戴无菌手套，镊取一段0.5～1.5 cm的羊肠线放置在无菌注射器（7号）针尖，外露约0.5 cm，手持无菌注射器针栓，刺入穴位至所需深度，将羊肠线植于穴位。根据患者的病情及对羊肠线的吸收程度，每2～6周采取一次埋线治疗，6次为1个疗程。

4. **按摩疗法**

按揉行间至太冲；或自乳头向下推至期门穴36次，并于期门穴上轻揉72次，每天1次。

5. **耳穴疗法**

取穴：内分泌、乳腺、神门、胸。

操作：消毒穴位后，以毫针对准穴位快速刺入，深度1分左右，约至软骨组织，以不刺透对侧皮肤为度，捻转数秒钟后，留针20～30分钟，每日或隔日治疗1次。或用王不留行籽进行耳穴贴压，手法由轻到重，按至有热胀感和疼痛（以患者能耐受为度），每日按压4次以上，每次2分钟左右。两耳交替进行，每3天换1次。消毒穴位后，以毫针对准穴位快速刺入，深度1分左右，约至软骨组织，以不刺透对侧皮肤为度，捻转数秒钟后，留针

李丽霞 针灸临证医论医案选

20～30分钟，每日或隔日治疗 1 次。或以王不留行籽贴压，每 3 天 1 次，嘱患者每天按压 4～5 次，以耳部胀热为度。

6. 刮痧疗法

乳房部施术：操作者用吸管滴精油 15～20 滴于胸前，用刮痧板轻揉刮前臂三阴经—腋下—乳房—乳头。手持刮痧板与皮肤约呈 45°，采用循经刮痧，先循胃经，上从库房—膺窗，下由乳根—不容；后循肝经，从章门期门。均以均匀力度由上向下、由外向内刮拭，至局部出痧为止。

背部操作：用吸管滴精油 15～20 滴于背部：令患者俯卧，从背部足太阳膀胱经（大椎～肝俞）和任脉 C7～T9 刮痧。

（四）医案医话

患者方×，女，28 岁，因左侧乳房胀痛 1 年就诊。查体：左侧乳房大小基本同右侧，无溃疡及色素沉着，无皮肤发红，无橘皮样改变，乳头无倒置及内翻。左侧乳房外上象限 9 点方向距乳头 2 cm 处可触及散在小片状硬结节，质地稍硬韧，表面光滑，边界清，触痛阳性。腋窝及锁骨上窝无红肿，无包块，无淋巴结肿大。舌淡红，苔白微腻，脉弦。辅助检查：乳腺彩超提示左侧乳腺增生。

中医诊断：乳癖（肝郁痰凝）。

西医诊断：乳腺增生。

治法：疏肝解郁，化痰散结。

处方：肩井、天宗、膻中、屋翳、乳根、足三里、三阴交、丰隆。

操作：穴位埋线配合刮痧疗法，患者取仰卧位，用碘伏对穴位进行常规消毒，操作者戴无菌手套，镊取一段 0.5～1.5 cm 的羊肠线放置在无菌注射器（7 号）针尖，外露约 0.5 cm，手持无菌注射器针栓，刺入穴位至所需深度，将羊肠线植于穴位。每 3 周采取一次埋线治疗。

复诊：1 次治疗后患者经前乳房胀痛症状消失。5 次治疗后肿块变软变小。8 次治疗后复查 B 超肿块消失，随访未再复发。

【按语】乳腺增生当属祖国医学"乳癖"范畴。足阳明胃经过乳房，足厥阴肝经至乳下，足太阴脾经行乳外，若情志不舒、忧思恼怒，则肝郁气滞，肝木克土，致脾不运湿、胃不降浊，气滞痰浊阻于乳络而致肿块疼痛。或因冲任失调，上则乳房痰浊凝结而发病，下则经水逆乱而月经失调。正如陈实功《疡医大全·乳痞门主论》曰："乳癖……多由思虑伤脾，恼怒伤肝，郁结而成也。"羊肠线作为一种异体蛋白，一方面可激活人体的相应免疫应答，增强机体抗御疾病能力；另一方面，留置于穴位中可长期对穴位产生刺激效应，调整脏腑阴阳和气血平衡。从现代医学方面来讲，通过改善乳腺局部血液循环，缓解增生乳腺的局部缺血，减轻疼痛，恢复正常的组织结构。

（五）按语

（1）情志不调在乳癖的发生、发展过程中起着相当大的作用，故调畅情志在乳癖的治疗中很重要。

（2）在治疗过程中和治疗后，宜控制脂类食物的摄入，积极及时治疗其他妇科、内分泌疾病。

（3）本病有一定的癌变风险，应做好临床宣教工作，教导女性进行乳房的自我检查，并定期检查，尤其是有乳腺癌家族史的患者，更应引起重视。

（鲁佳　卢翠娜）

五、筋瘤

筋瘤是以筋脉色紫，盘曲突起如蚓状、形成团块为主要表现的浅表静脉病变。《外科正宗》云："筋瘤者，坚而色紫，垒垒青筋，盘曲甚者结若蚯蚓。"本病好发于下肢，多见于长期从事站立负重工作，劳倦伤气，或者多次怀孕的女性。

本病相当于现代医学的下肢静脉曲张。

（一）病因病机

病因：负重久行，多次妊娠，骤受风寒，外伤筋脉。
病机：筋脉失养，屈曲交错成瘤；气滞血瘀，血壅于下；寒凝筋脉，筋挛成瘤。
病位：浅表筋脉。
病性：虚实夹杂证或实证。

（二）辨证论治

证型		劳倦内伤证	寒湿凝筋证	外伤瘀滞证
治法	治则	补中益气，活血舒筋	暖肝散寒，益气通脉	活血化瘀，和营消肿
	取经	手太阴肺经，足太阳膀胱经，足阳明胃经		
		任脉	足太阴脾经	足太阴脾经

（三）治疗方案

1. 火针疗法

取穴：阿是穴、太渊。

操作：先点刺太渊穴，太渊以细火针于酒精灯上烧至白亮，快针法点刺，不留针，深 0.1 ～ 0.2 寸。然后嘱助手固定瘤体，勿使之移动，定位后，选择中粗火针在酒精灯上烧至白亮，先在瘤体旁侧快针刺入，然后快针点刺瘤体中点，使恶血出尽为宜，必要时可加火罐。

2. 外治疗法

患肢用弹力绑带加压包扎，或穿弹力袜，长期使用或可使瘤体缩小或停止发展。若用弹力绑带包扎，要注意松紧适宜，防止肢体缺血坏死。

（四）医案医话

患者王×，女，48 岁，因左下肢静脉曲张伴疼痛乏力 6 年就诊。查体：左下肢小腿静脉可见迂曲隆起，状如蚯蚓，高于皮肤，色紫暗，小腿轻度肿胀。舌暗红，边有瘀点，苔薄白，脉弦。

中医诊断：筋瘤（瘀血阻滞证）。

西医诊断：下肢静脉曲张。

治法：活血化瘀，消肿止痛。

处方：阿是穴、太渊。

操作：先选取细火针快针法点刺太渊穴，不留针，深 0.1 ～ 0.2 寸，然后选用中粗火针迅速准确地刺入曲张的静脉 0.2 ～ 0.3 cm，每个部位针刺 1 ～ 2 次，随针拔出即有紫黑色血液顺针孔流出，待紫黑色血自然流尽（每次出血量可控制在 50 mL 左右）或血色变红后，用干棉球擦拭按压针孔约数秒钟。每周治疗 1 次。

复诊：治疗 3 次后静脉曲张明显变平，颜色变浅。

【按语】静脉曲张属祖国医学"筋瘤"范畴。《灵枢·刺节》中描述："筋曲不得伸，邪气居其间而不返，发为筋瘤。"本病多因长期从事站立负重工作，劳倦伤气，或气滞血瘀，筋脉纵横，血壅于下，结成筋瘤；或寒湿侵袭，凝结筋脉，筋挛血瘀，成块成瘤；或因外伤筋脉，瘀血凝滞，阻滞筋脉络道而成。通过火针点刺曲张的血管，使瘀血外出，不仅可借助火针的热力使局部淤积的气血得以消散，还能去瘀生新，达到脉络通畅、气血调和的目的。"脉会太渊"，取太渊穴可通调血脉，对于血管疾病疗效较好。

（五）按语

（1）火针治疗筋瘤具有活血通络止痛等即时效果，故临床疗效较好。

（2）从西医角度来讲，火针点刺曲张的静脉放血，起到减压、止痛的作用，疗效快，症状缓解明显，对曲张不严重者，可以避免手术。

（3）因下肢静脉曲张者局部血运不好，容易发生感染，故临床操作应严格消毒，防止感染的发生。

（4）患者治疗过程中和治愈后，宜避免行、负重负立等，卧床时宜将患者抬高，促进血液回流，如有条件，可以弹力绑带适当加压包扎患者可穿着弹力袜，减轻下肢浅表静脉的负荷。

（鲁佳　卢翠娜）

六、痄腮

痄腮是以发热、耳下腮部肿胀疼痛为主症的一种急性传染病，俗称蛤蟆瘟。本病一般流行于冬春季节，儿童多见，尤以 2～6 岁发病率最高，成人发病者多症状较重，患病后多可终生免疫。

本病相当于西医学的流行性腮腺炎。

（一）病因病机

病因：感受风热疫毒之邪。

病机：疫毒结聚少阳、阳明之络，气血凝滞，腐肉为脓。

病位：腮腺部，少阳、阳明经。

病性：实热证。

（二）辨证论治

证型		温邪在表证	温毒蕴结证	温毒内陷证
治法	治则	清热疏风，消肿止痛	清热解毒，散结止痛	清热养阴，开闭固脱
	取经	手少阳三焦经，手阳明大肠经，足阳明胃经		
		足少阳胆经，督脉	足少阳胆经，督脉	手厥阴心包经

（三）治疗方案

1. 火针＋针刺疗法

主穴：阿是穴、翳风、颊车、合谷。

辨证加减：温邪在表加外关、风池、大椎；温毒蕴结加大椎、曲池、液门、侠溪；温毒内陷加劳宫、八风、八邪、十宣。

操作：选择细火针，阿是穴中心快针点刺，再行旁开 1 寸处上、下、左、右各点刺 1 针，深约 0.05 寸；翳风、颊车，用细火针快针刺法点刺 3 ～ 5 次，不留针，深约 0.05 寸；大椎、八邪、八风、十宣火针快针点刺深约 0.1 ～ 0.2 寸；余穴采用针刺治疗，采用泻法。

2. 灯火灸法

取穴：角孙穴。

操作：选取患侧角孙穴，先将角孙穴头发剪短，常规消毒后，取灯芯草蘸麻油点燃，迅速触点穴位，并立即提起，可听到"叭"的一声。一般灸治 1 次即可，若肿势未消，次日再灸 1 次。

3. 耳穴疗法

取穴：面颊、肾上腺、耳尖、耳背静脉等穴。

操作：消毒穴位后，以毫针对准穴位快速刺入，深度 1 分左右，约至软骨组织，以不刺透对侧皮肤为度，捻转数秒钟后，留针 20 ～ 30 分钟，每日或隔日治疗 1 次。或用王不留行籽进行耳穴贴压，手法由轻到重，按至有热胀感和疼痛（以患者能耐受为度），每日按压 4 次以上，每次 2 分钟左右。耳尖、耳背静脉点刺出血。

（四）医案医话

患者秦×，男，12 岁，因右侧腮部肿胀疼痛 2 天就诊。查体：体温 38.8 ℃，咽部充血红肿，扁桃体 I 度肿大，右侧腮部以耳垂为中心呈弥漫性肿，局部肤温升高，压痛明显，舌红，苔黄，脉滑数。

中医诊断：痄腮（温毒蕴结）。

西医诊断：流行性腮腺炎。

治法：清热解毒，散结止痛。

处方：阿是穴、翳风、颊车、合谷、外关、风池、大椎。

操作：选择细火针，以肿胀最高点为中心、对肿块进行围刺，外周围刺 5 ～ 6 针，中心 2 ～ 3 针，深约 0.05 寸，疾进疾出不留针。翳风、颊车，用细火针快针刺法点刺 3 ～ 5 次，不留针，深约 0.05 寸；大椎快针点刺 0.2 ～ 0.3 寸；合谷、外关、风池采用毫针泻法。隔日治疗 1 次。

复诊：1 次治疗后患者右侧腮部疼痛及肿胀程度均减轻，3 次治疗后痊愈。

【按语】流行性腮腺炎属祖国医学"痄腮"范畴。本病常因时行温热疫毒之邪或外感风温邪毒从口鼻而入，挟痰火壅阻少阳、阳明之脉，郁而不散，结于腮部所致。根据"以热引热，郁而发之"的理论，火针治疗本病，可通过火针热效应引动火热毒邪外出，从而达到清热解毒，消肿散结的目的。

（五）按语

（1）本病为风热疫毒郁结于腮部脉络所致，火针治疗，有"郁而发之"妙，故临床疗效较佳。

（2）因本病具有一定的传染性，故治疗期间应严格隔离，防止传播扩散。

（3）本病若发生疫毒内陷，男子可毒侵肾子，女子则毒窜胞络，可令人无子，故不可不防，若病情严重者，宜采取综合治疗。

（4）本病流行季节，可针灸翳风、合谷、足三里等穴，可以起到一定的预防作用。

（鲁佳 卢翠娜）

七、痔疮

痔是直肠末端黏膜下和肛管皮肤下的直肠静脉丛发生扩大、曲张所形成的柔软静脉团，或肛缘皮肤结缔组织增生或肛管皮下静脉曲张破裂形成的隆起。痔首见于《素问·生气通天论》："因而饱食，筋脉横解，肠澼为痔。"男女老幼皆可为患，故有"十人九痔"之说，其中以青壮年占大多数。《外台秘要》又将痔分为内痔和外痔，内痔以便血、脱出、瘙痒、疼痛为主症，外痔则以坠胀、疼痛、有异物感为主。

本病相当于现代医学的痔疮。

（一）病因病机

病因：脏腑本虚，饮食不节，久坐久蹲，负重远行，长期便秘，或泻痢日久。

病机：风燥湿热下迫，气虚下陷。

病位：大肠。

病性：本虚标实证。

（二）辨证论治

证型		湿热下注证	脾虚气陷证
治法	治则	清热利湿，化瘀止血	补中益气，活血化瘀
	取经	足太阳膀胱经，督脉	
		足太阴脾经	任脉，足阳明胃经

（三）治疗方案

1. 针刺疗法

主穴：白环俞、长强、会阳、承山、二白。

配穴：湿热下注证加阴陵泉、商丘；脾虚气陷证加百会、足三里。

操作：针刺白环俞时针尖向内下方，使针感扩散至肛门；长强穴需直刺进针，进针后向左前、右前方透刺，使针感扩散至肛周为佳；余穴采用直刺进针，捻转补泻，百会、足三里可加温针灸。

2. 火针疗法

取穴：阿是穴、承山。

操作：阿是穴即痔核，充分暴露痔核，严格消毒后，选择粗火针在酒精灯上烧至白亮，快针法在母痔3点、7点、11点三个方向各刺一针，意在阻断痔内血源。然后根据痔核的大小，在其中心及四周各刺数针，快针不留，深度以有抵触感为宜，即刺到黏膜基底层为宜，若有出血，无须急于止血，待其恶血散尽，即可自止；承山穴采用频频浅刺针法。

3. 电针疗法

取穴：痔下穴（痔核下肛缘0.5寸）、长强。

操作方法：患者取俯卧屈膝胸位，常规消毒，医者左手食指插入肛内，右手持针直刺1.5～2寸，针尖至痔核黏膜下层；长强穴刺法同针刺疗法。外接接韩氏穴位刺激仪，采用疏密波，强度以患者耐受为度，通电30分钟后出针。

4. 龈交剪络法

取穴：龈交穴。

操作：用消毒的小弯剪迅速剪去反应点（大多数痔疾患者在龈交穴处或上唇系带下部有粒状或片状突起的反应点，大小不等），若无反应点则将上唇系带下部剪去少许（针尖大小）。

注意事项：剪刺龈交穴时要注意局部止血，剪后嘱患者半小时内不宜饮食较热的食物，以免导致局部出血。当天每于饮食后注意用冷开水漱口。

5. 挑刺疗法

取穴：阿是穴。

操作：于T7至腰骶椎之间脊柱中线旁开1.0～1.5寸的范围内，寻找痔点（其状为红色丘疹，一个或数个不等）即阿是穴。用粗针将痔点挑破，并挤出血珠和黏液，每周1次。

5. 熏洗法

常用五倍子汤、苦参汤等。将药物煮沸，乘热熏之，待水温适宜时，可坐盆浸之，或以手巾蘸药液作湿热敷。

6. 耳穴疗法

取穴：直肠下段、大肠、皮质下、肺、肾上腺、神门。

操作：消毒穴位后，以毫针对准穴位快速刺入，深度1分左右，约至软骨组织，以不刺透对侧皮肤为度，捻转数秒钟后，留针20～30分钟，每日或隔日治疗 1 次。或用王不留行籽进行耳穴贴压，手法由轻到重，按至有热胀感和疼痛（以患者能耐受为度），每日按压 4 次以上，每次 2 分钟左右。两耳交替进行，每 3 天换 1 次。

（四）医案医话

患者王×，男，38 岁，因肛门灼痛伴便血 3 天就诊。查体：肛门膀胱截石位 3 点、9 点处有 2 个较大痔核，为内痔Ⅱ度，触痛明显。舌红，苔黄微腻，脉数。

中医诊断：痔疮（湿热下注证）。

西医诊断：内痔。

治则：清热利湿，化瘀止血证。

处方：龈交穴（采用龈交剪络法）。

操作：在龈交穴处或上唇系带下部找到粒状或片状突起的白色结节（反应点），用无菌眼科剪轻巧快速地剪 2～3 下，让患者吞咽口水，并配合缩肛提肛。同时用 30 号 1.5 寸毫针，针刺孔最穴，进针深度 0.8～1.2 寸，行泻法。每周治疗 1 次。

复诊：1 次治疗后患者疼痛明显减轻，未再出现血便。3 次后指检发现痔核已消失。

【按语】内痔常多因脏腑本虚，静脉壁薄弱，兼因久坐，或饮食不节，过食辛辣肥甘，导致脏腑功能失调，风燥湿热下迫，气血瘀滞不行，阻于魄门，结而不散所致。因痔疮的病变部位位于任督二脉的交汇处（肛门），常常发现龈交穴或上唇细带下会出现相应的反应点，龈交为治疗痔疮的经验效穴，龈交剪络法可起到疏通任督二脉，调节气血，活血化瘀的作用。

（五）按语

（1）痔疮是临床的常见病和多发病，俗语云"十人九痔"，其形成主要与体质、不良的生活习惯等相关，因此，养成良好的排便习惯、多吃蔬菜水平、少食肥甘熸炙辛辣之品可大大地减少痔疮的发生和发展。

（2）加强提肛的功能锻炼，有助于减轻症状或避免愈后复发。

（3）对于病情重或出血严重者，宜选择手术治疗为宜。

（鲁佳　卢翠娜）

八、丹毒

丹毒是指皮肤突然发红，色如涂丹的一种急性感染性疾病。其特点是病起突然，恶寒发热，局部皮肤忽然红赤，色如涂丹抹脂，焮红肿胀，边界清晰，迅速扩大，数日内可逐渐痊愈，但易复发。《素问·至真要大论》云："少阳司天，客胜则丹疹外发，及为丹㾦疮疡……"《诸病源候论·丹毒病诸候》云："丹者，人身忽然掀赤，如丹涂之状，故谓之丹。或发于足，或发腹上，如手掌大，皆风热恶毒所为。重者，亦有疽之类，不急治，则痛不可堪，久乃坏烂。"本病发无定处，生于胸腹腰胯部者，称内发丹毒；发于头面部者，称抱头火丹；发于小腿足部者，称流火；新生儿多生于臀部，称赤游丹。

本病相当于西医的急性网状淋巴管炎，多认为是由溶血性链球菌从皮肤或黏膜的细微破损处侵入皮内网状淋巴管所致的急性炎症。

（一）病因病机

病因：感受湿、热毒邪。
病机：湿热火毒郁遏肌肤。
病位：肌肤腠理。
病性：实热证。

（二）辨证论治

证型		风热证	湿热证
治法	治则	祛风清热，凉血解毒	清热祛湿，凉血祛瘀
	取经	手阳明大肠经、足太阳膀胱经	
		督脉，手太阴肺经，手少阳三焦经	足太阴脾经，足少阳胆经，足阳明胃经

（三）治疗方案

1. 火针疗法
取穴：阿是穴、曲池、委中。

李丽霞 针灸临证医论医案选

辨证加减：风热证加大椎、尺泽、液门；湿热证加阴陵泉、侠溪、内庭。

操作：阿是穴选择细火针或中粗火针，行散刺法，以血随针出为宜，刺后拔罐，务使瘀血祛尽。尺泽、大椎可用中粗火针，快针刺法点刺 0.2 ～ 0.3 寸，少许出血为佳；侠溪、内庭、液门选择细火针，快针刺法点刺 3 ～ 5 次，不留针，深约 0.1 寸；余穴以细火针快针点刺 0.2 ～ 0.3 寸。

2. 针刺疗法

风热证取穴：曲池、解溪、委中、风门、阿是穴。

湿热证取穴：合谷、足三里、血海、阴陵泉、阿是穴。

操作：针用泻法，阿是穴、委中采用三棱针点刺放血。

3. 耳穴疗法

取穴：神门、下屏尖、脑、枕等穴。

操作：消毒穴位后，以毫针对准穴位快速刺入，深度 1 分左右，约至软骨组织，以不刺透对侧皮肤为度，捻转数秒钟后，留针 20 ～ 30 分钟，每日或隔日治疗 1 次。或用王不留行籽进行耳穴贴压，手法由轻到重，按至有热胀感和疼痛（以患者能耐受为度），每日按压 4 次以上，每次 2 分钟左右。两耳交替进行，每 3 天换 1 次。

4. 外治疗法

用金黄散，以冷开水或金银花露调敷。

（四）医案医话

患者林×，男，63 岁。因左小腿下段胫侧红肿疼痛 1 天就诊。既往下肢静脉曲张病史 20 年。查体：体温 38.7 ℃。左小腿下段胫侧皮肤鲜红肿胀，边缘清晰，大小约 10 cm×12 cm，形状不规则。触之灼热感，略高于皮肤，疼痛。无瘙痒。舌红，苔薄黄，脉浮滑。

中医诊断：丹毒（风热证）。

西医诊断：急性网状淋巴管炎。

治法：祛风清热，凉血解毒。

处方：阿是穴、曲池、委中、大椎、尺泽、液门。

操作：先在病灶部皮肤四周寻找紫暗色充盈的小静脉即阳性血络，选取 2 ～ 3 处，用中粗火针刺中该阳性血络，使血放出，至血颜色变浅后自止。随后用细火针，采用密刺法，选取病灶皮肤面积，每隔 2 cm 左右点刺，深度 0.2 ～ 0.3 cm。若有部位血液流出可不用压迫止血，待血自流自止。尺泽、大椎用中粗火针，快针刺法点刺0.2～0.3寸，少许出血为佳；液门选择细火针，快针刺法点刺3～5次，不留针，深约0.1寸；余穴以细火针快针点刺0.2～0.3寸。每周治疗2次。

复诊：采用火针刺络放血治疗，针刺2次痛止，3次后红肿逐渐消退，8次后症状全部消失，活动自如。痊愈后1年随诊，无复发。

【按语】该病多因外受火毒和血热互结，蕴阻于肌肤，不得外泄所致。正如《圣济总录云》："热毒之气，暴发于皮肤间，不得外泄，则蕴热为丹毒。"火针借助其火力使热邪引出体外，从而达到治病驱邪目的。同时现代研究表明火针改善局部皮肤微循环，加速局部血流量，改善皮肤组织新陈代谢。曲池穴长于清热疏风，委中可清热祛湿，活血化瘀。《治疗汇要》曰："委中穴刺之不独疗疮有效，即如痈疽发背红肿疼痛及脚膝风湿，即挂杖跛足者，针之亦效。"大椎、尺泽、液门可疏风清热。

（五）按语

（1）本病为火毒内郁肌肤所致，火针治疗，一则取火针"郁而发之"之效，再则以火针刺络放血，有引邪外出，"去菀陈莝"之功，故临床疗效佳。

（2）丹毒起病急骤，发展迅速，宜及早诊断，及早治疗，以防内陷走黄变证发生。若丹毒重证，有内陷走黄之征，宜采取多种措施综合治疗，切莫延误病情。

（鲁佳　卢翠娜）

第三节　骨科疾病

一、落枕

落枕是临床常见的颈部软组织损伤，以急性单纯性颈项强痛、活动受限为主证，属颈部筋伤。多因睡姿不当、枕头高度不宜、颈部过度负重或因受风寒侵袭，致使颈部筋脉失和、脉络受损，气血运行不畅，不通则痛。任何年龄均可发病，多见于青壮年。

李丽霞 针灸临证医论医案选

本病相当于西医的颈肌劳损、颈项纤维组织炎、枕后神经痛等疾病。西医认为本病主要由颈部肌肉长时间过分牵拉而发生痉挛所致，也可见于颈椎小关节滑膜嵌顿、半脱位或肌肉筋膜的炎症。

（一）病因病机

病因：睡姿不当、枕头高度不宜、颈部过度负重、受风寒侵袭或素有颈椎病等。

病机：筋脉失和、脉络受损，气血运行不畅。

病位：筋，与肝脾相关。

病性：多以实为主，反复发作者虚实夹杂。

（二）辨证论治

证型		气滞血瘀证	风寒袭络证
治法	治则	舒筋通络，活血止痛	祛风散寒，舒筋通络
	取经	手太阳经、足少阳经及阿是穴为主	足少阳胆经及阿是穴为主

（三）治疗方案

1. 电针疗法

（1）气滞血瘀证。

取穴：风池、阿是穴、肩井、中渚、后溪、悬钟、落枕穴。

操作：患者取健侧卧位，诸穴常规针刺，除肩井穴均行捻转泻法，得气后接电针机，选用疏密波，留针30分钟，局部予TDP灯照射。

（2）风寒袭络证。

取穴：风池、阿是穴、落枕穴、大椎、外关、合谷。

操作：患者取健侧卧位，诸穴常规针刺，得气后接电针机，选用疏密波，留针30分钟，局部予TDP灯照射。

2. 拔罐疗法

取穴：阿是穴。

操作：患者取健侧卧位，局部以拔罐疗法，留罐5～10分钟。

3. 耳穴疗法

取穴：颈、肩、枕、肝、神门。

操作：消毒穴位后，以毫针对准穴位快速刺入，深度1分左右，约至软骨组织，以不刺透对侧皮肤为度，捻转数秒钟后，留针20～30分钟，每日或隔日治疗1次。或用王不留行籽进行耳穴贴压，手法由轻到重，按至有热胀感和疼痛（以患者能耐受为度），每日按压4次以上，每次2分钟左右。两耳交替进行，3天换一次。

4. 运动针疗法

取穴：中平穴（足三里穴直下1寸处），左病取右，右病取左，双侧疼痛取双侧穴位。

操作：常规消毒后，视患者胖瘦采用2～4寸毫针直刺，以泻为主，用力提插捻转，使针感上下传导为宜，同时令患者活动颈部，留针10～15分钟，每3～5分钟行针1次。

5. 火针疗法

取穴：阿是穴。

操作：局部常规消毒后，采用中粗火针，在酒精灯上烧至白亮，采用速刺法，点刺不留针，针刺深浅根据穴位局部肌肉的厚度来决定，一般深度0.3～0.5寸，在局部连续点刺3～5针，然后在局部涂上一层薄薄的万花油。

6. 穴位注射

取穴：阿是穴。

操作：选取压痛点及痉挛肌肉，常规消毒，药用灯盏细辛注射液2 mL穴位注射，每次选2穴，每穴注射1 mL。

7. 梅花针疗法

取穴：颈夹脊、大椎、大杼、肩井、肩中俞、肩外俞。

操作：局部皮肤常规消毒后，采用梅花针叩刺局部，使局部皮肤发红，微出血为度。

8. 刺络拔罐法

取穴：大椎、肩外俞、风门。

操作：每次取2～3穴，常规消毒后，采用皮试针头迅速点刺穴位，针后迅速出针，并加拔火罐，留罐5分钟，出血约5 mL，起罐后，嘱患者头部做左右旋转运动。

（四）医案医话

患者陈×，男，28岁。因"左侧颈部疼痛、活动受限半天"就诊，查体：头部偏向左侧，左侧颈部活动受限，颈肌痉挛，胸锁乳突肌、斜方肌、菱形肌及肩胛提肌等处有压痛。舌淡，苔薄白而润，脉浮紧。

中医诊断：落枕（风寒袭络证）。

西医诊断：落枕。

治法：祛风散寒，舒筋通络。

处方：风池、阿是穴、落枕穴、大椎、外关（左）、合谷（左）、中平穴（右）。

操作：先针刺中平穴，采用运动针疗法，采用3寸毫针，直刺进针2.5寸，以泻为主，用力提插捻转，使针感上下传导为宜，同时令患者活动颈部，留针10分钟，每3～5分钟行针1次。出针后，嘱患者取健侧卧位，诸穴常规针刺，除肩井穴均行捻转泻法，得气后接电针机，选用疏密波，留针30分钟，局部予TDP灯照射，取针后局部行拔罐疗法。每日1次。

复诊：治疗2次后，患者疼痛明显减轻，颈部活动受限改善，继续治疗3次后，患者颈部疼痛基本消失，颈部活动自如。

【按语】落枕古称"失枕"，首载于《素问·骨空论》"失枕在肩上横骨间，折使揄臂，齐肘正，灸脊中"，多因睡姿不当、枕头高度不宜、颈部过度负重或因受风寒侵袭，致使颈部筋脉失和、脉络受损，气血运行不畅，不通则痛。中医有"不通则痛""通则不痛"之说。李丽霞教授认为凡因气机阻滞所致的痛证，治疗应以行气通络止痛为主。根据《医学真传·心痛》"夫通则不痛，理也，但通之之法各有不同，调气以和血，调血以和气，通也；下逆者使之上行，中结者使之旁达，亦通也；虚者助之使通，寒者温之使通，无非通之之法也"的治疗原则，治疗"筋脉失和、脉络受损、气血运行不畅"之落枕，采用"通"法治疗，通过针刺、拔罐、耳穴贴压以行气通络止痛。

（五）按语

（1）睡眠时注意选择适宜的枕头。枕头的高、低、软、硬均对颈椎有直接影响，最佳的枕头应该是能支撑颈椎的生理曲线，并保持颈椎的平直。枕头要弹性稳定，枕芯以热压缩海绵枕芯为宜。

（2）注意颈部保暖。颈部受寒冷刺激会使肌肉血管痉挛，加重颈部板滞疼痛；在秋冬季节，最好穿高领衣服；天气稍热，夜间睡眠时应注意防止颈肩部受凉；炎热季节，空调温度不能太低。

（3）若患者在一段时间内反复落枕，在排除高枕等诱发因素外，宜行详细检查，及时拍 X 线片，以排除早期颈椎病。

（尤苗苗　黄文盖）

二、颈椎病

颈椎病是一种以退行性病理改变为基础的疾患，表现为椎节失稳或松动、髓核突出或脱出、骨刺形成、韧带肥厚和继发的椎管狭窄等，刺激或压迫了邻近的神经根、脊髓、椎动脉及颈部交感神经等组织，引起一系列症状和体征，如颈背疼痛、肢体乏力、手指麻痹、行走困难、头晕、恶心呕吐，甚至视物模糊、心悸等。主要由颈椎长期劳损、骨质增生，或椎间盘脱出、韧带增厚所致。颈椎病临床可分为颈型、神经根型、脊髓型、椎动脉型、交感神经型及混合型。

颈型：头、肩、颈、臂的疼痛，活动受限；X 线片上可有颈椎生理曲度改变、椎体间不稳定及轻度骨质增生等变化，而无椎间隙狭窄等明显的退行性改变。

神经根型：具有较典型的根性症状（麻木、疼痛），且范围与颈脊神经所支配的区域相一致；压头试验或臂丛牵拉试验阳性；影像学所见与临床表现相符合。

脊髓型：肢体乏力，节段性感觉和运动障碍，病理反射阳性；X 线片上显示椎体后缘骨质增生、椎管狭窄，磁共振检查可示脊髓受压。

椎动脉型：颈项部疼痛，头晕头痛，耳鸣耳聋，视物模糊，可有猝倒发作；旋颈试验阳性；X 线片显示节段性不稳定或枢椎关节骨质增生。

交感神经型：头晕、眼花、耳鸣、心动过速、恶心欲呕等一系列交感神经症状；X 线片颈椎有失稳或退变。

根据不同类型，本病在祖国医学中可归入"痹证""眩晕""痿证"等范畴。

（一）病因病机

病因：肝肾亏虚，气血不足，外感风、寒、湿、热之邪。

李丽霞　针灸临证医论医案选

病机：邪气羁留，经络阻滞，气血运行不畅。

病位：颈项部经筋。

病性：本虚标实。

（二）辨证论治

证型		风寒湿证	气滞血瘀	痰湿阻络	肝肾不足	气血亏虚
治法	治则	祛风散寒除湿	行气活血	化痰祛湿，通络止痛	补益肝肾	补气养血
	取经	督脉，足太阳膀胱经，手太阳小肠经				
		足少阳胆经	任脉	足太阴脾经，足阳明胃经	足少阴肾经	足阳明胃经，任脉

（三）治疗方案

1. 电针疗法

主穴：百会、风池、病变节段夹脊、肩井、后溪。

配穴：风寒湿证加百劳、风门；气滞血瘀证加膻中、膈俞；痰湿阻络证加阴陵泉、丰隆；肝肾不足证加肝俞、肾俞、大杼、太溪；气血亏虚证加足三里、关元、气海；神经根型加臂臑、曲池、外关、合谷；脊髓型加肾俞、绝骨、太溪、申脉；椎动脉型加太渊、天柱、心俞；交感型加内关、合谷；颈型加秉风、阿是穴。

操作：诸穴常规针刺，针刺得气后连接电针机，选用疏密波，留针30分钟，局部予TDP灯照射；椎动脉型颈椎病百会穴以温针灸。

2. 拔罐疗法

针刺结束后颈背部予拔火罐，以大椎穴及足太阳膀胱经第一侧线为主。留罐5～10分钟。

3. 火针疗法

取穴：风池、颈夹脊、大杼。

操作：患者取坐位或俯卧位，根据病变节段所在选用相应的夹脊穴。在已选腧穴上涂上一层万花油，点燃酒精灯，左手持酒精灯，右手持中粗火针在酒精灯的外焰加热针体，直至将针尖烧至红白后，迅速准确地刺入穴位0.2～0.3 cm，每个腧穴点刺2次，夹脊穴可连续点刺，术毕涂上一层万花油；隔日 1 次，5 ~ 7 次为 1 个疗程。

4. 穴位注射

取穴：病变节段夹脊穴。

操作：灯盏细辛注射液，每穴注入 1 mL，每次选取 2 穴，隔日 1 次。

5. 耳穴疗法

取穴：颈、颈椎、神门、枕、内分泌、肾等穴。

操作：消毒穴位，用王不留行籽进行耳穴贴压，手法由轻到重，按至有热胀感和疼痛（以患者能耐受为度），每日按压 4 次以上，每次 2 分钟左右。两耳交替进行，每 3 天换 1 次。

6. 刺络拔罐疗法

取穴：取颈夹脊、阿是穴。

操作：在病变颈椎两侧用皮肤针叩刺，待轻微出血后拔火罐，留罐 5 分钟左右。

（四）医案医话

患者王×，男，48 岁。因"反复颈肩疼痛 1 年余，加重伴右上肢麻木 1 周"就诊。查体：颈背部肌肉紧张，C4 ~ C6 棘突旁压痛明显，右侧臂丛神经牵拉试验（＋）。舌暗红，苔白腻，脉弦滑。

中医诊断：项痹（气滞血瘀）。

西医诊断：神经根型颈椎病。

治法：行气活血通络。

处方：百会、风池、病变节段夹脊、肩井（右）、后溪（右）、臂臑（右）、曲池（右）、外关（右）、合谷（右）。

操作：诸穴常规针刺，针刺得气后连接电针机，选用疏密波，留针 30 分钟，局部予 TDP 灯照射；每日 1 次。

复诊：治疗 3 次后，患者颈肩疼痛明显减轻，右上肢麻木稍减，继续治疗 10 次后，患者颈肩疼痛基本缓解，右上肢无明显麻木。

【按语】颈椎病属祖国医学"项痹"范畴，多以颈椎退行性变为基础，在不良睡姿、坐姿及超强度的体育锻炼等诱因下发病。好发于中老年人、睡姿不良者及长期伏案低头工作者，随着生活方式的改变，颈椎病的发病日渐年轻化，应当引起重视。疼痛是颈椎病的主症之一，中医有"不通则痛""不荣则痛"之说，气滞血瘀、痰瘀闭阻经脉或气血不足、肝肾亏虚与颈椎病的发生密切相关，故治疗应以行气活血、通络止痛、益气养血及补益肝肾为法。正如《医学真传》所载："夫通则不痛，理也，但通之之法各有不同，调气以和血，调血以和气，通也；下逆者使之上行，中结者使之旁达，亦通也；虚者助之使通，寒者温之使通，无非通之之法也。"

（五）按语

（1）针灸治疗颈椎病有较好的疗效，其中尤以颈型、神经根型、椎动脉型为佳，对脊髓型需要较长疗程的治疗。针刺时注意颈部、肩部勿针刺过深。

（2）本治疗主要适用于退变过程中的颈椎失稳期和骨赘刺激期，而对于骨赘压迫期，则需采取综合治疗措施包括骨科手术。

（3）针灸治疗该病主要是通过改善局部血液循环，解除粘连和痉挛而起作用。试验表明，针刺可使血管痉挛得以缓解，使椎动脉血流增加；可使患者的主观疼痛感觉缓解，颈部肌电明显改善。

（4）颈型颈椎病应与颈部扭伤、神经衰弱、肩周炎及肩背肌膜炎等其他慢性颈肩疼痛相鉴别；神经根型颈椎病应与臂丛神经痛、胸廓出口综合征等相鉴别；椎动脉型颈椎病应与脑动脉供血不足、神经衰弱、偏头痛、小脑脑桥角肿瘤等相鉴别；脊髓型颈椎病应与脊髓感染、外伤及椎管内占位性病变相鉴别。

（5）本病容易复发，故在针灸治疗的同时，应避免长期伏案工作，睡眠时枕头的高低要适当。平时养成良好坐姿，良好的坐姿可减少劳累，避免损伤；长时间低头可使颈部肌肉疲劳，造成慢性劳损，并继发一系列症状；最佳的伏案工作姿势是颈部保持正直，微微地前倾，不要扭转、倾斜；工作时间超过1小时，应该休息几分钟，做些颈部运动或按摩；不宜头靠在床头或沙发扶手上看书、看电视。

（6）避免颈部损伤。如在乘坐快速的交通工具、打羽毛球等运动时要避免颈椎损伤。

（7）适当进行颈部功能锻炼。锻炼方法如下：

1）头中立位前屈至极限，回复到中立位；后伸至极限，回复到中立位；左旋至极限，回复到中立位；右旋至极限，回复到中立位；左侧屈至极限，回复到中立位；右侧屈至极限，回复到中立位。动作宜缓慢，稍稍用力。锻炼时，有的患者颈部可感觉到响声，如果伴有疼痛，应减少锻炼的次数或停止锻炼；如果没有疼痛，则可以继续锻炼。

2）头中立位双手十指相叉抱在颈后，头做缓慢的前屈和后伸运动，同时，双手用力对抗头的运动，以锻炼颈椎后侧的肌肉力量。

（尤苗苗　黄文盖）

三、漏肩风

漏肩风是肩关节周围肌肉、韧带、肌腱、滑囊、关节囊等软组织损伤、退变而引起的关节囊和关节周围软组织的一种慢性无菌性炎症，以肩关节疼痛、运动功能障碍和肌肉萎缩为主要临床表现，临床上多见于四十五岁以上的女性。常因肩部损伤、受寒、偏瘫、外固定等而诱发，也有无任何诱因而发病者。中医认为本病由肩部感受风寒所致，患病后肩关节僵硬、活动受限，好像冻结了一样，故又称为"冻结肩""肩凝症"。

本病相当于现代医学的"肩关节周围炎"，简称"肩周炎"。

（一）病因病机

病因：年老体虚，气血不足，筋失濡养；汗出当风，睡卧露肩，感受风寒湿邪，经脉拘急；慢性劳损或外来暴力所致急性损伤，未做彻底治疗等因素。

病机：肩部经络阻滞不通或失养。

病位：筋，与肝肾相关。

病性：急性期以邪实为主；进展期虚实夹杂；恢复期以气血不足、肝肾亏虚为主。

（二）辨证论治

证型		外邪内侵证	气滞血瘀证	气血虚弱证
治法	治则	祛风散寒，通络止痛	活血化瘀，通络止痛	益气活血，行气止痛
	取经	手阳明大肠经，手少阳三焦经，手太阳小肠经		
		足少阳胆经	任脉，足太阳膀胱经	足阳明胃经，任脉，足太阳膀胱经

李丽霞 针灸临证医论医案选

（三）治疗方案

1．电针疗法

主穴：肩三针（肩髃、肩前、肩后）。

配穴：外邪内侵证加风池、外关；气滞血瘀证加膈俞、合谷；气血虚弱证加足三里、气海。

分期加减：急性期加阿是穴、外关、天宗、秉风；进展期加肩井、外关、中渚；恢复期加曲池、合谷、条口、肝俞、肾俞。

操作：患者取健侧卧位，诸穴常规针刺；急性期针刺后行泻法，得气后连接电针机，选用疏密波，留针30分钟，局部予TDP灯照射；进展期肩三针予温针灸，余穴常规针刺，行平补平泻法，得气后选用疏密波，留针30分钟，局部予TDP灯照射；恢复期肩三针、肝俞、肾俞予温针灸，余穴常规针刺，行补法，得气后连接电针机，选用疏密波，留针30分钟。

2．运动针疗法

取穴：条口透承山（左病取右，右病取左，双侧病变取双侧）。

操作：让患者坐位，两腿屈成直角，以3寸毫针深刺条口穴，并向承山穴方向透刺，以条口、承山两穴均有强烈针感为度，术者行针同时，嘱患者活动患肩，留针10～15分钟，每5分钟行针1次。

3．穴位注射

取穴：阿是穴、肩髃、肩髎。

操作：灯盏细辛注射液4 mL，每次选取2穴，每穴注入2 mL，隔日1次。

4．耳穴疗法

取穴：肩关节、肩、肾上腺。

操作：常规消毒，对准穴位快速刺入，深度1分左右，约至软骨组织，以不刺透对侧皮肤为度。捻转数秒钟后，留针20～30分钟，每日或隔日治疗1次。或用王不留行籽进行耳穴贴压，手法由轻到重，按至有热胀感和疼痛（以患者能耐受为度），并嘱患者活动肩部，每日按压4次以上，每次2分钟左右。两侧耳穴交替使用。

5．刺络拔罐法

取穴：阿是穴。

操作：用三棱针在肩部压痛点点刺，使少量出血，加拔火罐；或用皮肤针叩刺肩部压痛点，使少量出血，加拔火罐。

6. 小针刀疗法

肩关节出现粘连时可在局麻下将小针刀刺入痛点，可触及硬结及条索状，顺肌纤维走行方向剥离松解粘连。

7. 火针疗法

取穴：阿是穴。

操作：局部常规消毒后，以中粗火针，采用速刺法，点刺不留针，针刺深浅根据穴位局部肌肉的厚度来决定，一般深度 0.3 ～ 0.5 寸，在局部不同位置点刺 3 ～ 5 针，术毕局部涂上一层薄薄的万花油。

（四）医案医话

患者黄×，女，56 岁。因"右肩部疼痛伴活动受限半月"就诊，查体：肩周围肌肉痉挛，肩关节前缘压痛，肩关节活动受限，以外展、上举及外旋受限明显。舌淡红，苔薄，脉弦涩。

中医诊断：漏肩风（气滞血瘀证）。

西医诊断：肩周炎。

治法：活血化瘀，通络止痛。

处方：肩三针（右肩髃、肩前、肩后）、阿是穴、外关（右）、天宗（右）、秉风（右）、左侧条口透承山。

操作：先让患者坐位，两腿屈成直角，以 3 寸毫针深刺条口穴，并向承山穴方向透刺，以条口、承山两穴均有强烈针感为度，术者行针同时，嘱患者活动患肩，留针 10 分钟，每 5 分钟行针 1 次。出针后，嘱患者取健侧卧位，诸穴常规针刺；针刺后行泻法，得气后连接电针机，疏密波，留针 30 分钟，局部予 TDP 灯照射。出针后局部痛点采用火针治疗，以中粗火针，采用速刺法，点刺不留针，深度 0.3 ～ 0.5 寸，在局部不同位置点刺 3 ～ 5 针。

复诊：治疗 3 次后，患者肩痛明显减轻，继续治疗 5 次后，患者肩痛基本缓解，活动无明显受限。

【按语】漏肩风又称为"冻结肩""肩凝症""五十肩"等，临床上多见于四十五岁以上的女性，以肩部疼痛和肩关节活动受限为主症，肩关节可有广泛压痛，可向颈部或上肢放射，还可出现不同程度的三角肌的萎缩。李丽霞教授认为本病如得不到有效的治疗，可能严重影响肩关节的功能活动，故宜早发现、早诊断、早治疗。肩三针出自《透穴与集合穴》，由大肠经肩髃穴及奇穴肩前、肩后组成，主治肩周炎、肩背痛、肩凝症、肩痛不举等。阿是穴，又名压痛点，其取穴方法就是以痛为腧，即人们常说的"有痛便是穴"，漏肩风以局部疼痛为主症，取阿是穴行针刺止痛疗效显著。外关，最早见于《灵枢·经脉篇》，为手少阳之络，属八脉交会穴之一，可通阳维脉，取之可加强祛风散寒之效，因漏肩风患肢多有受寒史、遇寒痛甚；又因其为少阳经穴，取之可通调少阳经经气，加强通络止痛之效。天宗穴下为皮肤、皮下组织、斜方肌筋膜、斜方肌、冈下肌，皮下组织内布有旋肩胛动静脉的分支，取该穴可改善局部血液循环从而达理气舒筋、通络止痛之效。秉风，出自《针灸甲乙经》，属手太阳小肠经，为手三阳经与足少阳之会，气血旺盛，取之可疏通患肢经络气血，通络止痛。

（五）按语

（1）肩周注意防寒保暖。因自然界的气候变化，寒冷湿气不断侵袭机体，可使肌肉组织和小血管收缩，肌肉较长时间的收缩，使肌肉组织受刺激而发生痉挛，久则引起肌细胞的纤维样变性，肌肉收缩功能障碍而引发各种症状。

（2）纠正不良姿势。对于经常伏案、双肩经常处于外展工作的人，应注意调整姿势，避免长期的不良姿势造成慢性劳损和积累性损伤。

（3）及时治疗引起继发性肩周炎的相关疾病。如积极治疗颈椎病、颈椎外伤、肩部及上肢损伤、胸部外科手术以及神经系统等疾病，尽早开展肩关节的主动运动和被动运动，以保持肩关节的活动度。

（4）加强功能锻炼。平时结合自己的生活习惯做一些如屈肘甩手、体后拉手、展臂站立、头枕双手、旋肩等简单锻炼。

（尤苗苗　黄文盖）

四、肘劳

肘劳是以肘部疼痛、活动受限为主要临床表现，多因前臂反复地做拧、拉、旋转等动作，致使肘部的筋脉发生慢性损伤的一种病症。本病多见于长期从事旋转前臂和屈伸肘关节的劳动者，如家庭妇女、木工、钳工、水电工、矿工及网球运动员等。

本病相当于西医学之肱骨外上髁炎、肱骨内上髁炎及尺骨鹰嘴炎。临床上以肱骨外上髁炎最多见。

（一）病因病机

病因：急性暴力外伤；慢性劳损。
病机：筋脉气血闭阻。
病位：筋，与肝肾相关。
病性：初期以邪实为主，久病虚实夹杂。

（二）辨证论治

证型		手阳明经筋病证	手太阳经筋病证	手少阳经筋病证
治法	治则	舒筋通络止痛		
	取经	足阳明胃经		
		手阳明大肠经	手太阳小肠经	手少阳三焦经

（三）治疗方案

1. 温针灸疗法

取穴：阿是穴、曲池、手三里、手五里、外关、合谷。
操作：诸穴常规针刺，针刺得气后阿是穴、曲池、手三里行温针灸。

2. 火针疗法

取穴：阿是穴。
操作：在阿是穴处涂上一层万花油，右手持毫火针在酒精灯的外焰加热针体，直至将针体烧至红白后，迅速准确地刺入阿是穴，以针尖达骨膜为佳，留针3秒，术毕涂上一层万花油；以上操作隔天1次，5～10天为1个疗程。

3. 耳穴疗法

取穴：神门、皮质下、肾上腺、肘。
操作：消毒穴位后，以毫针对准穴位快速刺入，针尖约至软骨组织，以不刺透对侧皮肤为度，捻转数秒钟后，留针20～30分钟，每日或隔日治疗1次。或用王不留行籽进行耳穴贴压，手法由轻到重，按至有热胀感和疼痛（以患者能耐受为度），每天按压4次以上，每次3分钟左右。两耳交替进行，每3天换1次。

4. 运动针疗法

取穴：阳陵泉透阴陵泉（左病取右，右病取左，双侧病变取双侧）。

操作：患者取端坐位，两腿屈膝成直角，取阳陵泉穴，常规消毒后，用3寸针灸针朝阴陵泉方向针刺，阳陵泉、阴陵泉均得气之后，术者在行针的同时，嘱患者患肢前臂进行各角度主动运动，运动10～15分钟后，患者疼痛减轻后予出针。首次治疗取健侧，每天1次，健患侧交替取穴，3次为1个疗程。

5. 小针刀疗法

用针刀松解肱骨外上髁、肱骨内上髁部位肌腱附着点的粘连。

6. 穴位注射疗法

取穴：阿是穴。

操作：采用灯盏细辛注射液4 mL，每次取2穴，每穴2 mL。

7. 隔姜灸法

取穴：压痛点、曲池、肘髎、手三里、外关。

操作：在上述穴位上放置鲜姜片，用艾炷隔姜灸，每穴灸3～5壮，每日或隔日1次，10次为1个疗程。

8. 刺络拔罐法

取穴：局部阿是穴。

操作：用皮肤针叩刺局部出血，然后加拔火罐，留罐5分钟。2～3日1次。

（四）医案医话

患者李×，女，60岁。因"右肘关节外侧疼痛、活动受限2月"就诊，查体：肱骨外上髁后外侧、肱桡关节间隙可触及明显的压痛点，前臂上段桡侧轻度肿胀、压痛，肱骨外上髁炎试验阳性（患侧上肢屈肘、屈腕、屈指、前臂旋前，而后缓缓伸直肘关节，肱骨外上髁部出现疼痛）。舌暗红，苔薄，脉弦。

中医诊断：肘劳（气滞血瘀）。

西医诊断：肱骨外上髁炎。

治法：舒筋活络，行气止痛。

处方：阿是穴、曲池（右）、手三里（右）、手五里（右）、外关（右）、合谷（右）。

操作：诸穴常规针刺，针刺得气后阿是穴、曲池、手三里行温针灸，留针 30 分钟。出针后阿是穴（肱骨外上髁后外侧、肱桡关节间隙）行火针治疗。

复诊：治疗 3 次后，患者肘关节外侧疼痛明显减轻，活动稍改善，继续治疗 5 次后，患者肘关节外侧疼痛基本缓解，活动无明显受限。

【按语】肘劳属于中医学的"伤筋""筋痹"范畴，发于肘外侧的肱骨外上髁，此乃手阳明经脉所过之处，阳明经"主润宗筋"多气多血。《灵枢·缪刺论》云"先以指按之痛，乃刺之"，所以在治疗时选用阿是穴进行温针及火针治疗。《灵枢·经筋》篇载"治在燔针劫刺，以知为数，以痛为输"，在痛的部位取阿是穴，用火针刺其阿是穴以舒筋活络止痛乃是正治之法。在行火针治疗的过程中，烧针这一步很关键，必须把针烧至由红发亮呈白炽化状态时方可使用，如果不能把针烧红烧透就刺之，不能去病，反损于人。

（五）按语

（1）针灸治疗本病疗效肯定，值得推广。
（2）平素应避免过度活动肘部；治疗期间应尽量减少活动肘部。
（3）注意局部保暖，可配合热敷疗法。

（尤苗苗　黄文盖）

五、腕管综合征

腕管综合征又称腕部正中神经受挤压症，是最常见的周围神经卡压性疾患，是由于腕管内容积减少或压力增高，使正中神经在管内受卡压而引起的以手指麻木、疼痛、感觉异常、乏力等为主的症候群。临床表现为桡侧 3 或 4 个手指麻木疼痛，鱼际肌萎缩，拇指外展、对掌无力等，正中神经分布区感觉迟钝。轻者仅在夜间或持续用手劳动后出现手指感觉异常，但运动障碍不明显，仅少数患者用手指做精细动作时有不灵活的感觉；重者手指刺痛、麻木，且持续而明显，有时疼痛可向前臂乃至上臂、肩部放射，夜间或用手工作时加剧，甚至影响睡眠；晚期，患者还可以出现大鱼际肌的萎缩，拇指对掌功能障碍。本病中年患者居多，女性多于男性，以单侧多见。

本病属中医"筋伤"范畴。

（一）病因病机

病因：外伤、慢性劳损，外邪侵袭。

病机：血瘀阻络，腕部气血运行不畅。

病位：腕部筋脉。

病性：实证或本虚标实。

（二）辨证论治

证型		外邪袭络	气滞血瘀
治法	治则	祛邪通络，散寒舒筋	行气活血，舒筋通络
	取经	手厥阴心包经	

（三）治疗方案

1．温针灸疗法

取穴：郄门、间使、内关、大陵、劳宫、曲泽。

操作：诸穴常规针刺，针刺得气后，郄门、内关、大陵行温针灸，留针30分钟，局部予 TDP 灯照射。

2．穴位注射疗法

取穴：内关、大陵。

操作：选用鼠神经生长因子、甲钴胺注射液等营养神经针剂，每穴注入1 mL，每次2穴，每日1次。

3．火针疗法

取穴：阿是穴。

操作：阿是穴常规消毒后，选用中等粗细火针烧至通红后以极快的速度刺入穴位，深度根据肌肉厚度而定，深 0.05 ～ 0.2 寸，迅速出针，注意避开血管与神经。

4．手法治疗

在患肢压痛点及外关、阳溪、鱼际、合谷、劳宫穴等用展筋丹外搽局部后揉摩，然后将患手在轻度拔伸下再施以顿筋法。另外，压者左手握住腕上，右手拇指和食指捏住患者患手拇指末节，向远端迅速拔伸，以发生弹响为佳，依次拔伸 2、3、4 指，以上手法可每日 1 次。

5. 中药熏洗

方药组成：伸筋草、透骨草、红花、防风、荆芥、桂枝、川芎各 30 g，煎水熏洗患部，每天早晚各 1 次，每次 30 分钟。

6. 小针刀治疗

定点：在远侧腕横纹尺侧腕屈肌腱的内侧缘，定一进针刀点，沿尺侧腕屈肌的内侧缘向远端移 2.5 cm 再定一点；在远侧腕横纹上的桡侧腕屈肌腱的内侧缘定一点；再沿桡侧腕屈肌腱向远端移动 2.5 cm 再定一点，腕关节下部放一脉枕，使腕关节背伸位。在此四点上分别进针刀，刀口线一律和肌腱平行，针体和腕平面成 90°角，深度 0.5 cm 左右，沿两侧屈肌腱内侧缘将腕横韧带分别切开 2～3 mm。与此同时将针刀沿屈肌腱内侧缘向中间平推数下。术毕，针孔敷料覆盖稳妥后，被动过伸过屈腕关节三五次。

（四）医案医话

患者蔡×，女，36 岁。因"右中指、食指麻木 20 余天"就诊。查体：右中指、食指掌面感觉过敏，叩击腕管附近正中神经循行分布处及被动背伸腕关节时，可诱发触电样刺痛感。舌淡红，苔薄白，脉弦。

中医诊断：痹证（气滞血瘀）。

西医诊断：腕管综合征。

治法：行气活血，舒筋通络。

处方：郄门、间使、内关、大陵、劳宫、曲泽（均取右）。

操作：诸穴常规针刺，针刺得气后，郄门、内关、大陵行温针灸，留针 30 分钟组，局部予 TDP 灯照射；出针后，选用注射用鼠神经生长因子 2 mL 在内关、大陵处行穴位注射，每穴注入 1 mL，每日 1 次。

复诊：治疗 5 次后，患者右中指及食指麻木减轻，继续治疗 7 次后，静息时患者右中指及食指无明显麻木，主动背伸腕关节时可诱发轻度麻木。

【按语】腕管综合征以"麻木、疼痛、肌肉萎缩"为主要临床表现，早期肌肉萎缩较为少见。病机主要是感受风寒湿邪或急性外伤、慢性劳损等病因损伤机体经脉、筋结、经筋、络脉，使经络受损，运行气血功能受阻，血行不畅，"不通则痛"，气血瘀阻，致远端气血虚少，故见肢体麻木，"不荣则痛"；气血亏虚则易复感外邪，外邪侵袭加重局部病症，长久以往终致肌肉废用。本病相当于中医的"痹症"，痹症最早见于《素问·痹论》"风寒湿三气杂至，合而为痹也"，故选用温针灸以温经通络、祛风除湿、通络止痛。

（五）按语

（1）职业因素是腕管综合征发病的重要影响因素，重体力负荷、不良腕部及手部姿势、反复性操作、长时间工作者其发病率较高。

（2）女性为腕管综合征的高发人群，告知患者应避免长时间用手操作，如洗衣物时不要用力拧，选择轻巧型的炊具，选择有较大把手的开罐器、开瓶器，购物时选用背包或推车，避免手部或腕部过度用力。

（3）男性应避免重体力负荷、减轻手部受力。

（4）早期应嘱患者注意局部保暖，防止受凉，避免用冷水，并佩戴护腕保护关节；嘱患者自行擦热患部，每天自行活动手部数次，以促进血液循环。后期嘱患者练习腕伸屈、臂旋转、伸指握拳等，促使肌肉及肌腱的活动，防止失用性萎缩和粘连。间歇性的腕部主动活动、手指的屈曲和伸直可以减少腕管内的压力。正中神经和肌腱滑行练习可防止正中神经和周围肌腱粘连，并可有效缓解疼痛、肿胀和无力感。

（尤苗苗　黄文盖）

六、腰痛

腰痛是临床常见的症状，以腰部一侧或两侧疼痛为主，疼痛可放射至下肢，常伴腰椎活动受限。引起腰痛的原因很多，如腰椎局部病变：腰椎间盘突出症、腰椎肥大、椎管狭窄、腰部骨折、椎管肿瘤、腰部急慢性外伤或劳损、强直性脊柱炎等；又如泌尿生殖系统疾病：泌尿系感染、泌尿系结石或结核、输卵管炎、盆腔炎、慢性附件炎、子宫肌瘤、子宫颈癌、卵巢囊肿子宫骶骨韧带或结缔组织炎症等。

临床上以腰椎间盘突出症引起的腰痛最为常见，这里主要对腰椎间盘突出症引起的腰痛展开论述。腰椎间盘突出症主要是因腰椎间盘各部分（髓核、纤维环及软骨板），尤其是髓核，有不同程度的退行性改变后，在外力因素（腹压增加、突然负重、妊娠等）的作用下，椎间盘的纤维环破裂，髓核组织从破裂之处突出（或脱出）于后方或椎管内，导致相邻脊神经根遭受刺激或压迫，从而产生腰部疼痛，一侧下肢或双下肢麻木、疼痛等一系列临床症状。

（一）病因病机

病因：风寒湿邪，急性外伤，慢性劳损，年老体虚。

病机：经脉受阻，气血运行不畅，不通则痛；气亏血少，不荣则痛。

病位：腰部，与肾密切相关。

病性：肾精不足，气血亏虚为本；邪气内阻，经络壅滞为标。

（二）辨证论治

证型	寒湿腰痛	湿热腰痛	瘀血腰痛	肾虚腰痛
治则	散寒除湿，温经通络	清热利湿，舒筋活络	活血化瘀，理气止痛	温补肾阳；滋补肾阴
取经	足太阳经及督脉为主	足太阳经及足太阴经为主	足太阳经及足少阳经为主	足太阳经、督脉、足少阴肾经

（三）治疗方案

1. 腰痛针灸温通方

主穴：肾俞、大肠俞、阿是穴、委中。

配穴：寒湿腰痛加腰阳关；湿热腰痛加大椎、腰阳关；瘀血腰痛加膈俞、次髎；肾虚腰痛加命门、志室。

操作：肾俞、大肠俞、阿是穴、委中用 30 号 1.5 ～ 2.0 寸毫针，针身与皮肤呈 90°，进针深度 0.8 ～ 1.5 寸。肾俞、大肠俞、阿是穴针刺得气后加艾炷温针，委中平补平泻。下肢疼痛明显者，委中、阳陵泉电针。

2. 拔罐疗法

瘀血腰痛者，委中穴予刺络拔罐，以三棱针点刺双侧委中穴，以微微出血为度，然后加拔火罐。寒湿腰痛及湿热腰痛，可予腰部膀胱经第一侧线及第二侧线拔罐，留罐 5 ～ 10 分钟。

3. 穴位注射

取穴：肾俞、大肠俞、阳陵泉。

操作：瘀血腰痛可选用灯盏细辛注射液，肾虚腰痛可予骨肽注射液，每穴注入 2 mL，每次 2 穴，隔日 1 次。

4. 火针疗法

取穴：阿是穴。

操作：取中粗火针，将针尖和针身烧红透亮，阿是穴针刺深度 0.3 ～ 0.5 寸。疼痛剧烈可隔日治疗 1 次，慢性疼痛治疗间隔时间可延长至 3 ～ 5 天治疗 1 次。

5. 梅花针疗法

取穴：阿是穴。

操作：选择腰部疼痛部位，用梅花针叩刺出血，加拔火罐，适用于寒湿腰痛和瘀血腰痛。

6. 耳穴疗法

取穴：患侧腰骶椎、肾、神门等穴。

操作：穴位常规消毒后，以毫针对准穴位快速刺入，深度 1 分左右，约至软骨组织，以不刺透对侧皮肤为度，捻转数秒钟后，留针 20 ～ 30 分钟，每日或隔日治疗 1 次。或用王不留行籽进行耳穴贴压，手法由轻到重，按至有热胀感和疼痛（以患者能耐受为度），并嘱患者活动腰部，每日按压 4 次以上，每次 2 分钟左右。

7. 中药熏洗

活血止痛方：当归 30 g　三七 10 g　艾叶 20 g　土鳖虫 20 g

红花 10 g　入地金牛 20 g　海桐皮 20 g

适用于：寒湿腰痛证、肾虚腰痛证、瘀血腰痛证。

以上药方煎至 1 000 mL 后加入腿浴盆中，待水温 35 ～ 43 ℃时泡腿、足，每次 30 分钟，10 次为 1 个疗程。

8. 浮针疗法

针具：采用一次性浮针。针具由针芯、软套管及针座构成。

操作：患者取俯卧位，充分暴露患部，找准 MTrP 点，做好标记。进针点局部严格消毒，医者左手拇指与食指固定进针处皮肤，右手持浮针针柄，针尖朝向 MTrP 点方向，针体与皮肤呈 15°～ 25°快速刺入皮下，然后放平针身，沿皮下针身刺入五分之四后，开始以大拇指为支点做水平扫散动作，持续扫散 3 分钟后拔去针芯，用消毒干棉球及胶布固定软套管，留管 6 小时后拔去软套管，结束治疗。

疗程：每 2 天 1 次，连续治疗 3 次为 1 个疗程。

（四）医案医话

患者黎×，男，43岁。因"反复腰痛1年，加重伴左下肢放射痛3天"就诊。查体：腰椎生理曲度变直，腰肌紧张，L4～L5棘突左侧压痛，可放射至左下肢，左侧直腿抬高试验50°。舌淡暗，苔白，脉沉涩。

中医诊断：腰痛（瘀血腰痛）。

西医诊断：腰椎间盘突出症。

治法：活血化瘀，理气止痛。

处方：肾俞、大肠俞、阿是穴、次髎、委中（左）、申脉（左）、风市（左）。

操作：诸穴常规针刺，针刺得气后，肾俞、大肠俞、阿是穴及风市穴行温针灸，留针30分钟，局部予TDP灯照射，每日1次。出针后，双侧委中行刺络拔罐治疗。

复诊：治疗5次后，患者腰痛明显减轻，左下肢放射痛稍减轻，继续治疗7次后，静息时患者腰痛及左下肢放射痛基本消失，弯腰、久坐时偶见左下肢放射痛。

【按语】腰痛是临床常见病证，《证治准绳·腰痛》载："有风、有湿、有寒、有热、有挫闪、有瘀血、有滞气、有痰积，皆标也，肾虚其本也。"李丽霞教授认为肾虚是腰痛发生的根本原因，故在运用针灸治疗腰痛时以肾俞、大肠俞等穴为主方。肾俞，出自《灵枢》，主治腰痛，《针灸大成》载"主虚劳羸瘦，耳聋肾虚"；大肠俞，出自《脉经》，善治腰脊强痛；肾俞、大肠俞均为背俞穴，背俞穴是五脏六腑之气输注于背部的腧穴，善治与脏腑有相关的肢体病。委中，《四总穴歌》载"腰背委中求"，意指凡腰背部病症都可取委中治疗，因此穴具有舒筋通络、活血祛瘀等作用。申脉，出自《针灸甲乙经》，文中载本穴主治之症为"腰痛不能举足，少坐，若下车踬地，胫中矫矫然"；申脉为八脉交会穴之一，通阳跷脉，阳跷主一身左右之阳，司眼睑开合及下肢运动，取该穴不仅可减轻腰痛，还能改善腰部及下肢的活动度。

（五）按语

（1）注意腰部保暖，勿睡卧湿地，防风寒湿邪。

（2）病情平稳后，适当加强锻炼，如游泳、太极拳等；因适当的体育锻炼可在一定程度上增强腰肌力量，使挛缩的肌肉得到伸展，僵硬的关节恢

李丽霞 针灸临证医论医案选

复活动。

（3）避免腰部突然受力；平时弯腰、蹲下、起立或提起重物等，要注意先使肌肉用力，避免无准备的突然动作；需长时间弯腰姿势下劳动时，要间歇地做些伸腰活动；经常搬运重物者，应在腰部系一宽腰带，以预防发生损伤。

（4）养成良好的坐立姿势；使脊柱和下肢的重力平衡，以免部分组织受到过度的不平衡牵张，造成脊柱畸形而引起姿势性腰痛。

（5）发生急性腰痛后应及时积极治疗，卧床休息以利于损伤组织修复，防止演变为慢性腰痛。

（尤苗苗　黄文盖）

［附］坐骨神经痛

坐骨神经痛是坐骨神经的神经根、神经丛或神经干本身受各种病因的影响，引起坐骨神经通路（腰、臀、大腿后侧、小腿后外侧及足外侧）及其分布区内疼痛的一种临床综合征，可分为原发性和继发性两大类。原发性坐骨神经痛由感染、受寒、中毒等原因直接损伤坐骨神经所致，临床较少见。继发性坐骨神经痛由神经通路的临近组织病变，对坐骨神经产生刺激、压迫、粘连或破坏所引起，常见于腰椎间盘突出症、脊椎肿瘤、结核及椎间关节、骶髂关节、骨盆内病变等病症。继发性坐骨神经痛根据神经受累的部位不同，可分为根性坐骨神经痛和干性坐骨神经痛，临床上以根性坐骨神经痛多见。

本病属祖国医学"腰腿痛"范畴。

（一）病因病机

病因：腰部闪挫，劳损，外伤，风寒湿热之邪入侵。
病机：邪气羁留，经络阻滞。
病位：腰腿部。
病性：实证。

（二）辨证论治

证型		气滞血瘀	风寒湿证	湿热痹阻
治法	治则	行气活血、通经止痛	散寒除湿、温经通络	清热利湿、舒筋止痛
	取经	足太阳膀胱经，足少阳胆经		
		足阳明胃经	督脉	足少阴肾经

（三）治疗方案

1. 电针疗法

主穴：L4～S1夹脊、环跳、委中、阳陵泉。

配穴：气滞血瘀证加膈俞、足三里；风寒湿证加腰阳关、昆仑；湿热痹阻证加委阳、通谷。

操作：上述穴位针刺得气后，主穴加用电针，采用疏密波，通电30分钟。

2. 火针疗法

取穴：L3～S2夹脊、委中。

操作：将针尖和针身烧红透亮，火针速刺，深0.3～0.5寸，点刺不留针；委中可点刺出血。

3. 运动针疗法

取穴：取健侧伏兔穴。

操作：患者取仰卧位，在患者健侧伏兔穴进行常规消毒后，用7寸针灸针，对准伏兔穴进行针刺，深度3～4寸，以酸麻胀痛感明显，针感向腰骶部放射为度，嘱患者进行患肢主动活动，由屈髋屈膝位→屈髋伸膝位，活动10～15分钟后，待患肢疼痛缓解后出针。每天1次，3次为1个疗程。

4. 刺络放血法

取穴：阿是穴、次髎、委中、委阳、悬钟。

操作：在腧穴附近找到瘀血络脉，常规消毒后，用消毒三棱针对准穴位，快速刺入络脉约1 mm深，令血自动流出，待血止后再加拔火罐，吸出瘀血，10～15分钟后起罐，并清洁局部皮肤，消毒针口。急性期可隔日放血1次，非急性期可1周放血1次。

李丽霞 针灸临证医论医案选

5. 穴位注射法

取穴：腰4～5夹脊、环跳、阳陵泉、飞扬等穴。

操作：每次取2穴，用甲钴胺注射液2 mL或灯盏细辛注射液4 mL，每穴注射1～2 mL，以上穴位交替使用。隔日1次，10次为1疗程。

6. 穴位埋线法

取穴：肾俞、大肠俞、环跳、承扶、殷门、风市、阳陵泉、足三里等。

操作：每次选4穴，交替使用，1周埋线1次，3次为1个疗程。

7. 挑刺疗法

取穴：肾俞、八髎、环跳、阿是穴、白环俞、承扶、殷门、承山、风市、阳陵泉、悬钟。

操作：每次选用2～5穴，用消毒三棱针横穿过穴位下，提起皮肤并摆动数次，拉断肌纤维，反复挑拉，将皮下白色纤维挑尽为度，所选穴位逐一挑完为1次，每周挑1次，3次为1个疗程。

8. 耳穴疗法

取穴：坐骨神经、腰椎、骶椎、臀、膝、肾、神门。

操作：消毒穴位，以毫针对准穴位快速刺入，深度1分左右，约至软骨组织，以不刺透对侧皮肤为度，捻转数秒钟后，留针20～30分钟，每日或隔日治疗1次。或用王不留行籽进行耳穴贴压，手法由轻到重，按至有热胀感和疼痛（以患者能耐受为度），每日按压4次以上，每次2分钟左右。两耳交替进行，每3天换1次。

（四）按语

（1）针灸对坐骨神经痛有良好的疗效，对各种原因所致的坐骨神经痛都有改善血液循环、解除肌肉痉挛、控制炎症、缓解疼痛、促进功能恢复等作用。对原发性坐骨神经痛比继发性坐骨神经痛效果好。

（2）急性期应卧床休息，腰椎间盘突出症者应卧硬板床。平时应注意保暖，劳动时注意保持正确姿势，必要时佩戴护腰，减少腰部前屈，避免过度负重，且需要进行腰背肌肌力训练，如桥式运动、背飞等。

（3）坐骨神经痛是由多种原因引起的症候群，并非独立疾病，临床应查明原因，以针对原发病治疗。对肿瘤压迫引起者，注意局部不要施行针刺。由于脓肿、结核等所致的坐骨神经痛，要积极治疗原发病。

（尤苗苗　黄文盖）

七、足跟痛

足跟痛指足跟一侧或两侧疼痛，不红不肿，行走不便，多由于足跟的骨质、关节、滑囊、筋膜等处病变引起的疾病。如足跟骨刺、跖筋膜炎、跟骨后滑囊炎、跟骨骨突炎、距骨下关节炎、跟骨骨膜炎及跟腱炎等。其中跖筋膜炎是足跟痛最常见的原因之一，往往发生于久站或久行者，尤其是负重行走者，因长期慢性劳损引起。

本病好发于40岁以上的中老年人。《诸病源候论》述："夫劳伤之人，肾气虚损，而肾主腰脚。"

（一）病因病机

病因：肾气亏虚，外伤，劳损，寒湿入侵经络。
病机：经络阻滞，气血郁闭。
病位：经筋，与肝肾相关。
病性：肾虚为本，邪气内阻，经络壅滞为标。

（二）辨证论治

李丽霞 针灸临证医论医案选

证型		实证	虚证
治法	治则	祛邪逐瘀，通络止痛	温经补肾，活血通络
	取经	足少阴肾经，足太阳膀胱经，任脉	
		足少阳胆经	—

（三）治疗方案

1. 电针合温针灸疗法

取穴：阳陵泉、悬钟、三阴交、太溪、申脉、丘墟。

操作：诸穴常规针刺，三阴交、太溪、丘墟行温针灸，余穴针刺得气后连接电针机，选用疏密波，局部予TDP灯照射，留针30分钟。

2. 火针疗法

取穴：阿是穴。

操作：在阿是穴处涂上一层万花油，右手持毫火针在酒精灯的外焰加热针体，直至将针体烧至红白后，迅速准确地刺入阿是穴，以针尖达骨膜为佳，留针3秒，术毕涂上一层万花油；以上操作隔天1次，5～10天为1个疗程。

3. 针刺运动疗法

取穴：大陵穴。

操作：穴位常规消毒后，用1寸针灸针直刺，得气之后，术者在行针的同时，嘱患者进行顿足运动，运动10～15分钟后，每5分钟行针1次，患者疼痛减轻后予出针。首次治疗取健侧，每天1次，健患侧交替取穴，3次为1个疗程。

4. 穴位注射疗法

取穴：阿是穴。

操作：采用灯盏细辛注射液2 mL，每次取2穴，每穴1 mL，每周2次。

5. 隔姜灸疗法

取穴：压痛点、太溪、昆仑。

操作：在上述穴位上放置鲜姜片，用艾炷隔姜灸，每穴灸3～5壮，每日或隔日1次，10次为1疗程。

（四）医案医话

患者高×，女，62岁。因"反复足跟痛、行走受限3月余"就诊。查体：跟骨结节内侧有压痛，足趾、踝关节在被动背伸时疼痛和压痛更明显，并可触及足底紧张感。舌淡，苔白，脉沉细。

中医诊断：足跟痛（肾虚瘀阻）。

西医诊断：跖筋膜炎。

治法：舒筋通络，活血止痛。

处方：阳陵泉、悬钟、三阴交、太溪、申脉、丘墟。

操作：诸穴常规针刺，针刺得气后连接电针机，选用疏密波，局部予TDP灯照射，留针30分钟，每日1次。出针后，阿是穴行火针疗法，隔日1次。

复诊：治疗5次后，患者足跟痛明显减轻，可行走较远距离，继续治疗7次后，静息时患者足跟痛基本消失，久站及久行后足跟痛方发作。

【按语】跖筋膜炎是足跟痛最常见的原因之一，往往发生在长期站立或行走的工作者，是长期、慢性、轻微外伤积累引起的病变。正如《素问·

宣明五气篇》载"久行伤筋"及"久立伤骨"。外伤及过度劳损易造成局部气血瘀阻，运行无为，阻滞不通，不能补养足跟，其中，久行可伤及足跟局部的筋膜，造成局部筋膜的损害，是诱发足跟疼痛的因素之一。而电针疗法可解除局部组织的挛缩，减少局部病灶对血管及神经的压迫和刺激，消除局部的充血水肿，同时在针刺过程中配合温针灸，可起到温经散寒，活血通络止痛的疗效。

（五）按语

（1）针灸治疗足跟痛有很好的临床疗效。嘱患者每日按摩足跟部，以促进局部血液流通，增强疗效。

（2）治疗期间，指导患者适当进行床上的功能锻炼，如膝、踝关节的屈伸锻炼，以增强下肢的肌力。继之可鼓励患者步行，逐渐增加运动时间，使之恢复人体的正常功能，减少跟骨骨质疏松。

（3）治疗期间避免长时间站立或行走，并选择合适的鞋子。足跟垫高可减少跖腱膜张力，有一定的治疗作用。

（4）体重过于肥胖，应积极减肥，减轻足跟负重。

（尤苗苗　黄文盖）

八、筋伤

筋伤，现代医学称之为软组织损伤，是伤科最常见的疾病之一。凡人体各个部位的关节、肌肉、肌腱、筋膜、韧带、关节囊、滑液囊、韧带、腱鞘、血管、周围神经等，受外来暴力撞击、强力扭转、牵拉、压迫或因不慎而跌仆、闪挫，或体虚、劳累过度以及持续运动、经久积劳等原因，所引起的机能或结构异常，而无骨折、脱位或皮肤破损者，均称为筋伤。祖国医学对筋伤的认识很早，《灵枢·经筋》中有"足太阳之筋，起于足小趾，上结于踝……足太阴之筋，起于足大趾之端内侧，上结于内踝……手太阳之筋，起于小指之上，结于腕……手太阴之筋，起于大指之上，循指上行，结于鱼后"，指出了十二经筋的起始、走向和止结部位。

（一）病因病机

病因：暴力损伤，慢性劳损，年老体弱，风寒湿内侵。

病机：筋脉凝滞，气血运行不畅。

病位：筋，与肝肾相关。

病性：虚实皆可见，暴力损伤及外邪侵袭多为实证；年老体弱及慢性劳损以本虚为主，邪实为标。

（二）辨证论治

新伤：行气活血，通络止痛；根据筋伤部位定经。

陈旧伤：强筋壮骨，通络止痛；根据筋伤部位定经。

慢性劳损：补益肝肾，通络止痛；根据筋伤部位定经。

（三）治疗方案

1. **外敷疗法**

初期：宜冰敷，使其血管收缩，减轻局部充血，降低组织温度，抑制神经感觉，有止血、退热、镇痛、麻醉、防肿作用；若无冰敷条件则应马上进行加压包扎，从而避免出血或渗出，待24～48小时之后再行热疗或其他方法治疗。

中、后期：局部热敷，每次30分钟，每天1～2次，以促进毛细血管扩张，从而促进血液、淋巴循环和新陈代谢，以缓解肌肉痉挛、促进肿胀消退。

2. **制动**

软组织损伤，尤其是肌肉、肌腱、关节囊、韧带扭伤后应根据病情选用绷带、胶布、石膏或其他方法给予固定1～2周，使受伤部位的组织得到充分制动休息，有利于受伤组织的修复，以免因继续活动受伤的部位，甚至负重行走加重损伤，造成损伤迟迟不能愈合，就可能遗留慢性损伤。但急性期过后应进行适当的运动，以促进康复。

3. **针灸疗法**

早期可予电针疗法，后期可予温针灸及磁疗。根据筋伤部位定经，选用不同腧穴进行针灸治疗，多以局部取穴为主，如：腕关节处筋伤，常用腧穴有阿是穴、腕骨、阳池、阳溪、太渊、大陵等；肘关节处筋伤，常用腧穴有阿是穴、曲池、曲泽、少海、天井、小海等；肩关节处筋伤，常用腧穴有阿是穴、肩髃、肩髎、肩贞、肩前、肩后、臂臑等；膝关节处筋伤，常用腧穴有阿是穴、内外膝眼、血海、梁丘、阴谷、阳陵泉、阴陵泉等；踝关节处筋伤，常用腧穴有阿是穴、昆仑、丘墟、申脉、解溪、太溪、照海、然谷、公孙、金门等。

4. 火针疗法

取穴：阿是穴。

操作：阿是穴常规消毒后，选用中等粗细火针烧至通红后以极快的速度刺入穴位，深度根据肌肉厚度而定，深 0.3～0.5 寸，迅速出针，重者需在患处再找痛点，可连刺 2～3 针，一般每平方厘米病灶 3～5 针为宜。筋伤急性期 24 小时内局部不宜火针，可在对侧肢体对应阿是穴处用火针快速频频浅刺 3～5 次。

5. 耳穴疗法

取穴：损伤部位对应点、神门、肝、肾、皮质下。

操作：消毒穴位后，以毫针对准穴位快速刺入，深度 1 分左右，约至软骨组织，以不刺透对侧皮肤为度，捻转数秒钟后，留针 20～30 分钟，每日或隔日治疗 1 次。或用王不留行籽进行耳穴贴压，手法由轻到重，按至有热胀感和疼痛（以患者能耐受为度），每日按压 4 次以上，每次 2 分钟左右。两耳交替进行，每 3 天换 1 次。

6. 穴位注射疗法

取穴：膈俞、胆俞、肝俞、肾俞，后期可取阿是穴及邻近腧穴。

操作：采用灯盏细辛注射液 4 mL，每次取 2 穴，每穴 2 mL，每周 2 次。

7. 刺血疗法

取穴：阿是穴。

操作：在阿是穴用皮肤针叩刺，待轻微出血后加拔火罐 5 分钟左右，至瘀血出尽。

（四）医案医话

患者刘×，女，22 岁。因"扭伤致右踝关节疼痛、活动受限 3 天"就诊，查体：右踝关节前外侧皮下瘀血，局部肿胀、压痛明显，踝关节在跖屈及背伸时疼痛加重。舌淡红，苔薄白，脉弦。

中医诊断：筋伤（气滞血瘀）。

西医诊断：踝关节扭伤。

治法：活血消肿，祛瘀止痛。

处方：阿是穴、昆仑、丘墟、申脉、解溪、金门。

操作：诸穴常规针刺，行泻法，针刺得气后连接电针机，选用疏密波，局部予 TDP 灯照射，留针 30 分钟，每日 1 次。出针后，阿是穴行火针疗法，隔日 1 次。

复诊：治疗 3 次后，患者踝关节疼痛明显减轻，可下地缓慢行走，继续治疗 7 次后，患者踝关节疼痛基本消失。

【按语】踝关节扭伤为常见的关节扭伤，可分为单纯性扭伤或同时伴有骨、韧带、关节囊的损伤，伤后均有不同程度的局部瘀肿、疼痛和关节活动障碍。踝关节扭伤多由于行走不慎，足踏于不平之地，或下楼梯时突然踩空，或跳跃时足部着地不稳，致使足部突然发生内翻或跖屈内翻，或轻度背伸外翻发生跪跌姿势等引起。由于踝关节极度扭曲引起韧带过牵、移位、甚至撕裂，或其他筋肉组织撕裂，甚至嵌顿，发生局部渗出与血肿形成。电针疗法可解除局部组织的挛缩，减少局部病灶对血管及神经的压迫和刺激，消除局部的充血水肿。

（五）按语

（1）筋伤发生后应详细询问筋伤发生的原因、时间及情况；详查受伤部位，注意创口的大小、形状、出血情况、受伤程度及范围，皮肤有无瘀斑、水疱，皮温有无改变，指（趾）端循环情况，肌肉有无缺血性坏死，伤肢是否肿胀、皮肤紧张和发硬、能否活动，有无感觉障碍。

（2）查看是否为挤压伤，伤后有无尿闭、尿少及血尿；曾接受过何种治疗，疗效如何；注意有无休克或身体其他部位的损伤，有无以肢体或躯干肿胀、肌红蛋白尿及高血钾等急性肾功能衰竭为特点的挤压综合征。

（3）四肢受伤后应局部垫枕以抬高患肢，腰背扭伤宜卧硬板床休息。注意保护损伤部位，防止再次受伤。筋若有断裂现象，可用粘膏或弹性绷带等固定，以增强其稳固性，限制肌肉、韧带超常范围活动，使伤部组织能够得到适当休息，利于损伤的愈合。

（尤苗苗　黄文盖）

九、颞下颌关节功能紊乱综合征

颞下颌关节紊乱综合征是口腔颌面部最常见的疾病，以关节局部酸胀或疼痛、咀嚼无力、活动时关节弹响及下颌运动障碍为主要特征。临床上多见于 20 ～ 40 岁的青壮年，常发生在一侧，亦可累及双侧。

祖国医学认为本病是局部经气受阻所致。本病属中医"颌痛""颊痛"

"口噤不开"等病的范畴。诸阳经筋，皆在于头，三阳之筋，并络于颔颊，夹于口。诸阳经为风寒所客，或外伤经筋，或厥气上逆，引起三阳经气不利，三阳经筋挛急，而致张口受限，颞颌关节酸牵强，机关不利。

（一）病因病机

病因：咬合紊乱，咀嚼肌群结构或功能失调，关节挫伤或劳损。
病机：经脉阻滞，气血不畅。
病位：筋骨，与肝肾相关。
病性：初期以实为主，久病则虚实夹杂。

（二）辨证论治

分型		气滞血瘀证	风寒袭络证	厥气上逆证
治法	治则	活血化瘀、通络止痛	祛风散寒	疏调经气
	取经	足阳明胃经，足少阳胆经，手阳明大肠经		
		足太阳膀胱经	手少阳三焦经	足厥阴肝经

（三）治疗方案

1. 电针疗法

主穴：合谷、手三里、地仓、颊车、下关。

配穴：气滞血瘀证加膈俞、商阳；风寒袭络证加外关、偏历；厥气上逆证加厉兑、足窍阴。

操作：合谷、手三里、下关常规针刺，地仓、颊车透刺，针刺得气后接电针机，选疏密波，留针30分钟，局部予TDP灯照射，配穴均用泻法。

2. 按摩疗法

患者取坐位，术者立于患者对面，双手大拇指缠消毒纱布，伸入患者口腔内，分别置于两侧最后一个白齿上，用力向下按压牵引颌并左右活动数次，而后拇指退出口腔。继之，术者一手固定其对侧头部，另一手拇指按揉下关、颊车穴各1分钟或以局部有较强的酸胀感为度；手掌自下关穴沿胃经路线向下推数遍，大鱼际部揉摩颞颌关节及其周围数分钟，或以局部热感为度；拇指揉、压风池、合谷穴，拇、食指捏拿肩井穴。以上手法每次操作

15 分钟左右，隔日 1 次或每日 1 次为宜，15 次为 1 个疗程。治疗期间，嘱患者避免嚼食硬物，同时配合局部热敷。

3. 火针疗法

取穴：上关、下关、听宫。

操作：上关、下关、听宫常规消毒后，选用中等粗细火针烧至通红后以极快的速度刺入穴位，深 0.3 ～ 0.5 寸，迅速出针。

4. 穴位注射疗法

取穴：取下关、颧髎、翳风、听宫。

操作：采用灯盏细辛注射液 1 mL，每次取 2 穴，每穴 0.3 ～ 0.5 mL，每周 2 次。

5. 耳穴疗法

取穴：上颌、下颌、面颊区、神门、颞颌穴。

操作：消毒穴位后，以毫针对准穴位快速刺入，深度 1 分左右，约至软骨组织，以不刺透对侧皮肤为度，捻转数秒钟后，留针 20 ～ 30 分钟，每日或隔日治疗 1 次。或用王不留行籽进行耳穴贴压，手法由轻到重，按至有热胀感和疼痛（以患者能耐受为度），并嘱患者做张、闭口动作，活动颞颌关节，每日按压 4 次以上，每次 2 分钟左右。两耳交替进行，每 3 天换 1 次。

（四）医案医话

患者张×，男，39 岁。因"右下颌关节酸胀疼痛、咀嚼无力 2 天"就诊。查体：右下颌关节压痛，右侧咀嚼肌无力，张口时关节弹响。舌暗，脉弦。

中医诊断：颌痛（气滞血瘀证）。

西医诊断：颞下颌关节紊乱综合征。

治法：疏调经筋，通络止痛。

处方：合谷、手三里、地仓、颊车、下关、商阳。

操作：合谷、手三里、下关常规针刺，地仓、颊车透刺，针刺得气后接电针机，选疏密波，留针 30 分钟，局部予 TDP 灯照射，商阳用泻法。出针后，在上关、下关及听宫穴处行火针治疗。

复诊：治疗 5 次后，患者右下颌关节疼痛明显减轻，咀嚼稍改善，继续治疗 5 次后，患者右下颌关节疼痛基本消失，咀嚼正常。

【按语】颞下颌关节紊乱病是由于咀嚼肌的平衡失调以及颞下颌关节各组成结构之间运动失常而引起的疼痛、弹响、运动障碍等一系列综合症状。

本病属中医"颊痛""筋伤""面痛""痹证""口噤不开"等范畴。手足阳明经筋均经由颈项上结于头面："足阳明之筋……上挟口，合于颇""手阳明之筋……上颊，结于颇"，阳经为风寒所客或瘀血阻滞或外伤经筋，引起三阳经气不利，使局部气血经络痹阻、筋脉拘急，出现经筋不利，而致张口受限，颞颌关节牵强。《素问·痿论》曰："宗筋主束骨而利机关也。"治疗本病旨在疏调经筋，通络止痛。由于颞颌关节的病变相对局限，且发病部位比较深，根据"药之不达，针之所及"的理论，常选用针灸治疗该病，作用直达病变，疗效可立竿见影。

（五）按语

（1）针灸治疗本病效果较好，是本病首选治疗方法之一。

（2）颞下颌关节功能紊乱是关节区神经、肌肉功能性紊乱，针刺可以调整神经肌肉兴奋和抑制的平衡，使机体恢复正常状态。

（3）若韧带松弛，发生关节半脱位或脱臼，应当限制下颌骨的过度运动，脱位者应首先手法复位。

（4）为巩固疗效，除针灸治疗外，必须及时消除致病因素，避免咀嚼硬物和过度张口，避免受寒，还需改正创伤性咬合，纠正单侧咀嚼的习惯，注意及时修复缺牙，安装义齿，以保持正常的咬合关系。

（尤苗苗　黄文盖）

十、膝痹

膝痹以膝关节的疼痛、屈伸不利及行走不便为主要临床表现，患者下蹲困难，可伴有下肢乏力，是临床常见病、多发病，多发于中老年人。中医学认为本病的产生多因经脉气血痹阻不通，不通则痛而发病，病久则发生骨及软骨的退变，出现膝关节疼痛、畸形和功能障碍；现代医学认为本病是一种以膝关节软骨退行变性、关节边缘和软骨下骨质再生为特征的慢性、无菌性、进行性炎症。

膝痹相当于西医的膝关节退行性骨关节病。

（一）病因病机

病因：年老体虚，暴力损伤，慢性劳损。

病机：肝肾亏虚的基础上复感风、寒、湿之邪侵袭人体经脉，留于肢体、筋骨、关节之间，导致气血不畅，不通则痛。

病位：经脉、筋，与肝肾相关。

病性：肾精不足，气血亏虚为本；邪气内阻，经络壅滞为标。

（二）辨证论治

	证型	风寒湿痹证	风湿热痹证	瘀血痹阻	肝肾亏虚证
治法	治则	祛风散寒，除湿通络	清热祛湿，通络止痛	活血化瘀，通络止痛	补益肝肾
	取经	足少阳胆经，足阳明胃经			
		足太阴脾经	手阳明大肠经	足太阴脾经	足少阴肾经

（三）治疗方案

1. 膝痹针灸温通方

主穴：内外膝眼、梁丘、阳陵泉、阿是穴。

配穴：风寒湿痹证加阴陵泉、关元；风湿热痹证加大椎、曲池；瘀血闭阻证加血海；肝肾亏虚证加太溪、肝俞。

操作：内外膝眼、梁丘、阳陵泉、阿是穴用 30 号 1.5 ～ 2.0 寸毫针，针身与皮肤呈 90°，进针深度 0.8 ～ 1.5 寸。针刺得气后加艾炷温针。

2. 穴位注射

取穴：血海、内外膝眼、阳陵泉。

操作：病程短者，可选灯盏细辛注射液在血海进行穴位注射，注入 2 mL，隔日一次；久病者，可选骨肽注射液在内外膝眼及阳陵泉处进行，每穴注入 2 mL，隔日一次；膝痹反复发作，许久不愈者，可选玻璃酸钠合利多卡因注射液注射。

3. 火针疗法

取穴：内外膝眼、阿是穴。

操作：患者取卧位，定位好内外膝眼及阿是穴，予活力碘在内外膝眼穴处消毒，点燃酒精灯，左手持酒精灯，右手持毫火针在酒精灯的外焰加热针体，直至将针体烧至红白后，迅速准确地刺入穴位中约 1 ～ 1.3 寸，根据患者耐受程度可不留针或留针 3 秒，术毕按压约 30 秒，涂上一层万花油；隔周一次，3～5 次为 1 个疗程。

4. 放血疗法

取穴：阿是穴。

操作：患者俯卧位，充分暴露膝部，取阿是穴局部常规消毒，用止血钳夹持 95% 酒精棉球于穴位上方，将火针针身最大长度的烧红烧透，并尽量缩短进针距离，迅速准确地刺入穴位 1～1.3 寸后拔罐，放出血 3～5 mL，后用活力碘消毒患处，再涂一层万花油。

适应证：风寒湿痹、瘀血闭阻和风湿热痹者。

（四）医案医话

患者关×，女，56 岁。因"双膝关节疼痛、活动受限 1 月"就诊。查体：双膝关节肿胀畸形，膝关节内侧缘压痛，肤温正常，浮髌试验（－），双膝关节屈曲受限。舌暗，苔薄，脉弦。

中医诊断：膝痹（瘀血痹阻）。

西医诊断：双膝关节退行性骨关节病。

治法：活血化瘀，通络止痛。

处方：血海、内外膝眼、曲泉、阳陵泉、三阴交、丘墟。

操作：患者仰卧，屈膝，膝下垫以枕头以让膝关节充分放松，诸穴常规针刺，内外膝眼、曲泉行温针灸，余穴针刺得气后连接电针机，选用疏密波，留针 30 分钟，局部予 TDP 灯照射。出针后，局部痛点行火针治疗。

复诊：治疗 5 次后，患者双膝关节疼痛减轻，但仍活动受限，以上下楼梯及下蹲时疼痛明显，继续治疗 5 次温针灸并配合 3 次毫火针治疗，患者双膝关节疼痛基本消失，活动无明显受限。

【按语】膝关节是人体最复杂及最主要的承重关节，也是退变发生率最高的关节，随着年龄的增长及关节负重的增加，软骨中营养供不应求，导致关节软骨变性，骨骼的弹性和韧性均降低，又因中老年患者肌肉萎缩无力，抗冲击力减弱。当关节软骨受到急慢性损伤时易造成软骨细胞受损，关节软骨破坏、变性，软骨下骨硬化或囊性变等，导致膝痹的发生。膝痹属中医学"痹证"，如《中藏经》载"骨痹者"，《张氏医通》曰"膝为筋之府……膝痛无有不因肝肾虚者，虚则风寒湿气袭之"，因此，膝痹的病机可总结归纳为在肝肾亏虚的基础上复感风、寒、湿之邪侵袭人体经脉，留于肢体、筋骨、关节之间，导致气血不畅，不通则痛，发为膝痹。血海，属足太阴脾经穴，穴名意指本穴为脾经所生之血的聚集之处，血海还是活血化瘀的要穴，膝痹的发生多因经脉气血痹阻不通，不通则痛而发病，取本穴可养血活血、化瘀通络止痛。膝眼，主治膝关节酸痛，膝关节炎，鹤膝风，下肢麻痹乏力等，正如《扁鹊神应针灸玉龙经》所载"膝头红肿一般同，膝关膝眼皆须刺，针灸堪称劫病功"。曲泉为足厥阴肝经合穴，肝主筋，取本穴行温针灸可强筋健骨、温经通络止痛，从而有效改善久站、久行及劳累后痛甚的症状。阳陵泉，足少阳胆经之合穴，且为八会穴之筋会，《难经》载"筋会阳陵泉"，本穴具有舒筋和壮筋的作用，取本穴可助曲泉加强强筋健骨之效。三阴交是足三阴经（肝、脾、肾经）的交会穴，该穴可调补肝、脾、肾三经气血，而肝主筋、脾主肉、肾主骨，取三阴交行针灸可健脾和胃、调补肝肾、行气活血、舒筋通络，能有效改善膝痹患者久站、久行及劳累后痛甚的症状。丘墟属足少阳胆经原穴，古籍中有载本穴主治的病证有脚酸转筋、足腕不收、髀枢脚痛、脚跗疼、痿软，即本穴具舒筋通络止痛之效，可治疗下肢疼痛、酸软乏力等，而膝痹患者以膝关节酸胀疼痛、屈伸不利为主症，日久可见下肢乏力。

（五）按语

（1）平时注意减轻膝关节的负担。

减肥：改变不良的饮食习惯，防止骨质疏松。

避免引起疼痛的动作，如上下楼梯，爬山，长时间行走，可骑自行车运动。

注意关节的保暖，使血液循环正常，防止疼痛，如药物护膝。

（2）加强肌力，防止关节破坏与关节囊挛缩之后的关节屈伸障碍。

（3）最大限度的伸展和屈曲膝关节。

（尤苗苗　黄文盖）

十一、痛风性关节炎

痛风性关节炎是嘌呤代谢障碍、血尿酸增高所致的关节炎症，因尿酸盐沉积在关节囊、滑囊、软骨、骨质和其他组织中而引起病损及炎性反应。主要表现为关节剧痛，多见于第一跖趾关节，也可发生于其他较大关节，尤其是踝部与足部关节，常为单侧突然起病，关节周围组织有明显肿胀、发热、发红和压痛，查血尿酸多有增高。本病多见于40岁以上男性，呈反复发作。

祖国医学称急性痛风性关节炎为"痹症"，古籍中也出现过"痛风"的记载，此外还可称之为"痛痹""历节风""白虎历节"等。

（一）病因病机

病因：先天禀赋不足，年老肝肾功能失调，嗜食肥甘厚味，风、寒、湿三气侵袭人体。

病机：体虚、脾失健运，感邪后致湿热、痰瘀、浊毒流注经络骨节，闭阻经络，血脉不通。

病位：经络骨节，与肝脾肾相关。

病性：虚实夹杂，以实为主。

（二）辨证论治

证型	湿热蕴结	瘀热阻滞	痰浊阻滞	肝肾阴虚
治则	清热祛湿，通络止痛	清热化瘀，通络止痛	健脾化痰，通络止痛	滋补肝肾，通络止痛
取经	手足阳明经及足太阴经	手足阳明经及足太阴经	手足阳明经及足太阴经	足少阴经及足厥阴经

（三）治疗方案

1. 针刺疗法

主穴：阿是穴、丰隆。

配穴：湿热蕴结证加曲池、合谷、阴陵泉；瘀热阻滞证加血海、太冲、内庭；痰浊阻滞证加足三里、三阴交；肝肾阴虚证加太溪、肝俞、脾俞、肾俞。

操作：诸穴常规针刺，湿热蕴结及瘀热阻滞型针刺得气后行捻转泻法，留针20分钟；痰浊阻滞及肝肾阴虚型，针刺得气后行平补平泻法，留针20分钟。

2. 火针疗法

取穴：阿是穴。

操作：阿是穴常规消毒后，选用中等粗细火针烧至通红后以极快的速度刺入穴位，深度根据肌肉厚度而定，深0.3～0.5寸，迅速出针。

3. 耳穴疗法

取穴：相应病变部位、内分泌、交感、神门、肾。

操作：消毒穴位后，以毫针对准穴位快速刺入，深度 1 分左右，约至软骨组织，以不刺透对侧皮肤为度，捻转数秒钟后，留针 20 ～ 30 分钟，每日或隔日治疗 1 次。或用王不留行籽进行耳穴贴压，手法由轻到重，按至有热胀感和疼痛（以患者能耐受为度），每日按压 4 次以上，每次 2 分钟左右。两耳交替进行，每 3 天换 1 次。

（四）医案医话

患者宋×，男，46 岁。因"反复右第一跖趾关节肿痛 1 年，再发 2 天"就诊。查体：右第一跖趾关节红肿，肤温高，压痛明显，可见一大小约 2 cm× 3 cm 痛风石。舌红，苔黄腻，脉滑数。

中医诊断：痹证（湿热蕴结证）。

西医诊断：痛风性关节炎。

治法：清热祛湿，通络止痛。

处方：阿是穴、丰隆、曲池、合谷、阴陵泉。

操作：诸穴常规针刺，针刺得气后行捻转泻法，留针 20 分钟；痛风石处予火针点刺，患者取卧位，予活力碘在痛风石处消毒，点燃酒精灯，左手持酒精灯，右手持中粗火针在酒精灯的外焰加热针体，直至将针体烧至红白后，迅速准确地刺入痛风石，不留针，可见有尿酸钠结晶从针孔处溢出，施加一定力量挤压以助尿酸钠结晶溢出，然后涂上一层万花油。

复诊：针刺 5 次及火针治疗 3 次后，患者跖趾关节红肿明显消退，疼痛减轻，痛风石变小；继续针刺 5 次并配合 1 次火针治疗，患者跖趾关节肿痛基本消失，痛风石明显变小，跖趾关节无压痛。

【按语】本病属中医"痹证"范畴。《灵枢》谓之"贼风"；《素问》谓之"痹"；《金匮要略》名曰"历节"；《景岳全书》称其为"风痹"，曰"风痹一症，既今人所谓痛风也"；《素问·痹论》曰"风寒湿三气杂至，合而为痹也……其热者，阳气多，阴气少，病气胜，阳遭阴，故为痹热"。元代著名医家朱丹溪首创"痛风"病名。李丽霞教授认为痛风急性发作期属湿热痹症，其发病多由于先天禀赋不足，又嗜食肥甘厚味及醇浆之品，脾胃运化不利，湿热内蕴，气血津液运气受阻，日久化湿热成浊毒，循经下注，瘀滞于关节，致关节红肿热痛，病机关键在于湿热、浊毒和瘀滞，故治疗宜清热利湿，化浊解毒，兼散瘀止痛。选用针刺行泻法及火针疗法可清热解毒利湿，给邪以出路。丰隆穴具有调和胃气、祛湿化痰、通经活络、补益气血等功效，痛风性关节炎发病嘌呤代谢障碍、血尿酸增高，为脾胃运化失常、代谢产物堆积，取丰隆穴配合阴陵泉可健脾助运、祛湿化瘀通络。曲池，是手阳明大肠经之合穴，有清热、疏经通络的作用，痛风性关节炎急性发作主症为红、肿、热、痛，取本穴行泻法，可清热解毒，减轻红肿热痛。合谷，属手阳明经原穴，长于清泻阳明之郁热，是治疗热病之要穴，痛风性关节炎相当于中医之热痹，因外感风湿热邪或嗜食辛热之品致热毒炽盛而发病，取合谷可助曲池加强清热解毒之效。

（五）按语

（1）火针治疗本病疗效显著，火针最早的适应证即为痹症。《灵枢·官针》中指出："焠刺者，刺燔针则取痹也。"

（2）平时应注意饮食调护，防治肥胖，避免高嘌呤食物如肉类、家禽、动物内脏、沙丁鱼、豆类、冬菇等，不宜饮酒、浓茶、咖啡等。

（尤苗苗　黄文盖）

十二、腱鞘囊肿

腱鞘囊肿是发生于关节部腱鞘内的囊性肿物，是由于关节囊、韧带、腱鞘中的结缔组织退变所致的病症，有轻微酸痛感，严重者有一定程度的功能障碍。囊肿以单房性、圆形多见，多数生长缓慢，表明光滑，边界清楚，直径一般不超过 2 cm，质软，囊内含有无色透明或橙色、淡黄色的浓稠黏液，囊壁为致密硬韧的纤维结缔组织。多见于青壮年女性，好发于腕部、足背及腘窝。

本病属中医学中的"筋结""筋瘤""聚筋"等病范畴。

（一）病因病机

病因：外伤，机械性刺激，慢性劳损，过度活动，反复持重。
病机：局部气血不和，血运不畅，痰凝血瘀、寒凝气结而成。
病位：筋，与肝肾相关。
病性：实证。

（二）辨证论治

证型		外邪袭络证	气滞血瘀证
治法	治则	祛邪通络，舒筋散结	舒筋活血，行气散结
	取经	囊肿所在的经脉	

（三）治疗方案

1. 扬刺法

取穴：囊肿局部。

操作：在囊肿中心刺一针，而后在囊肿上下左右各刺一针，针刺深度以针尖达囊肿基底部为准，得气后用平补平泻手法，连接电针机，选用疏密波，留针 30 分钟。

2. 火针疗法

取穴：囊肿局部。

操作：患者取坐位或卧位，暴露患部，常规消毒后用火针在酒精灯上烧红后快速刺入囊肿基底部位，快入快出，连刺 3～5 次，并向囊肿施加压力以挤尽囊浓稠胶冻状物体，然后用创可贴覆盖，每周 1 次。

3. 三棱针疗法

取穴：阿是穴。

操作：囊肿部位常规消毒，医者一手掐持囊肿，另一手持三棱针对准囊肿高点迅速刺入，刺破囊壁，出针后用力挤压囊肿，排出胶性黏液，局部常规消毒后加压包扎 2～3 天。

（四）医案医话

患者张×，女，30 岁。因"右手手背腕关节部出现肿块半年余"就诊，查体：手背腕关节部肿块突出，大小约为 1 cm×2 cm，触诊囊肿表面光滑，囊肿质地坚硬，凸凹不平，推之与局部皮肤无粘连。舌暗红，苔薄黄，脉弦涩。

中医诊断：筋瘤（气滞血瘀证）。

西医诊断：腱鞘囊肿。

治法：舒筋活血，行气散结。

处方：囊肿局部。

操作：局部行扬刺法，针刺得气后行平补平泻法，留针 30 分钟；出针后囊肿局部予火针点刺，直至囊内浓稠胶冻状物体溢出，囊肿平坦为止。

复诊：针刺 5 次及火针治疗 3 次后，患者囊肿明显消退；继续针刺 3 次并配合 1 次火针治疗，患者囊肿基本消失。

【按语】火针疗法是较古老的一种治疗方法，在《内经》中称为"焠刺"，火针称为"燔针"，是将特制的针具用火烧红后，灼刺人体一定腧穴或部位，达防病治病的一种医疗方法。火针既有针刺的作用，又有火疗的作用，双重作用叠加时火针可达祛风散寒、消肿散结、温通经络、祛腐生肌的疗效。《素问·调经论》指出"病在筋，调之筋，病在骨，调之骨，燔针劫刺其下及与急者"，腱鞘囊肿病位即在筋，相当于祖国医学的"筋结""筋瘤""聚筋"等病症，运用火针治疗腱鞘囊肿方法简单易操作、耗时少、创伤小且复发率低，容易得到患者的接受与认可。有关研究发现，火针点刺可达到消坚散肿，促进慢性炎症吸收的作用。火针治疗腱鞘囊肿，就是借助火力高温灼烧及穿刺之力，破坏囊腔组织，开门祛邪，行气散毒，从而起到穿刺引流、化腐生新、升阳举陷、活血化瘀、消肿散结的作用，火针的温热能烧灼囊壁使其坏死，并能疏通囊液促其排出，火针治疗后的针孔，可使寒湿之气排尽而不再生。

（五）按语

（1）火针疗法治疗本病疗效显著，现代医学认为，火针刺破囊壁，滑液流出，局部张力降低，故症状改善；加压可使囊壁粘连、囊腔闭锁而愈合痊愈。本法简便易行，具有痛苦小、疗效好、免除手术之苦等优点。

（2）手持鼠标时间过长，或姿势不正确，易导致手关节滑膜腔的损伤，从而引发腱鞘囊肿；因此，需要长时间使用鼠标的办公人员，应每隔一小时休息 5～10 分钟，做柔软操或局部按摩。

（3）平素可适当做一些温和的手部运动以缓解疼痛；旋转手腕即是简单又有效的运动之一，可活动所有的腕部肌肉，促进局部血液循环，并消除手腕的弯曲姿势。

（4）在劳累后应用热水对患处进行浸泡，使局部血流通畅；亦可进行局部按摩，从而促进局部血液循环。

（尤苗苗　黄文盖）

第四节 五官科疾病

一、暴风客热

暴风客热是指外感风热，骤然起病，以白睛红赤、眵多黏稠、痒痛交作为主要特征的传染性、流行性眼病，又名暴风、天行赤眼，俗称红眼病。临床表现为患眼胞睑红肿，白睛红赤，羞明多泪，或眵泪胶粘，甚则赤痛较重，白睛浮肿，可见灰白色伪膜附着，拭去复生。《秘传眼科龙木论·暴风客热外障》对本病有详细记载："此眼初患之时，忽然白睛胀起，都覆乌睛和瞳人，或痒或痛，泪出难开。"《眼科易秘》中记载："时维夏令，红障满轮，暑气熏灼，最易染人。"本病好发于春、夏、秋季，易在公共场所蔓延。

该病类似于西医学的急性卡他性结膜炎，属急性细菌性结膜炎。

（一）病因病机

病因：外感风热。
病机：风热相搏，火郁不宣或素有脏腑积热，内外合邪，上犯白睛。
病位：白睛，与肝、胆、肺、大肠关系密切。
病性：多属实证。

（二）辨证论治

证型		风重于热	热重于风	风热并重
治法	治则	疏风清热	清热泻火兼疏风	疏风泻火，表里双解
	取经	足太阳膀胱经，足少阳胆经，手太阳小肠经		
		足太阳膀胱经	手阳明大肠经，足厥阴肝经，督脉	足厥阴肝经，手阳明大肠经，督脉

（三）治疗方案

1. 针刺疗法

主穴：攒竹、瞳子髎、至阴、合谷、太冲。

配穴：风重于热证加大椎、风门、风池；热重于风证加风池、曲池、大椎、行间；风热并重证加风池、太阳、大椎、曲池、侠溪、行间。

操作：先用毫针刺攒竹、瞳子髎，针入 0.4～0.5 寸，留针，需出血；合谷、太冲行常规针刺，深 0.5～1 寸，行泻法；至阴针入 0.2～0.3 寸，留针，微刺出血，隔日 1 次，每次约 30 分钟，3 次为 1 个疗程。

2. 火针疗法

取穴：攒竹、丝竹空、至阴。

操作：先用万花油在施针穴位上涂上薄薄一层，右手持细火针在酒精灯的外焰加热针体，直至将针尖烧至红白后，频频点刺攒竹、丝竹空、至阴穴，针刺深度 0.1～0.2 cm，术毕涂上一层万花油；以上操作隔日 1 次。

3. 刺血拔罐疗法

取穴：太阳、大椎。

操作：予碘伏消毒太阳、大椎穴，取三棱针或注射器针头点刺出血后拔罐，留罐 5 分钟，每日 1 次。

4. 耳穴疗法

取穴：眼、目 1、目 2、肝。

操作：消毒穴位后，以毫针对准穴位快速刺入，深度 1 分左右，约至软骨组织，以不刺透对侧皮肤为度，捻转数秒钟后，留针 20～30 分钟，每日或隔日治疗 1 次。或用王不留行籽进行耳穴贴压，手法由轻到重，按至有热胀感和疼痛（以患者能耐受为度），每日按压 4 次以上，每次 2 分钟左右。两耳交替进行，3 天换一次。或耳尖、耳背小静脉点刺出血。

5. 挑治法

取两肩胛之间丘疹样反应点、大椎及其旁开 0.5 寸处，选取 2～3 个反应点，左挑右，右挑左，用三棱针挑治，挑出白色纤维样丝状物数十条，挑尽后予碘伏消毒，然后予创可贴覆盖固定，隔日 1 次，一般治疗 1～2 次。

（四）医案医话

患者李×，女，21 岁，2013 年 10 月 23 日初诊。双眼红肿疼痛 2 天，伴畏光流泪，眵多干稠，口干，小便黄，舌红苔黄，脉弦数。查体：双眼、眼睑红肿，眼结膜、球结膜均红赤。

中医诊断：暴风客热（热重于风证）。

西医诊断：急性结膜炎。

治法：疏风清热。

处方：太阳、大椎、合谷、行间。

操作：持细火针快进快出太阳穴并拔罐出血，用中粗火针快进快出大椎穴并拔罐出血，然后针双侧合谷、行间，每日1次。

复诊：患者治疗3次痊愈，1周后随访未复发。

【按语】急性结膜炎以实证为主，用火针刺络放血引邪热外出，疗效确切。《玉龙歌》中有诗曰："两眼红肿痛难熬，怕日羞明心自焦，只刺睛明鱼尾穴，太阳出血自然消。"临床也常用太阳穴放血治疗。

（五）按语

（1）火针疗法、放血疗法治疗暴风客热有疗效显著，即刻见效，疗程短的优点。

（2）暴风客热有传染性，应注意个人卫生，不用手揉眼、毛巾要经常消毒，本病禁忌包眼。如一眼患病，另一眼更需保护，以防患眼分泌物及眼药水流入健眼。

（3）患病期间应注意休息，睡眠要充足，减少视力活动，忌发怒，忌食辛辣食物，戒房劳。

（谢丽琴）

二、针眼

针眼是指胞睑边缘生小硬结，红肿疼痛，形如麦粒，易成脓溃破的眼病，又名眼丹、土疳、土疡等，俗称偷针眼。多发于一只眼睛，且有惯发性，本病与季节、气候、年龄、性别无关。

本病相当于西医学的外睑腺炎，又称麦粒肿，是眼睑腺体组织的急性化脓性炎症。睫毛毛囊或附属的皮脂腺感染称外麦粒肿，睑板腺感染称内麦粒肿。

（一）病因病机

病因：外感风热，热毒上攻、脾胃湿热。

病机：热邪客于胞睑，火烁津液而生；或脾胃积热，热毒结聚于胞睑。

病位：病位在眼睑，与肺脾胃密切相关。

病性：一般急性发作以实为主，反复发作者往往虚实夹杂。

（二）辨证论治

	证型	风热客睑	热毒壅盛	脾虚夹实
治法	治则	疏风清热，消肿散结	清热解毒，消肿止痛	健脾益气，扶正祛邪
	取经	眼区局部取穴、手阳明大肠经、足少阳胆经	眼区局部取穴、足阳明胃经、手阳明大肠经、足太阳膀胱经、手少阳三焦经	眼区局部取穴、足太阴脾经、足阳明胃经、足太阳小肠经

（三）治疗方案

1. 针刺疗法

主穴：阿是穴（麦粒肿），太阳，攒竹、风池、厉兑。

配穴：风热客睑证：加合谷、丝竹空；热毒壅盛证：加曲池、大椎；脾虚夹实证：加养老、足三里、公孙。

操作：太阳、攒竹、厉兑针刺后用泻法，需出血；丝竹空可透鱼腰；阿是穴可围针刺，余穴针刺0.5～1.5寸。每日1次，3次为1个疗程。

2. 火针疗法

取穴：阿是穴（麦粒肿）。

操作：局部麦粒肿，常规消毒，用细火针在酒精灯上烧至白亮后，快速点刺，将麦粒肿全部点净，刺入麦粒肿基底部，不伤及正常组织；成脓者，点刺至根部轻转针身，以将脓带出；隔日1次，3次为1个疗程。

3. 刺络拔罐疗法

取穴：大椎穴。

操作：常规碘伏消毒后用三棱针点刺出血后拔罐。

4. 挑刺疗法

取穴：在肩胛区 T1 ～ T7 脊旁两侧查找淡红色丘疹或敏感点。

操作：用三棱针点刺，挑断疹下白色纤维组织，并捏挤至点状出血，每次挑 2 ～ 3 根，每日 1 次。

5. 耳穴疗法

取穴：眼、肝、脾、肾上腺、耳尖。

操作：消毒穴位后，耳尖以三棱针点刺出血，以 5 ～ 10 滴左右，余穴以毫针对准穴位快速刺入，深度 1 分左右，约至软骨组织，以不刺透对侧皮肤为度，捻转数秒钟后，留针 20 ～ 30 分钟，每日或隔日治疗 1 次。反复发作者用王不留行籽进行耳穴贴压，手法由轻到重，按至有热胀感和疼痛（以患者能耐受为度），每日按压 4 次以上，每次 2 分钟左右。两耳交替进行，每 3 天换 1 次。

（四）医案医话

患者陈××，男，20 岁，2016 年 9 月 8 日初诊。左上眼睑红肿疼痛 2 天。肿物如麦粒样，触痛，无流脓，口渴喜饮，便秘溲赤，舌红苔黄，脉数。

中医诊断：针眼（热毒壅盛证）。

西医诊断：麦粒肿。

治法：清热解毒，消肿止痛。

处方：阿是穴（针眼局部）、大椎、太阳。

操作：穴位局部常规消毒、涂万花油后用细火针在酒精灯上烧至白亮后快速刺入麦粒肿基底部 2 ～ 3 下，以不伤及正常组织为度。大椎穴常规消毒后，取一次性注射器针头快速点刺，接着拔罐出血。

复诊：治疗 3 次后，患者左上眼睑红肿疼痛缓解，肿物消失。

【按语】患者为脾胃积热，热毒结聚于胞睑，发为疔肿，"火郁则发之"，利用火针以热引热，引邪外出。大椎为"三阳、督脉之会"，依据"实则泻之""宛陈则除之，出恶血也"的治疗原则，予大椎穴点刺放血，达到泻火解毒、散结消肿的作用。

（五）按语

（1）火针、放血疗法治疗本病初期疗效较好。

（2）平时应注意眼部卫生，增强体质，避免偏食，有屈光不正者应及时矫治。

（3）麦粒肿初起至酿脓期间，切忌用手挤压患处，以免脓毒扩散，出现危重症。见脓头后及时切开排脓，以免自溃后疮口不齐，留下明显瘢痕，但严重者，少数可发展为眼丹。

（谢丽琴）

三、流泪症

流泪症是指泪液不循常道而溢出睑弦的眼病。流泪症病名繁多，有迎风流泪、目泪不止、冷泪、热泪，其中热泪多为某些外障眼病的一个症。本病多见于冬季和春季，可单眼或双眼患病，常见于病后体虚的妇女、老年人。《银海精微》记载："有肾虚不生肝木，肝经受风而虚损，故木动也，迎风而泪出也。"

本病类似于西医学的溢泪，多因泪点位置异常、泪道狭窄或阻塞及泪道排泄功能不全等引起。

（一）病因病机

病因：风邪外袭，久病体虚等。
病机：泪窍不密，风邪外袭或正气亏虚不能固摄泪液。
病位：眼，与肝脾肾密切相关。
病性：本病以虚为主。

（二）辨证论治

证型		肝血不足，复感风邪	气血不足，收摄失司	肝肾两虚，约束无权
治法	治则	补养肝血，祛风散邪	益气养血，收摄止泪	补益肝肾，固摄止泪
	取穴	眼区局部取穴，手阳明大肠经	眼区局部取穴，足阳明胃经，任脉	眼区局部取穴，足太阴肾经，足太阳膀胱经

（三）治疗方案

1. 针刺疗法

主穴：攒竹、三间、大小骨空、至阴、睛明。

配穴：肝血不足、复感风邪加风池、后溪、肝俞；气血不足、收摄失司加头维、血海、气海；肝肾两虚、约束无权加肝俞、肾俞、关元、太溪。

操作：睛明用普通针刺法，常规消毒，用左手推眼球向外固定，右手持针，缓慢进针，不提插、捻转，刺入 0.5～0.8 寸，以出现酸麻胀感为度，留针 20 分钟，出针后用干棉球按压针孔处，以防出血。攒竹刺入 0.5～0.8 寸，以出现酸麻胀感为度，针感向鼻尖方向为佳，留针；余穴针刺 0.2～0.8 寸。每日 1 次，5 次为 1 个疗程。

2. 火针疗法

取穴：攒竹、头临泣、大小骨空。

操作：先用万花油在施针穴位上涂上薄薄一层，右手持细火针在酒精灯的外焰加热针体，直至将针尖烧至红白后，频频点刺攒竹、头临泣穴，针刺深度 0.1～0.2 cm，术毕涂上一层万花油；以上操作隔天 1 次。

3. 耳穴疗法

取穴：眼、肝、肾等穴。

操作：消毒穴位后，以毫针对准穴位快速刺入，深度 1 分左右，约至软骨组织，以不刺透对侧皮肤为度，捻转数秒钟后，留针 20～30 分钟，每日或隔日治疗 1 次。或用王不留行籽进行耳穴贴压，手法由轻到重，按至有热胀感和疼痛（以患者能耐受为度），每日按压 4 次以上，每次 2 分钟左右。两耳交替进行，每 3 天换 1 次。

4. 温针灸疗法

取穴：养老。

操作：养老穴针刺得气后平补平泻，留针，将艾炷套在针柄上，防止艾炷产生的热量过高而灼烧皮肤可适当用厚纸板隔热，共施艾炷 2 柱共 30 分钟。每日 1 次，5 次治疗后休息 1 天，再继续 5 次治疗。

（四）医案医话

患者郭××，男，31 岁，因"右眼流泪 4 年，左眼流泪 2 个月"就诊。缘患者 4 年前受风沙吹打后，右眼始生流泪，迎风加重，泪水发凉，眼内角时赤作痛，约 2 年之久，2 个月前左眼亦流泪，曾被某医院眼科诊断为泪道不通。现患者双眼流泪，眼睛无红肿及痛痒。纳可，大便调，小便清长。舌质淡红，苔薄白，脉沉细微弦。

中医诊断：流泪症（肝肾两虚证）。

西医诊断：溢泪。

治法：补益肝肾，固摄止泪。

处方：攒竹、阳白、四白、鱼腰、上迎香、合谷、大小骨空。

操作：用热补手法，令下针后使温热之气聚于眼部。出针后，大小骨空行火针治疗。

复诊：治疗3次后，患者双眼流泪减少；继续治疗8次后，已很少流泪，基本恢复正常。

【按语】本病属虚，故以热补手法施治。《杂病歌》中云："假如头风冷泪出，攒竹合谷治无失。"攒竹属膀胱经，与肾相表里，针攒竹能壮肾水、养肝木，以通泪道；阳白属足少阳胆经，与肝相表里，有养肝祛风之功；四白属足阳明胃经，可厚胃气，补气血，以养五脏六腑之精气；合谷属手阳明大肠经，有升而能散之力；大小骨空为治疗眼疾的经验效穴。

（五）按语

（1）户外工作者，可戴防护眼镜，减少风沙对眼部的刺激。

（2）增强体质，或作睛明穴按摩，有助于改善流泪症状。

（谢丽琴）

四、耳鸣耳聋

耳鸣指患者自觉耳中鸣响而周围环境中并无相应的声源，耳鸣可发生于单侧，也可发生于双侧，有时患者自觉鸣声来自头颅内部，可称为"颅鸣"或"脑鸣"。耳聋指不同程度的听力减退，程度较轻者也称"重听"，重者则称为"耳聋"。耳鸣与耳聋常同时或先后出现，多由暴怒、惊恐、肝胆风火上炎，以致少阳经气闭阻或因外感风寒、壅遏清窍，或因肾虚气弱、精气不能上达于耳而成。《杂病源流犀烛》卷二十三载："耳鸣者，聋之渐也，惟气闭而聋者则不鸣，其余诸般耳聋，未有不先鸣者。"二者的病因病机与中医辨证施治基本相似，既是多种耳科疾病乃至全身疾病的一种常见症状，也可单独成为一种疾病。

本病类似于西医的突发性耳聋、感音神经性耳聋、主观性耳鸣等。主要指由外耳、中耳、耳蜗、蜗后及中枢听觉径路病变，甚至全身性疾病或神志因素均可引起的耳鸣耳聋。

（一）病因病机

病因：风热侵袭，情志内伤，饮食失调，久病体虚，劳倦纵欲。

病机：邪气闭塞，耳窍不通或精气血不足，耳窍失养。

病位：在耳，与肝、脾、肾、胆关系密切。

病性：虚实之分，起病急、病程短者以实证多见；起病缓慢、病程较长者以虚证为多见。

（二）辨证论治

证型		实证				虚证	
		风热侵袭	肝火上扰	痰火郁结	气滞血瘀	肾精亏虚	气血亏虚
治法	治则	疏风清热，宣肺通窍	清肝泻热，解郁通窍	化痰清热，散结通窍	活血化瘀，行气通窍	补肾填精，滋阴潜阳	健脾益气，养血通窍
	取经	手少阳三焦经，足少阳胆经，手太阳小肠经					
		手阳明大肠经，督脉	足厥阴肝经	手阳明大肠经，足阳明胃经	足太阳膀胱经，足太阴脾经	足太阳膀胱经，足少阴肾经，任脉，督脉	足阳明胃经、任脉，督脉

（三）治疗方案

1. **针刺疗法**

主穴：翳风、听会、侠溪、中渚。

配穴：风热侵袭证加曲池、大椎、风池；肝火上扰证加风池、行间、侠溪；痰火郁结证加丰隆、内庭；气滞血瘀证加支沟、膈俞、血海；肾精亏虚证加肾俞、关元、太溪；气血亏虚证加百会、足三里、三阴交。

操作：实证以耳周腧穴的针感向耳底或耳周传导为佳，余腧穴常规针刺，用泻法；虚证用毫针补法。

2. **耳穴疗法**

取穴：肾、肝、脾、胆、三焦、内耳、外耳、颞、皮质下。

操作：每次选 3 ～ 5 穴，消毒穴位后，以毫针对准穴位快速刺入，深度 1 分左右，约至软骨组织，以不刺透对侧皮肤为度，捻转数秒钟后，留针 20 ～ 30 分钟，每日或隔日治疗 1 次。或用王不留行籽进行耳穴贴压，手法由轻到重，按至有热胀感和疼痛（以患者能耐受为度），每日按压 4 次以上，每次 2 分钟左右。两耳交替进行，每 3 天换 1 次。

3. 头针疗法

取穴：双侧颞后线。

操作：毫针快速刺入头皮一定深度，快速捻转约 1 分钟，留针 30 分钟，隔日 1 次。

4. 穴位注射疗法

取穴：翳风、完骨、肾腧、阳陵泉等穴。

操作：用丹参注射液或维生素 B_{12} 注射液，每穴 0.5 ～ 1 mL，每次取 2 穴。

5. 火针疗法

取穴：关冲、足窍阴。

操作：局部常规消毒后，采用细火针快速浅刺关冲、足窍阴，深约 0.05 寸。

（四）医案医话

患者刘×，男，50 岁，左耳听力下降伴耳鸣 3 天就诊。3 天前因家事动怒而头晕、耳鸣，次日晨起发现左耳听力减退，在外院就诊，给予西药扩张血管药"舒血宁"和营养神经对症治疗，未见缓解。刻诊：耳聋耳胀，耳鸣似雷，头昏脑涨伴面红耳赤，急躁易怒，胸胁胀满，失眠多梦，食欲减退，口干，口苦，嗳气，大便干，小便短黄。舌红，苔黄，脉弦数。

中医诊断：耳鸣耳聋（肝火上扰证）。

西医诊断：突发性耳聋。

治法：清肝泻热，解郁通窍。

处方：神庭、本神、百会、四神聪、太冲、丘墟。刺法。

操作：神庭、本神、四神聪、百会平补平泻，余用泻法。留针 30 分钟，隔日 1 次。

复诊：针灸治疗 3 次后，耳中蝉声日渐减少，继续针刺 10 次后，耳鸣已除，听力恢复，头晕缓解，睡眠转佳。

【按语】《素问·脏气法时论》云"肝气逆则耳聋不聪"，肝胆郁热，

李丽霞 针灸临证医论医案选

会循足少阳经而上，足少阳经与耳窍关系密切，从而诱发耳鸣耳聋。取百会、神庭、本神、四神冲为镇静安神法，太冲、丘墟可疏肝解郁，清热生气。

（五）按语

（1）针灸治疗耳鸣、耳聋有一定疗效，但对鼓膜损伤致听力完全丧失者疗效不佳。

（2）生活规律和精神调节对耳鸣、耳聋患者的健康有重要意义；应忌食辛辣，避免劳倦，节制房事，怡情养性，保持心情舒，保持外耳道清洁；晚上睡前用热水洗脚，有引火归元作用，有助于减轻耳鸣症状。平时最好忌烟酒，少喝浓茶，咖啡等；避免长时间处于高分贝噪音之中。

（3）避免使用耳毒性药物，若病情需要必须使用，应严密监测听力变化；避免噪声刺激。

（4）耳鸣耳聋有时是全身疾病的一个症状，诊治过程中应查明病因，必要时配合原发病治疗。

（谢丽琴）

五、鼻炎

鼻炎是指鼻腔黏膜的炎性病变，分为急性、慢性和过敏性。急性鼻炎是鼻腔黏膜的急性感染性炎症，隶属于中医学"伤风""感冒"范畴，临床以鼻塞、流涕、喷嚏、嗅觉减退为主要症状；慢性鼻炎包括单纯性鼻炎、肥厚性鼻炎和萎缩性鼻炎，为鼻黏膜和黏膜下的慢性炎性疾病，可由急性鼻炎日久不愈迁延而来，或由灰尘或化学物质长期刺激而致，属于中医学"鼻窒""鼻槁"范畴；过敏性鼻炎又名"变态反应性鼻炎"，是由多种特异性致敏原引起的鼻黏膜变态反应性疾病，属中医学"鼻鼽"范畴，临床表现为发作性鼻痒，流清涕，打喷嚏，可伴有其他变态反应性疾病病史。

（一）病因病机

病因：风寒袭肺，蕴而化热，或感受风热，至肺气失宣，客邪上干清窍。

病机：邪壅鼻窍。

病位：在鼻。

病性：以实证多见。

（二）辨证论治

证型		肺经风热	湿热阻窍
治法	治则	清热宣肺，通利鼻窍	健脾除湿，利湿通窍
	取穴	以手太阴经、阳明经穴为主	以足太阴、阳明经穴为主

（三）治疗方案

1. 针刺疗法

主穴：列缺、合谷、迎香、印堂、风池。

配穴：肺经风热证加尺泽、少商。湿热阻窍证加曲池、阴陵泉。

操作：取穴针刺得气后，予泻法，留针30分钟，少商点刺出血。每日1次。

2. 火针疗法

取穴：迎香、印堂、鼻通穴。

操作：局部常规消毒后，在穴位上涂一层薄薄的万花油，左手持酒精灯，右手持细火针，针体在酒精灯的外焰上加热，烧至红白后，迅速准确的点刺相应穴位0.2～0.3 cm，针刺后再涂一层万花油，隔日1次。

3. 耳穴疗法

取穴：内鼻、外鼻、肾上腺、额、肺、大肠、脾、肾。

操作：每次取3～5穴，消毒穴位后，以毫针对准穴位快速刺入，深度1分左右，约至软骨组织，以不刺透对侧皮肤为度，捻转数秒钟后，留针20～30分钟，每日或隔日治疗1次。或用王不留行籽进行耳穴贴压，手法由轻到重，按至有热胀感和疼痛（以患者能耐受为度），每日按压4次以上，每次2分钟左右。两耳交替进行，每3天换1次。

4. 穴位贴敷疗法

取穴：大椎、肺俞、膏肓、肾俞、膻中等穴。

操作：用白芥子30 g、延胡索15 g、甘遂15 g、细辛15 g、丁香5 g，予蜂蜜为辅料调制，每次选4～6穴贴敷，保留4～6小时，隔日1次。

（四）医案医话

患者韩××，女，48岁，患鼻塞流浊涕近3年，曾在当地多方求治不效而来京。经某大医院诊断为慢性鼻窦炎、过敏性鼻炎，给予滴鼻药物治疗，收效不显。刻下，鼻塞流浊涕、不闻香臭、头及目眶压痛，每于感冒后诸症加重。夜卧则鼻塞不得息、张口代鼻呼吸，甚为难受，以致严重影响睡眠。兼有咽喉不适、咳嗽吐黄痰。舌苔白、脉浮弦。

中医诊断：鼻鼽（肺经风热）。

西医诊断：过敏性鼻炎。

治法：疏散风热，通利鼻窍。

处方：迎香、攒竹、上星、印堂、阳白、风池、少商、内庭、丰隆。

操作：迎香、攒竹、上星、印堂、阳白、风池平补平泻，内庭、丰隆用泻法，少商放血。留针30分钟，隔日1次。

复诊：针灸治疗3次后，鼻流浊涕减少；继续治疗10次后，鼻流浊涕明显减少，夜间可安卧。

【按语】参合本案之脉证，乃外有风邪侵袭，壅塞肺气，内有阳明郁热，循经上攻于鼻。盖鼻为肺之窍，足太阳之脉起于目内眦（近鼻梁处），上额交巅入络脑；足阳明胃经起于鼻之交梁中，傍纳太阳之脉。故风邪外袭，太阳受邪，壅塞肺气；或阳明邪热循经上攻，均可致鼻塞不通。鼻塞、头痛于感冒后加重、苔白、脉浮、此风邪为病之象；鼻流浊涕、吐痰色黄，热邪上受煎熬津液。治当外散太阳风邪，内清阳明邪热。

（五）按语

（1）针灸治疗本病有较好的效果，急性鼻炎一般针治2～3次即可获得较好效果，尤其对改善鼻道通气功能较为迅速。慢性鼻炎疗程较长，对慢性单纯性鼻炎的疗效较肥厚性鼻炎为好。

（2）急性期应适当休息，食易消化高营养之品，多饮热水，保持大便通畅。忌辛辣燥热之物，戒除烟酒，加强体育锻炼，增强抵抗力。

（3）过敏性鼻炎应积极查找过敏原，避免接触。

（谢丽琴）

六、鼻窦炎

鼻窦炎是指鼻窦黏膜的化脓性炎症，是一种常见病，分急性和慢性两种。急性鼻窦炎多继发于急性鼻炎，主要是鼻窦黏膜的急性卡他性炎症和化脓性炎症，严重者可累及骨质，并可引起周围组织和邻近器官的并发症，致病菌多为化脓性球菌。慢病性鼻窦炎多因急性鼻窦炎反复发作未彻底治愈迁延而致，双侧发病或多窦发病极为常见，可分为水肿浸润型、浸润型和浸润纤维型，病因和致病菌与急性化脓性鼻窦炎相似，特异性体质与本病关系甚为密切。

本病归属于中医的"鼻渊"范畴，又称"辛頞鼻渊"，且以慢性居多。临床以鼻流浊涕、量多不止为主要特征，常伴有头痛、鼻塞、嗅觉减退等症状，浊涕鼻后滴流可刺激咽部，导致咽喉不利，咳吐黄痰等。严重者可引起眼眶内感染及颅内感染等并发症。

（一）病因病机

病因：情志不畅，饮食不节，劳倦过度，久病体弱，加之天气变化，感染时邪。

病机：时邪凝聚于鼻窦或鼻窍，肺失清肃。

病位：鼻部，常波及咽部，与肺脏相关，久病入脾、肾。

病性：急性期常邪实正盛，慢性期邪实正虚。

（二）辨证论治

证型			风热壅遏型	胆腑郁热型	脾胃湿热型	肺气虚寒型	脾气虚弱型
治法	治则	总则	通利鼻窍				
		分证	疏风清热	清泄胆热	清脾利湿	补肺散寒	健脾化浊
	取经		手太阴肺经、足阳明胃经、足太阳膀胱经及督脉经穴				
			—	足少阳胆经	足太阴脾经	足少阴肾经	足太阴脾经

李丽霞 针灸临证医论医案选

（三）治疗方案

1. 鼻渊通窍方

取穴：迎香、印堂、太阳、通天、列缺、合谷。

配穴：风热壅遏加少商、尺泽；胆腑郁热加阳陵泉、侠溪；脾胃湿热加阴陵泉、丰隆；肺气虚寒加肺腧、风门；脾气虚弱加足三里、中脘。

针法：体针 + 电针。

操作：患者取卧位，太阳、合谷用 30 号 1.0 寸毫针，针身与皮肤呈 90°，进针深度 0.2～0.5 寸；迎香、印堂、通天、列缺用 30 号 1.0 寸毫针，针身与皮肤呈 10°～20°，进针深度 0.2～0.5 寸；针刺得气后接韩氏穴位刺激仪。以上采用疏密波，强度以患者耐受为度，通电 30 分钟后出针。每天 1 次。10 天为一疗程。

2. 放血疗法

取穴：大椎、少商、商阳。

操作方法：将食指、拇指揉搓至发红，少商、商阳局部消毒后，用三棱针或无菌注射针头点刺一下，挤出血液 7～10 滴；大椎穴局部消毒后，使用三棱针或无菌注射针头点刺 3～5 下，配合拔罐疗法吸出血液，10 分钟后拔除火罐，妥善清除局部血污。

适应证：使用于实热证鼻渊。

3. 耳穴疗法

取穴：内鼻、额、肺、肾上腺、耳尖。

操作方法：消毒穴位后，以毫针对准穴位快速刺入，深度 1 分左右，约至软骨组织，以不刺透对侧皮肤为度，捻转数秒钟后，留针 20～30 分钟，每日或隔日治疗 1 次。或用王不留行籽进行耳穴贴压，手法由轻到重，按至有热胀感和疼痛（以患者能耐受为度），每日按压 4 次以上，每次 2 分钟左右。两耳交替进行，3 天换一次。

4. 穴位注射疗法

取穴：合谷、迎香、肺俞、足三里。

操作方法：每次选用 2 穴，交替使用，注入黄芪注射液或维生素 B_{12} 注射液，每穴注入 0.5～1 mL，隔日 1 次。

5. 火针疗法

取穴：上星、通天、商阳、厉兑。

操作方法：局部常规消毒后，用细火针快速点刺上星、通天、商阳、厉兑，火针刺入深约0.05寸，不留针。

6. 穴位按摩疗法

取穴：迎香、合谷。

操作：自我按摩，每次5～10分钟，每日1～2次。或用大鱼际沿两侧迎香上下按摩至发热，每日数次。

（四）医案医话

患者李×，男，19岁，2016年2月22日初诊。患者自幼体弱，经常感冒，尤其气温骤降时出现发热、咳嗽、流涕等症状。近1周又气温骤降，出现鼻塞、流涕，未予重视，近2日自觉鼻塞流涕加重，伴有嗅觉减退，为进一步治疗来我院。现症见鼻塞、流涕，嗅觉减退，咳白黏痰，伴咽痒、咽痛、身痛，纳眠可，二便调。舌淡红，苔薄白，脉弦滑。查体：咽充血（＋），双肺呼吸音清，未闻及干湿性啰音。辅助检查：X线片示双侧上颌窦、筛窦积脓。

中医诊断：鼻渊（肺气虚寒）。

西医诊断：鼻窦炎。

治法：补肺散寒。

处方：鼻渊通窍方加减：迎香、口禾髎、下关、印堂、太阳、通天、上星、风池、曲池、外关、列缺、合谷、鱼际、丰隆、照海。

操作：由一侧风池向对侧风池方向透刺，刺入1寸，并嘱患者躺下，枕头下缘在风池穴上方；迎香、口禾髎浅刺0.3寸，局部胀痛，可扩散至鼻部，平补平泻；印堂沿皮下向鼻根方向捻转透刺0.5寸，得气后继续捻转10秒，鼻根部呈持续性酸胀；下关、太阳直刺1寸，平补平泻，通天、上星平刺1寸，针尖突破头皮后，沿帽状腱膜下进针，平补平泻；曲池、丰隆直刺1.5寸，得气后捻转泻法；外关、列缺、合谷、鱼际、照海直刺1寸，得气后捻转泻法；加用电针机，留针20～30分钟，留针的同时配合TDP照射。患者仰卧位，直接照射鼻部，照射距离约30 cm，双眼用毛巾掩盖避免红外线照射双眼。以患者自觉舒适为宜。

复诊：治疗3次后，患者咽痛、身痛明显减轻，继续治疗7次后，患者鼻塞、流涕改善。

【按语】慢性鼻窦炎是耳鼻喉科的常见病、多发病，多由风寒袭肺、蕴而化热、肺气失宣、日久化热、酿为浊液、雍于鼻窍而发。患者体质虚弱，脾虚生痰，壅阻肺气，加之风寒外袭，侵袭肺卫，卫外不固，邪气由口鼻而

李丽霞 针灸临证医论医案选

入，肺开窍于鼻，病邪犯肺，致肺气不宣，上逆而咳，肺窍不利则鼻塞、流涕，气不布津，凝聚为痰，故咳白黏痰，咽喉为肺之门户，风寒袭肺则咽痛、咽痒。舌淡红，苔薄白，脉弦滑为外感风寒之征。患者内有肺气虚寒，外有风寒外袭。因此治法上，以局部取穴为主。治当祛风散热，宣肺开窍。方取手太阴络穴列缺，手阳明原穴合谷，属远部表里配穴法；迎香挟于鼻旁，印堂位于鼻根，远近相配，共收疏风散热，宣肺利窍之功治其本；针刺印堂有助于宣发清阳。

（五）按语

（1）锻炼身体，增强体质，预防感冒。

（2）积极防治牙病，避免牙源性上颌窦炎的发病；游泳时需注意避免呛水。

（3）饮食清淡，忌辛辣燥热之品；注意鼻腔清洁，勿用力擤鼻，擤鼻时需按住另一侧鼻孔，擤完一侧才可放开。

（4）极少数鼻窦炎可引起脑内感染，或听力、视力下降，应引起重视。

（5）本病严重者需中西医结合治疗，使用西药以减少鼻部分泌物、调节鼻部血管神经，以期更快的疗效。

（林忆诗）

七、乳蛾

乳蛾是指以咽痛或异物感不适，喉核红肿，表面可有黄白脓点为主要特征的咽部疾病，又名蛾子、喉蛾、乳鹅等。发于一侧名为单蛾，发于双侧名为双蛾。是临床常见病、多见病之一，以儿童及青年为多见。急性发病者，多为实热证，好发于春秋两季，有传染性，偶可爆发流行。病程迁延、反复发作者，多为虚证或虚实夹杂。本病可诱发喉痈及痹证、水肿、心悸、怔忡等全身疾病。

本病相当于西医学急性扁桃体炎。

（一）病因病机

病因：感受时邪，多食炙煿，过饮热酒。
病机：风热、火热或湿热之邪搏于喉核，脉络受损，局部肌膜灼伤。

病位：喉部，与肺、胃相关。

病性：本病多为实证，久病则虚实夹杂。

（二）辨证论治

证型			外感风热	肺胃热盛	肺肾阴虚
治法	治则	总则	利咽消肿		
		分证	疏风清热	解毒泻火	滋阴清热
	取经		手太阴肺经经穴		
			手阳明大肠经	足阳明胃经	足少阴肾经

（三）治疗方案

1. 利咽消肿方

主穴：少商、商阳、天容、曲池、合谷。

配穴：外感风热证加风池、外关；肺胃热盛证加历兑、鱼际；肺肾阴虚证加太溪、风门。

针法：刺经放血＋体针。

操作：将食指、拇指揉搓至发红，少商、商阳局部消毒后，用三棱针/无菌注射针头点刺一下，挤出血液 7～10 滴；曲池穴直刺，进针 1.5 寸，合谷直刺 1 寸，天容针尖向咽喉方向，刺入 0.5 寸，均使用泻法。小儿不需留针。

2. 耳穴疗法

取穴：耳屏区、咽喉区、耳舟下段的敏感压痛点、耳轮三穴。

操作：消毒穴位后，以毫针对准穴位快速刺入，深度 1 分左右，约至软骨组织，以不刺透对侧皮肤为度，捻转数秒钟后，留针 20～30 分钟，每日或隔日治疗 1 次。或用王不留行籽进行耳穴贴压，手法由轻到重，按至有热胀感和疼痛（以患者能耐受为度），每日按压 4 次以上，每次 2 分钟左右。两耳交替进行，每 3 天换 1 次。

3. 火针疗法

取穴：阿是穴。

操作：使用长 60/75 mm 的细针，在酒精灯上烧至白亮后，快速点刺，

李丽霞 针灸临证医论医案选

将喉核上白点或黄白脓点点净，以不伤及正常组织为度。

4. 刮痧疗法

成人可使用刮痧板，儿童则使用汤匙的光滑边缘，蘸麻油于患儿脊柱两旁轻轻由上向下顺刮，以出现痧点为度。用于外感风热、肺胃热盛证。

5. 放血疗法

取穴：少商、商阳、耳背静脉。

操作：用三棱针点刺出血，每日1次。

6. 穴位注射疗法

取穴：合谷、曲池、孔最。

操作：每次选2穴，采用柴胡注射液2 mL，每穴注入1 mL。

（四）医案医话

患者王×，女，26岁，于2017年5月27日就诊。主诉：咽痛2天。患者平素有反复感冒、咽痛病史，1年来扁桃体长期Ⅱ度肿大。患者2天前出现咽干、咽痛、发热，于当地医院诊断为急性化脓性扁桃体炎，经治疗后无发热，咽痛较前加重，特来我院门诊就诊。症见：咽痛、咽干、局部灼热感、下颌淋巴结肿痛、纳眠可、小便黄、大便干。查体：体温37.5 ℃，双侧扁桃体Ⅲ度肿大，左侧可见明显脓点，散在脓性分泌物，局部充血。舌暗，苔黄腻，脉数。

中医诊断：乳蛾（肺胃热盛）。

西医诊断：急性化脓性扁桃体炎。

治则：解毒泻火，消肿利咽。

处方：利咽消肿方加减：天容、曲池、尺泽、合谷、厉兑、鱼际。局部阿是穴火针。点刺少商、商阳穴放血。

操作：天容、曲池、尺泽直刺1.5寸，天容得气后加点，曲池、尺泽采用泻法，合谷、厉兑、鱼际直刺1寸，得气后捻转泻法；加用电针机，留针20～30分钟。取细长毫火针点刺扁桃体脓点局部，患者可咽下刺出的脓液及血液。少商、商阳穴在充分按摩至指端充血后，使用注射针头放血3～4滴，使用蘸有75%酒精的棉支擦拭指端出血口可防止血液凝固，可见指端出血从黑红色逐渐变成嫩红色，遂停止放血，干燥的消毒棉支按压止血。治疗结束后，脓点基本消失，咽痛当即明显改善，咽部无灼热感，大便通畅。

复诊：第2次复诊时诉仍有咽痛，充血明显好转，舌淡、苔微黄。后长期未至门诊复诊，经电话随访，患者诉已痊愈。

【按语】本例患者症状一派实证热证，而根本原因为正气虚弱，患者因既往肺卫虚弱，扁桃体局部虚弱，因此易受火热之毒侵袭。火针治疗乳蛾，初期可刺破脓点，使邪有出路，以热引热，后期则有温养作用，增益扁桃体局部正气。火针治疗乳蛾创面小，可立即改善患者咽痛、吞咽困难症状，亦无须担心二次感染。取穴大肠经合穴合谷、肺经合穴尺泽等可激发肺胃经气正气，肺经井穴少商、大肠经井穴商阳刺络放血，该法是对人体自身免疫系统的整体调节。

（五）按语

（1）火针对咽喉肿痛有较好的疗效，乳蛾急发者应治疗彻底，以免迁延日久，缠绵难愈，但应注意对原发病的配合治疗。

（2）注意个人口腔卫生，可用淡盐水漱口，每日3～4次。及时治疗邻近组织疾病；避免有害气体的不良刺激，忌食辛辣刺激性食物，力戒烟酒。

（3）注意休息，减少或避免过度讲话，合理发音。

（4）积极锻炼身体，增强体质，提高机体抵抗力。

（林忆诗）

八、喉痹

喉痹系指以咽喉肿痛、声音嘶哑、吞咽困难为主症的病证，是咽部局部气血瘀滞的病理变化。又名喉闭。广义的"喉痹"包括"喉风""咽痛""乳蛾"。这里"喉痹"为狭义概念，专指咽部黏膜与黏膜下组织的炎症。根据病程长短可分为急喉痹、慢喉痹。

本病相当于西医的急、慢性咽炎，指咽部黏膜及黏膜下和淋巴组织的炎症。临床上主要表现咽部异物感、灼热感、干燥感或微痛感、刺激性咳嗽等种种咽部不适的症状，检查可见咽部黏膜慢性充血，咽后壁淋巴滤泡增生或咽侧索肥厚，或咽部黏膜干燥萎缩。

（一）病因病机

病因：急者因气候骤变，起居不慎；慢者因五劳过极，起居失调，饮食不节。

病机：急者为感受邪毒，慢者为久病致肺、肾虚衰。

病位：咽部，久病常波及肺、肾，与肝、脾、胃亦有关。

病性：急者属实，慢者属虚实夹杂。

（二）辨证论治

		证型	外感风邪	肺胃热盛	痰热蕴结	阴虚肺燥	肺脾气虚	肾阴不足
治法	治则	总则	清热利咽			润喉利咽		
		分证	疏风清热	宣肺泻火	清热化痰	滋阴润肺	益气养阴	滋补肾阴
	取经		手太阴肺经、手阳明大肠经、任脉			任脉、手阳明大肠经		
			足少阳胆经	足阳明胃经	足太阴脾经	手太阴肺经	足太阴脾经、足阳明胃经	足少阴肾经

（三）治疗方案

1. 急性咽炎之利咽方

主穴：风池、曲池、合谷、天突、廉泉、少商、商阳。

配穴：外感风邪加曲池、外关；肺胃热盛加鱼际、历兑；痰热蕴结加阴陵泉、丰隆。

针法：刺经放血＋体针。

操作：风池向对侧眼方向斜刺，进针0.5寸；天突直刺0.2～0.3寸后，沿胸骨柄后缘、气管前缘缓慢向下刺入0.5寸；廉泉直刺1寸；以上诸穴均使用泻法。将食指、拇指揉搓至发红，少商、商阳局部消毒后，用三棱针、无菌注射针头点刺一下，挤出血液7～10滴。

2. 慢性咽炎之润喉方

主穴：璇玑、廉泉、扶突、列缺、照海。

配穴：阴虚肺燥加鱼际、液门；肺脾气虚加足三里、三阴交；肾阴不足加然谷、太溪。

操作：璇玑沿胸骨柄平刺，刺入1寸；廉泉直刺1寸；扶突直刺1寸；合谷直刺0.5寸；以上诸穴均使用平补平泻法。

3. 火针疗法

取穴：阿是穴（咽后壁）、天突、廉泉、列缺、照海。

操作：持细长火针在酒精灯上烧至白亮后，快速点刺咽喉壁。如咽后壁有增生滤泡，则将其点净。选择中粗火针，在酒精灯上烧至白亮后，天突、廉泉、列缺、照海穴用速刺法，刺入深 0.1～0.2 寸，不留针，针刺时嘱患者配合做吞咽动作。

4. 麦粒灸

取穴：天突、气舍、璇玑、风门、肺俞。

操作：所灸穴位需涂抹薄薄的一层万花油。将麦粒大小的艾炷放置于腧穴上，每个穴位灸 3 壮，点燃后，用口吹火至。患者可忍受则等待艾绒烧至熄灭，患者不可耐受则在自觉烧灼疼痛时术者使用镊子将燃烧的艾炷取走熄灭。每日 1 次。用于慢性咽炎。

5. 耳穴疗法

取穴：咽喉、肺、颈、气管、肾、大肠、轮 4～轮 6。

操作：每次选取 3～5 穴，消毒穴位后，以毫针对准穴位快速刺入，深度 1 分左右，约至软骨组织，以不刺透对侧皮肤为度，捻转数秒钟后，留针 20～30 分钟，每日或隔日治疗 1 次。或用王不留行籽进行耳穴贴压，手法由轻到重，按至有热胀感和疼痛（以患者能耐受为度），每日按压 4 次以上，每次 2 分钟左右。两耳交替进行，每 3 天换 1 次。

（四）医案医话

患者江×，男，21 岁，2018 年 10 月 26 日初诊。反复咽痛 3 年余，加重 5 个月，伴咽干，初起不重视，现因咽痛影响睡眠，遂至我科就诊。现症见：咽干涩痛，咽痒，伴有异物感，偶有刺激性干咳，自觉咽中灼热感，口干欲饮，大便干，小便调，舌红少苔，脉细。查体：咽部黏膜充血，咽后壁淋巴滤泡多处增生。

中医诊断：慢喉痹（阴虚肺燥）。

西医诊断：慢性咽炎。

治则：润肺利咽。

处方：慢性咽炎之润喉方加减：璇玑、廉泉、扶突、合谷、鱼际、列缺、照海、阴陵泉、太溪、三阴交、阿是穴。

操作：璇玑沿胸骨柄平刺，刺入 1 寸；廉泉直刺 1 寸；扶突直刺 1 寸；合谷、鱼际、照海、太溪直刺 0.5～1 寸；列缺需提捏穴位局部皮肤，针尖刺入肱桡肌与拇长展肌腱之间，刺入 1 寸；阴陵泉、三阴交直刺 1.5 寸。以上诸穴均使用平补平泻法。火针点刺阿是穴，取细长火针于酒精灯上烧至通红，迅速在患者咽后壁淋巴滤泡增生处黏膜表层点刺。

复诊：治疗 1 次后，患者咽痛减轻，无灼热感、异物感，咽干欲饮。半年后患者因气候变化，症状反复，再次复诊，予行治疗同前法，治疗 2 次后，症状缓解。

【按语】本例患者即为"虚火喉痹"。《杂病源流犀烛》卷二十四云："喉痹，痹者，闭也，必肿甚，咽喉闭塞。"慢性咽炎急性期属于中医"慢喉痹"范畴，主要是火热伤咽部血络造成。从经络学分析，咽喉是经脉循行交会处，在十二经脉中，除手厥阴心包经和膀胱经间接通于咽喉处，其余经脉直接通过，此处任脉、冲脉循喉咙，络于口唇。根据本例患者的实际情况，既往慢性咽炎，局部正气虚弱，天气变化时易受外邪侵袭。廉泉穴可消肿利咽，并配鱼际、合谷、扶突、足三里，加强清肺利咽、散瘀消肿之功。配合脾经穴位以培土生金，配合肾经穴位可滋阴润燥。

（五）按语

（1）慢性咽炎属疑难顽症，易反复发作，针灸治疗有较大优势，无副反应，可长期应用，简便廉验等。

（2）在坚持治疗的同时，预防感冒，忌吸烟、饮酒，忌食辛辣刺激性食物，多可提高疗效。

（3）诊断需仔细询问病史和完善全面相关检查，以排除咽异物感为主要症状的重要疾病，如咽喉及食管上端癌肿早期，反流性食管炎等疾病。

（林忆诗）

九、牙痛

牙痛是指牙齿因各种原因引起的疼痛，是口腔疾患中的一个常见症状。每因受冷、热、酸、甜等的刺激可使牙痛发作或加重，可伴有牙龈红肿、牙龈出血、牙龈萎缩、牙齿松动、咀嚼困难或有龋齿存在。中医学对牙痛的认识很早，《灵枢·经脉》载"大肠手阳明之脉……是动则病齿痛"。十二经脉中，手阳明大肠经入下齿，足阳明胃经入上齿，无论是风热外袭还是胃火炽盛，火邪循经上炎均可引起牙痛，又因肾主骨，齿为骨之余，肾阴不足，虚火上炎亦可引起虚火牙痛。

西医学中，牙痛多见于龋齿、牙髓炎、牙龈炎、牙周炎、牙槽或牙周脓肿等疾病中。

（一）病因病机

病因：感受外邪，饮食失调，禀赋不足或久病体虚。

病机：邪火与气血相搏，或虚火上炎而痛。

病位：牙，与胃胆肝肾密切相关。

病性：急者多实，缓者多虚。

（二）辨证论治

证型			风火型	胃火型	虚火型
治法	治则	总则	通络止痛		
		分证	疏风泻热	清热泻火	滋阴降火
	取经		胃经、大肠经		
			三焦经	胃经	肾经

李丽霞 针灸临证医论医案选

（三）治疗方案

1. 通络止牙痛方

主穴：颊车、下关、合谷、内庭。

配穴：风火型加翳风、大椎；胃火型加厉兑、解溪；虚火型加太溪、照海。

针法：体针＋电针。

操作：颊车向地仓穴透刺，进针 1.5 寸；下关直刺 1 寸；合谷、内庭进针 1 寸。

2. 耳穴疗法

取穴：口、下颌、上颌、牙、神门、胃、肾。

操作：每次取 3～5 穴；消毒穴位后，以毫针对准穴位快速刺入，深度 1 分左右，约至软骨组织，以不刺透对侧皮肤为度，捻转数秒钟后，留针 20～30 分钟，每日或隔日治疗 1 次。或用王不留行籽进行耳穴贴压，手法由轻到重，按至有热胀感和疼痛（以患者能耐受为度），每日按压 4 次以上，每次 2 分钟左右。两耳交替进行，每 3 天换 1 次。

3. 火针疗法

取穴：阿是穴。

操作：穴位常规消毒后，选择细火针，在酒精灯上烧至白亮后，在阿是穴（即红肿牙龈处）直接点刺出血，深度约 0.01 寸。

（四）医案医话

患者周×，男，50 岁，2009 年 9 月 16 日就诊。突发左上牙疼痛 3 天，3 天前吹风后觉一阵寒战，后出现左上牙痛。症见：左上牙疼痛，局部牙龈稍肿胀、灼热感，偶有血管波动感，查体：左上磨牙跟略有红肿。舌边尖红，苔薄黄，脉滑。

中医诊断：牙痛（风火型）。

西医诊断：牙龈炎。

治则：疏风泻热止痛。

处方：通络止牙痛方：阿是穴、风池、颊车、下关、合谷、内庭。

操作：口腔内牙龈红肿处不需要消毒，选用细火针，在酒精灯上烧至白亮后，直接点刺，出血后嘱患者温水漱口；风池穴在向对侧风池穴对刺后，可嘱患者平躺，刺入 1 寸；颊车针尖向地仓穴方向刺，刺入 1.5 寸；下关、合谷、内庭直刺 1 寸。合谷、内庭使用泻法，其余穴位平补平泻。

复诊：经 2 次治疗后，患者牙痛痊愈，后无再发。

【按语】本例患者受寒后牙痛，因此本病治疗时，不仅需局部取穴，尚需要配合外关、风池等穴疏风解表。火针点刺局部穴位后流出血液，常可改善牙龈肿胀、排出牙龈内郁积的火热瘀邪。从经络循行看，足阳明胃经入上齿中，手阳明大肠经入下齿中，故临床上牙痛多取内庭穴，下牙痛多取合谷穴。但在临床上二穴可同时使用，以加强清热解毒之效。

（五）按语

（1）针灸治疗牙痛有较好的止痛效果。其主要目的在于镇痛，故一旦疼痛缓解，即应积极治疗病因。

（2）注意口腔卫生，避免冷热酸甜刺激。

（3）牙痛的发生原因很多，诊断时应注意与三叉神经痛鉴别；本病治疗尚要注意防止有感染者向深部发展，引起牙痈、牙槽风等。

十、口疮

口疮是口腔内黏膜溃疡、红肿灼痛的一种疾病。口疮具有周期性反复发作的特点。又名"口疳""口疡"。发生于口唇两侧者名"燕口疮"；溃疡较多，满口糜烂者称"口糜"。本病多发于小儿及青壮年。本病病因复杂，与感染、机体免疫力下降、遗传等因素有关。

西医学中的感染性口炎、创伤性口腔黏膜溃疡、口腔黏膜结核性溃疡、白塞综合征中的口腔溃疡症状，均属于中医"口疮"范畴。

（一）病因病机

病因：外感邪毒，饮食不节，素体阴虚。
病机：心火上燔，传于脾土；真阴耗损，虚火上炎。
病位：口腔及舌部，与胃、心相关，久病及肾。
病性：急者属实，慢者属虚实夹杂。

（二）辨证论治

证型			心脾积热	阴虚火旺
治法	治则	总则	清热愈创	
		分证	泻热	养阴
	取经		手少阴心经	
			足阳明胃经	足少阴肾经

（三）治疗方案

1. 火针疗法

取穴：阿是穴（溃疡面）。

操作：口腔内的穴位不需消毒，用细火针在酒精灯上烧至白亮后，快速点刺溃疡面，刺入溃疡基底部，不伤及正常组织。

2. 耳穴疗法

取穴：心、口、脾、胃、三焦。

操作：消毒穴位后，以毫针对准穴位快速刺入，深度 1 分左右，约至软骨组织，以不刺透对侧皮肤为度，捻转数秒钟后，留针 20～30 分钟，每日或隔日治疗 1 次。或用王不留行籽进行耳穴贴压，手法由轻到重，按至有热胀感和疼痛（以患者能耐受为度），每日按压 4 次以上，每次 2 分钟左右。两耳交替进行，每 3 天换 1 次。

3. 刺络放血疗法

取穴：金津、玉液。

操作：嘱患者张口，使用消毒棉签压住患者舌底，充分暴露舌下络脉；术者持三棱针或注射针头，在金津、玉液上快速点刺 2 下。出血后嘱患者冷水漱口。

4. 穴位注射疗法

取穴：足三里、曲池等穴。

操作：采用维生素 B_1 或 B_{12} 注射液，每次 1～2 穴，每次每穴注入 0.5 mL，隔日 1 次。

5. 局部用药

可用珍珠粉、双料喉风散或维生素 C 等于口疮局部敷药，每天 2～3 次。

（四）医案医话

患者劳×，男，26 岁，2017 年 3 月 30 日就诊，口腔溃疡 2 天就诊。2 天前因过食辛辣食物，出现口腔溃疡，疼痛逐渐加剧，呈针刺、刀割感，剧烈难忍，遂至我科就诊。症见口腔前庭可见两个黄豆大溃疡，溃疡面淡黄色，溃疡边缘微微发红，疼痛呈持续性，时因舌头触及溃疡有阵发性加剧，纳可，眠一般，小便短赤，大便干，排便时肛门灼热感。舌红，苔黄，脉洪。

中医诊断：口疮（心脾积热）。

西医诊断：口腔溃疡。

治则：泻火解毒。

处方：阿是穴、地仓、支沟、劳宫、合谷、厉兑。

操作：口腔内创面局部使用细火针针刺，干棉支擦出火针点刺后流出的血液；劳宫穴采用毫针泻法；地仓、支沟、合谷、厉兑采用毫针直刺，地仓平刺，针尖向颊车方向，得气后用泻法。

复诊：经上午 1 次治疗后，夜间患者致电，诉口疮疼痛明显减轻。

【按语】本病为过食辛辣，火热上炎至心脾，郁而发之于口腔肌肉，治疗当以火针直接点刺阿是穴，以热引热，火郁发之。口疮的治疗，在许多医学典籍中出现，如《素问·气交变大论》说："岁金不及，炎火乃行……民病口疮。"针对其病机，明代薛己在《口齿类要》中提出："口疮上焦实热，中焦虚寒，下焦阴火，各经传变所致，当分别而治之。"本病虽然是小病，常有患者疼痛剧烈，难以忍受，李丽霞教授认为，火针治疗本病具有"以热引热"的治疗思想，火针引气、发散，引热外达，从而达到清热解毒之效。火针治疗后溃疡局部留下针口，可使瘀血邪毒从针孔而出，同时配合针刺劳宫、合谷、厉兑等穴，进一步加强清心脾热之力，同时针刺支沟穴以改善排便，使邪热从大便排出。

（五）按语

（1）火针治疗口腔溃疡疗效较好，其有效率在 80% ~ 90%，具有一定远期疗效。

（2）发作期应选流质或半流质饮食，避免过热、过咸及粗硬食物；症状缓解期应注重锻炼，增强体质，保证睡眠，提高机体的免疫功能，并尽量避免各种诱发因素。

（3）保持心情舒畅，注意口腔卫生，选用富含维生素类食品、水果。

（4）顽固性复发性口疮，可能和机体的免疫功能低下有关，应注意整体治疗；反复的口疮发作还应注意排除白塞病等。

（林忆诗）

第六节 妇科、男科、儿科疾病

一、痛经

凡在经期或经行前后，出现周期性小腹疼痛，或痛引腰骶，甚至剧痛晕厥者，称为"痛经"，又称"经行腹痛"。有关痛经的记载，最早见于《金匮要略·妇人杂病脉证并治》："带下，经水不利，少腹满痛，经一月再见。"本病以月经初期后 2～3 年的青年女性为多见。

西医学将其分为原发性痛经和继发性痛经两种。

（一）病因病机

病因：抑郁或恚怒，感受寒邪或湿热之邪，过食生冷，禀赋不足，房劳多产。

病机：以"不通则痛"或"不荣则痛"为主要病机。

病位：胞宫、冲任，与肝、肾关系密切。

病性：有虚实之分，且多虚实相兼。

（二）辨证论治

证型		寒湿凝滞	气滞血瘀	肝郁湿热	气血不足
治法	治则	散寒祛湿，温经止痛	活血化瘀，行气止痛	清热除湿，行滞止痛	补气养血，和营止痛
	取经	足太阴脾经，足太阳膀胱经			
		督脉，足阳明胃经，足少阴肾经	足厥阴肝经，足少阴肾经，任脉	任脉，足阳明胃经	足厥阴肝经，足少阳胆经

（三）治疗方案

1. 针刺疗法

主穴：关元、子宫、三阴交。

配穴：寒湿凝滞证加阳关、命门、水道、四满；气滞血瘀证加膻中、石关、血海、太冲；肝郁湿热证加曲泉、行间、期门、阳陵泉；气血不足证加章门、气海、血海、足三里。

操作：穴位局部常规消毒，采用虚补实泻法，针刺得气后留针 30 分钟，寒湿凝滞及气血不足证可采用温针灸治疗。每日治疗 1 次，以经前 3～5 天开始至月经末为宜；若患者经期不稳定，则以月经将要来时出现乳房胀痛、胸闷不舒、情绪波动等表现为准，至月经来潮时治疗停止，连续治疗 3 个月经周期。

2. 艾灸疗法

取穴：关元。

操作：将点燃的艾条插入艾灸器，放置患者的少腹部上，其中心对准关元穴，患者腹部有温热感为宜，灸 15～20 分钟，以灸至皮肤温热红晕为度。每日 1 次，连续治疗 3 个月经周期。

3. 火针疗法

取穴：次髎。

操作：穴位常规消毒后，选中粗火针，置于酒精灯上烧至白亮后，快针法点刺，刺入穴位深度 0.5～1 寸。

4. 皮肤针疗法

采用梅花针叩刺腰骶部督脉、膀胱经和下腹部任脉、肾经、脾经等。中度刺激，以皮肤潮红为度，隔日 1 次。

5. 耳穴疗法

取穴：取内分泌、内生殖器、肝、肾、皮质下、神门。

操作：消毒穴位后，以毫针对准穴位快速刺入，深度 1 分左右，约至软骨组织，以不刺透对侧皮肤为度，捻转数秒钟后，留针 20～30 分钟，每日或隔日治疗 1 次。或用王不留行籽进行耳穴贴压，手法由轻到重，按至有热胀感和疼痛（以患者能耐受为度），每日按压 4 次以上，每次 2 分钟左右。两耳交替进行，每 3 天换 1 次。

（四）医案医话

患者李××，女，39 岁，因"经行腹痛 5 年余"就诊。缘患者于 5 年前妊娠后出现痛经，伴月经量减少，色暗红，无血块，经期缩短，月经周期正常，偶见腰背酸痛，曾经多方治疗，病情未见缓解。现症见：经行下腹胀痛，月经量少，色暗红，无血块，下腹及腰背有酸痛感，喜暖怕凉，伴有腹胀腹泻，纳眠差，舌淡胖边有齿印苔白腻，脉沉细。

中医诊断：痛经（寒湿凝滞，气血不足证）。

西医诊断：痛经。

治法：温经散寒，调和气血。

处方：关元、三阴交、子宫、足三里、支沟、阴陵泉、次髎。

操作：采用温针和火针并用。腹部穴位针刺得气后，采用温针灸疗法。次髎采用火针疗法。

复诊：治疗 1 次后腹痛即消失。连续治 1 个疗程，以后每于经前治疗

5 次，连续治疗 3 月，诸症消失，临床治愈。

【按语】《诸病源候论·妇人杂病诸候·月水来腹痛候》认为："妇人月水来腹痛者，由劳伤气血，以致体虚，受风冷之气客于胞络，损伤冲任之脉。""寒为痛经之根"，寒邪客于血脉，血液凝滞导致气血运行不畅，"不通则痛"和胞宫失养"不荣则痛"。关元为足三阴、任脉之会，有益精血，补肝肾，调冲任的作用；三阴交穴为足太阴脾经腧穴，又为足三阴经交会穴，具有调补肝肾，疏肝理气，活血化瘀之效；子宫为治疗月经病的经验效穴；足三里补益气血；支沟理气止痛；阴陵泉健脾祛湿；次髎为治疗痛经之效穴，痛经发作时，此穴宜深刺 0.5～1 寸，并稍留针后出针，能较好地缓解即时的疼痛。温针可使气机调畅，瘀血得出，"通则不痛"。

（五）按语

（1）针灸对原发性痛经有较好疗效。治疗时间，以经前 3～5 天开始至月经末为宜，连续治疗 3 个月经周期。

（2）治疗的同时，应注意预防与调摄。注重经期、产后卫生；经期保暖，避免受寒；保持精神愉快，气机畅达；不可过用寒凉或滋腻之品。

［附］子宫内膜异位症

子宫内膜异位症，是指具有生长功能的子宫内膜生长在子宫腔被覆黏膜以外的身体其他部位。因其大多数病变出现在盆腔内生殖器和其邻近器官的腹膜面，故临床常称盆腔子宫内膜异位症。本病为妇科常见病，是不孕症、子宫异常出血及痛经的重要病因。多发生于 30～40 岁妇女，我国发病率约为 10%，近年来有逐年增高的趋势。

中医根据其症状及体征可归属于"痛经""癥瘕""不孕症""月经不调"等范畴辨证论治。

（一）病因病机

病因：抑郁或恚怒，感受寒热之邪，禀赋不足或房劳多产，素体脾虚或饮食劳倦。

病机：瘀血阻滞胞宫、冲任。

病位：胞宫，与肝、肾、脾关系密切。

病性：有虚实之分，且多虚实相兼。

（二）辨证论治

证型		实证		虚证
		气滞血瘀	痰瘀互结	肾虚血瘀
治法	治则	行气破瘀，软坚消癥	豁痰除湿，活血化瘀	补肾温阳，化瘀消癥
	取经	任脉，足阳明胃经，足太阴脾经，足太阳膀胱经		
		足厥阴肝经，足少阴肾经	—	督脉

（三）治疗方案

1. 电针疗法

取穴：气海、关元、中极、子宫、地机、三阴交、合谷、太冲、支沟。

操作：患者取仰卧位，穴位常规消毒，腹部穴位直刺进针，气海、关元、中极穴针尖向下，子宫穴针向子宫方向斜刺，提插捻转得气，使针感酸、麻、重、胀感扩散至整个盆腔为最佳。余穴均选用直刺。针刺得气后，连接电针仪，以疏密波刺激 30 分钟，TDP 照射背腹部，每日 1 次。月经期间停止治疗，共治疗 3 个月。

2. 火针疗法

取穴：关元、归来、痞根、次髎、三阴交。

操作：穴位常规消毒后，选细火针，置于酒精灯上烧至白亮后，快针法点刺，腹部穴位深度 0.3～0.5 寸，次髎深度 0.5～0.8 寸；余穴深 0.2～0.3 寸。

3. 耳穴疗法

取穴：取膈、肝、肾、子宫、内分泌、卵巢、脾。

操作：消毒穴位后，以毫针对准穴位快速刺入，深度 1 分左右，约至软骨组织，以不刺透对侧皮肤为度，捻转数秒钟后，留针 20～30 分钟，每日或隔日治疗 1 次。或用王不留行籽进行耳穴贴压，手法由轻到重，按至有热胀感和疼痛（以患者能耐受为度），每日按压 4 次以上，每次 2 分钟左右。两耳交替进行，每 3 天换 1 次。

4. 外治疗法

可用麝香痛经膏外敷三阴交，经前 3 天或经期腹痛时敷用。

李丽霞 针灸临证医论医案选

（四）按语

（1）针灸治疗妇科子宫内膜异位症，方法简便，患者痛苦小，疗效肯定。

（2）嘱患者月经期减少剧烈运动，经期严禁性生活；妊娠可延缓此病的发生，对已属婚龄或婚后患痛经的妇女，宜及时婚育。

（3）对于宫颈管狭窄或闭锁、宫颈粘连、阴道横膈、子宫极度前后曲等应行妇科相关手术纠正。

（梁欣欣　陈楚云）

二、月经不调

月经不调是以月经周期异常为主症的月经病，月经周期提前或推迟 7 天以上，甚至 10 余天一行；月经或提前或错后，经量或多或少，连续 2 个月经周期以上。临床有月经先期、月经后期和月经先后无定期几种情况。月经先期又称"经早"或"经期超前"。月经后期又称"经迟"或"经期错后"。月经先后无定期又称"经乱"。

（一）病因病机

病因：外感寒邪，饮食不节，情志急躁或抑郁，思虑过度，冒雨涉水，久病多产，形体肥胖，劳倦过度等。

病机：冲任失调是本病的主要病机。虚者多由脉道空虚，气失统摄；实者多由经脉气机受阻，经血迟滞，或邪热内扰，血海不宁所致。

病位：在冲任，与肝、脾、肾关系密切。

病性：有虚实之分，且多虚实相兼。

（二）辨证论治

证型		气虚证	血虚证	肾虚证	气郁证	血热证	血寒证
治法	治则	基本大法为调理冲任，虚者（气、血、肾）：益气养血、补肾调经；实者：血寒：温经散寒、调理冲任；气郁、血热：疏肝理气、清热调经					
	取经	足阳明胃经，足太阴脾经，任脉，冲脉					
		足阳明胃经	足阳明胃经，足太阳膀胱经	足少阴肾经，足太阳膀胱经	足厥阴肝经，足少阳胆经	足厥阴肝经，足少阳胆经，足少阴肾经	督脉，足太阳膀胱经

（三）治疗方案

1. 针刺疗法

取穴：关元、气穴、归来、血海、地机、三阴交。

配穴：气虚证加足三里、气海；血虚证加足三里、天枢；肾虚证加太溪、水泉；气郁证加太冲、期门；血热证加行间、然谷；血寒证加命门、次髎、天枢。

操作：患者仰卧位，穴位常规消毒，选用 0.35 mm×50 mm 毫针直刺进针后，用平补平泻手法，运针得气后，腹部穴位使针感向小腹和少腹部传导，在针柄上穿置一段长约 1.5 cm 的艾炷施灸，热度以患者能忍受为度，并在施灸的下方垫一纸片，防止艾火掉落烫伤皮肤，直待燃尽，去灰出针，治疗时间约为 20 分钟，每日治疗 1 次。气郁证、血热证采用电针疗法，疏密波。

2. 艾灸疗法

取穴：关元。

操作：将点燃的艾条插入艾灸器，放置患者的少腹部上，其中心对准关元穴，患者腹部有温热感为宜，灸 20～30 分钟，以灸至皮肤温热红晕，每日 1 次。

3. 皮肤针疗法

取穴：选背腰骶部夹脊穴或背俞穴，下腹部任脉、肾经、脾胃经，下肢足三阴经。

操作：局部消毒后，采用梅花针叩刺局部至皮肤潮红为度，隔日 1 次。

4．耳穴疗法

取穴：皮质下、内分泌、子宫、肾、肝、脾。

操作：消毒穴位后，以毫针对准穴位快速刺入，深度 1 分左右，约至软骨组织，以不刺透对侧皮肤为度，捻转数秒钟后，留针 20～30 分钟，每日或隔日治疗 1 次。或用王不留行籽进行耳穴贴压，手法由轻到重，按至有热胀感和疼痛（以患者能耐受为度），每日按压 4 次以上，每次 2 分钟左右。两耳交替进行，每 3 天换 1 次。

（四）医案医话

患者杨×，女，36 岁，因"月经后期半年余"就诊。患者半年前因工作压力过大，月经周期推后，37～45 天一行，经行 5 天，经前乳房胀痛，末次月经 6 月 1 日，经量一般，色红，有血块，行经时小腹胀痛，平素情绪不佳，胃纳尚可，入睡困难，二便调。查体：妇科检查无异常，腹平软，无压痛及反跳痛。舌淡苔薄白，脉弦细。辅助检查：性激素测定及妇科 B 超检查未见异常。

中医诊断：月经后期（气郁证）。

西医诊断：月经不调。

治法：行气活血，疏肝解郁。

处方：血海（双）、地机（双）、期门（双）、气穴（双）、关元（双）、气海、归来（双）、水泉（双）、太冲（双）。

操作：针刺得气后，采用电针治疗，疏密波，通电 30 分钟。

复诊：上方加减治疗 3 个月经周期后，月经周期逐渐恢复正常。

【按语】月经后期是指月经周期推后 7 天以上，甚至 3～5 个月一行，连续 2 个周期以上者。月经后期最早见于《金匮要略·妇人杂病脉证并治》，谓"至期不来"。《备急千金要方·妇人方下》有"隔月不来……两月三月一来"的记载。亦有称"经期错后""经迟"。李丽霞教授认为月经后期的病因常因寒邪（外因）、情志因素（内因）、饮食因素（不内外因）及体虚（肾气精血不足，冲任不充；血行不畅，冲任受阻）所致，病位在冲任二脉。《素问·上古天真论》经云："女子二七而天癸至，任脉通，太冲脉盛，月事以时下。"任脉起于胞中，且主一身之阴，在循行与功能上都与月经相关，故亦很重要。肝经因主藏血，司血海，主疏泄，故与月经极为相关，用穴较多。地机是脾经的郄穴，为脾经脉气深聚之处，且阴经郄穴多治血症。血海也是脾经腧穴，两穴都有养血活血调经之性能，故刺之能调治月经紊乱。关元为任脉穴，又为任脉与足三阴交会穴，可通调任脉与肝、脾、肾。此患者肝气郁结，辅以期门、太冲，太冲为肝经原穴疏肝解郁，调和冲任。李丽霞善于运用针灸歌赋中的对穴来治疗疾病，如《百症赋》载"抑又论妇人经事改常，自有地机、血海""月潮违限，天枢、水泉细详"，天枢、水泉是治疗月经后期的有效腧穴；足太阴脾经筋聚于阴器，其经脉通过三阴交、期门、下脘、关元、中极，与肝经、肾经及任脉、阴维脉交会，脉气互通。这些阴经都与阴器有关。

（五）按语

（1）针灸对月经不调有较好的疗效。如是生殖系统器质性病变引起者应采用综合治疗措施。

（2）把握治疗时机有助于提高疗效。一般多在月经来潮前5～7天开始治疗，行经期间停针。

（3）平时注意生活调养和经期卫生，如畅达情志、调节寒温、适当休息、忌食生冷和辛辣食物等。

（梁欣欣　陈楚云）

三、闭经

女子年逾16岁，月经尚未来潮，或月经周期建立后，在正常绝经年龄前，又中断6个月以上者，或月经稀发者，按自身原来月经周期计算，停经3个周期以上者即为"闭经"。

西医学将前者称"原发性闭经"，后者称"继发性闭经"。至于青春期前、妊娠期、哺乳期以及绝经期没有月经属生理现象，不作病论。

（一）病因病机

病因：禀赋不足，房劳多产，久病大病，素体脾虚，饮食劳倦，忧思不节，大病久病，经产虫积。

病机：虚者因肝肾不足，气血虚弱，血海空虚，无血可下；实者由气滞血瘀，寒气凝结，阻隔冲任，经血不通。

病位：在胞宫，与肝、脾、肾关系密切。

病性：有虚实之分，且多虚实相兼。

（二）辨证论治

	证型		肝肾虚损	气血亏虚	阴虚血燥	气滞血瘀	痰湿阻滞
治法	治则	总则	虚者补而通之，实者泻而通之，虚实夹杂者当补中有通，攻中有养				
		分证	补肾益气，调理冲任	益气养血调经	养阴清热调经	理气活血，祛瘀通经	健脾燥湿化痰，活血调经
	取经		任脉，足少阴肾经，足阳明胃经，足太阴脾经				
			足太阳膀胱经	足太阴脾经	足厥阴肝经	足厥阴肝经	足阳明胃经

（三）治疗方案

1. 电针疗法

主穴：三阴交、子宫穴、中极。

配穴：肝肾虚损证加肝俞、肾俞、次髎；气血亏虚证加气海、足三里、关元、血海；阴虚血燥证加血海、太溪、照海、然谷；气滞血瘀证加血海、气海、太冲、归来；痰湿阻滞证加膻中、中脘、气海、丰隆、阴陵泉。

操作：患者取仰卧位或俯卧位，穴位常规消毒，体针选用 0.35 mm × 50 mm 毫针快速进针捻转得气，腹部穴位选用 0.30 mm × 40 mm 毫针直刺进针，气海、关元、中极穴针尖向下，子宫穴针向子宫方向斜刺，提插捻转得气，使针感酸、麻、重、胀感扩散至整个盆腔为最佳。提插捻转得气后，连接电针仪，以疏密波刺激 30 分钟，TDP 照射腹部或背部，每日 1 次。月经期间停止治疗，共治疗 3 个月。

2. 艾灸疗法

取穴：关元。

操作：将点燃的艾条插入艾灸器，放置患者的少腹部上，其中心对准关元穴，患者腹部有温热感为宜，灸 20 ~ 30 分钟，灸至皮肤温热红晕。每日 1 次，连续治疗 3 个月经周期。

3. 皮肤针疗法

采用梅花针叩刺腰骶部夹脊和下腹部相关腧穴。中度刺激，以皮肤潮红为度。

4. 耳穴疗法

取穴：取子宫、卵巢、肝、肾、内生殖器、内分泌、皮质下。

操作：消毒穴位后，以毫针对准穴位快速刺入，深度1分左右，约至软骨组织，以不刺透对侧皮肤为度，捻转数秒钟后，留针20～30分钟，每日或隔日治疗1次。或用王不留行籽进行耳穴贴压，手法由轻到重，按至有热胀感和疼痛（以患者能耐受为度），每日按压4次以上，每次2分钟左右。两耳交替进行，3天换一次。

（四）医案医话

患者温×，女，29岁，2015年4月17日就诊。患者13岁月经初潮，从高中开始，月经1年2～3次，一般间隔3～4个月来经，曾持续间隔半年未行经，经量可，经期5～10天，一直未予以重视就诊，现需备孕而来求诊。症见：形体稍肥胖，容易疲倦，纳眠可，二便调。舌淡红苔薄白，脉沉滑，妇科检查未见异常，上次来经2015年3月4～8日。辅助检查：性激素六项显示睾酮0.65 ng/mL，CA19-9未见异常，彩超示子宫及双侧附件未见异常。

中医诊断：闭经（脾肾阳虚）。

西医诊断：闭经。

治法：温肾健脾，调和冲任。

处方：中脘、天枢、水泉、关元、气海、子宫、三阴交。

操作：针刺得气后，腹部穴位采用温针灸治疗，出针后，用细火针浅刺脾俞、肾俞、归来、交信。

复诊：经治疗患者2015年4月30至5月10日月经来潮，色红，量可，无血块。

【按语】《百症赋》曰："月潮违限，天枢、水泉细详。"天枢属于足阳明胃经，是足少阴肾经及冲脉的交会穴，也是大肠的募穴，主治下焦部分、肾与膀胱及前后阴属虚或属实的疾患，尤其在调和气血方面有卓越疗效；水泉是肾经的郄穴，阴经郄穴主治血症，有益气固血，行瘀通经的作用，和天枢配合起来，利用郄穴和募穴的特殊功效，来消除由于各种原因所引起的经期失常的病变。中脘调理中焦；气海、关元益气温阳。

（五）按语

（1）针灸对本症有较好疗效，特别是痰湿阻滞证、气滞血瘀证、肝肾虚损证疗效较好，为巩固疗效，在经血复通后仍应坚持治疗1～2个月经周期。

（2）应注意平素调适，采取避孕措施，避免多次人流对子宫造成不可逆的伤害；饮食适宜，少食辛辣、油炸、油腻之品，以保养脾胃，增强体质；经行之际，避免冒雨涉水，忌食生冷；避免长期服用影响月经的药物。

（3）闭经的预后与转归取决于病因、病位、体质、环境等，要注意查明病因，有原发病者应针对原发病治疗。

（梁欣欣　陈楚云）

四、绝经前后诸证

妇女在绝经期前后的一段时期内，围绕月经紊乱或绝经出现烘热汗出、烦躁易怒、潮热面红、眩晕耳鸣、心悸失眠、腰背酸楚、目浮肢肿、皮肤蚁走样感、情志不宁等症状，称为"绝经前后诸证"，亦称"更年期综合征"。这些证候往往三三两两，轻重不一，参差出现，持续时间或长或短，短者仅数月，长者迁延数年。历代文献对本病的论述散见于"脏躁""百合病""年老血崩"等病症中。更年期是卵巢功能逐渐衰退到最后消失的一个过渡时期，绝经的年龄因先天禀赋和后天生活、工作条件及环境而有差异，一般在45～55岁，约35%的妇女在绝经期前后伴发各种不适症状，多数症状较轻，通过自行调节可逐渐消失。约25%左右症状较重，影响工作和生活。其病程长短不一，短者1～2年，长者数年至10余年，需要系统治疗。

西医学的围绝经期综合征，或双侧卵巢切除或放射治疗后或早发卵巢功能衰竭而致的诸症，可参照本病治疗。

（一）病因病机

病因：肾气渐衰，天癸将竭，七情内伤。
病机：肾气虚，阴阳失调，脏腑气血不相协调。
病位：主要在肾，与心、肝、脾也有关联。
病性：以肾虚为本，阴虚居多。

（二）辨证论治

证型		心肾不交	肝肾阴虚	脾肾阳虚
治法	治则	滋肾宁心安神	滋养肾阴	温肾扶阳
	取经	任脉，足少阴肾经，督脉		
		手少阴心经	足厥阴肝经	足太阴脾经，足太阳膀胱经

（三）治疗方案

1. 温针疗法

取穴：百会、中脘、肓俞、气海、关元、足三里。

操作：患者仰卧位，穴位常规消毒，用 0.35 mm×0.5 mm 毫针直刺进针后，用平补平泻手法，运针得气后，在针柄上穿置一段长约 1.5 cm 的艾炷施灸，热度以患者能忍受为度，并在施灸的下方垫一纸片，防止艾火掉落烫伤皮肤，直待燃尽，去灰出针，治疗时间约为 20 分钟。每日治疗 1 次。

2. 穴位埋线疗法

取穴：肾俞、脾俞、三焦俞、关元、中脘、天枢、三阴交。

操作：每次选 3～5 穴，埋入 3—0 号医用羊肠线。每月 1～2 次。

3. 火针疗法

取穴：百会、膻中、关元、肾俞、太冲、三阴交。

辨证加减：心肾不交证加心俞、噫嘻、志室；肝肾阴虚证加肝俞、魂门、然谷、行间；脾肾阳虚证加意舍、命门、次髎。

操作：以细火针，速刺法，点刺不留针，下腹部穴位深度 0.3～0.5 分；然谷、次髎、膻中、太冲，选用细火针，快针刺法，深 0.05～0.1 寸；余穴深度 0.2～0.3 寸。

4. 穴位注射

取穴：肾俞、三焦俞、气海俞、关元俞。

操作：人胎盘注射液，每穴注入 1 mL，每次取 2 穴，交替取穴，每天 1 次。

5. 耳穴疗法

取穴：取皮质下、内分泌、内生殖器、肝、神门、交感。

操作：消毒穴位后，以毫针对准穴位快速刺入，深度 1 分左右，约至软骨组织，以不刺透对侧皮肤为度，捻转数秒钟后，留针 20～30 分钟，每日或隔日治疗 1 次。或用王不留行籽进行耳穴贴压，手法由轻到重，按至有热胀感和疼痛（以患者能耐受为度），每日按压 4 次以上，每次 2 分钟左右。两耳交替进行，每 3 天换 1 次。

（四）医案医话

患者曹××，女，47 岁，2015 年 7 月 31 日就诊。主诉月经周期紊乱 4 月。患者 4 月余前因受惊吓后出现月经经期紊乱，睡眠质量下降，夜间睡时容易惊醒。现症见：月经先后不定期，经量正常，月经经色暗红伴血块，无痛经，腰酸膝软，夜间睡时容易惊醒，醒后难入睡，伴头晕，多梦烦躁，纳差便溏，嗳气，无头痛，无恶心呕吐，无胸闷心悸等不适，二便调。体格检查及实验室检查：舌淡胖苔白，脉沉细。月经史：LMP 7 月 23—28 日，PMP 6 月 12—17 日，前次月经 5 月 20—26 日。既往史：甲状腺功能亢进症，现口服药物治疗，病情稳定；缺铁性贫血，口服琥珀酸亚铁片。

中医诊断：绝经前后诸证（脾肾阳虚）。

西医诊断：更年期综合征。

治法：温肾健脾、调气安神。

处方：

温针取穴：中脘、建里、天枢、气海、足三里。

电针取穴：四神聪、智三针。

毫针针刺：风池、四关、申脉、照海、神门、中渚、侠溪，再配以火针针刺刺肾俞、脾俞、心俞、命门。

复诊：共治 3 个月经周期后，患者睡眠改善，经期正常，余症状消失。

【按语】该患者正值绝经前期，肾虚是致病之本；素体气血亏虚，受惊过度，"惊则心无所倚，神无所归，虑无所定，故气乱矣"，大惊则心气紊乱，气血失调，使心无所倚，神无所归，心脾两虚，治以温肾健脾、调气安神，以中脘、建里、天枢、气海、足三里为主穴，并助以温灸之力加强调理脾胃之效；四神聪、智三针、风池、神门以宁心安神；四关、申脉、照海、中渚、侠溪以疏通机体气机，火针点刺肾俞、脾俞、心俞、命门以补火助阳。

（五）按语

（1）更年期综合征属中医学中"绝经前后诸症"的范畴，本病与肝、脾、肾、心关系密切。尤与肾气渐衰，精血不足，冲任亏虚相关。盖因肾受五脏六腑之精而藏之，肾精不足，影响其他内脏，致体内阴阳关系失调，新的阴阳平衡不能很快建立，从而导致脏腑功能失常。

（2）针灸对本病疗效较好。通过针灸治疗，能调整脏腑气血功能，建立并适应新的阴阳平衡关系，有效地改善生活质量，使更年期患者尽快适应更年期的变化，顺利渡过更年期。

（3）妇女在更年期易患心血管病、生殖器肿瘤，注意鉴别。

（4）本病发生的根本原因为肾虚，平时饮食上应注重补肾。

（梁欣欣　陈楚云）

五、带下病

带下病系指女性阴道内白带明显增多，并见色、质、气味异常的一种病症。又称"带下证""下白物"。《傅青主女科》中说："夫带下俱是湿证，而以"带"名者，因带脉不能约束而有的病，故以名之。"《妇人大全良方》中指出："人有带脉，横于腰间，如束带之状，病生于此，故名为带。"

本病常见于西医学的阴道炎、子宫颈或盆腔炎症、内分泌失调、宫颈及宫体肿瘤等疾病引起的白带增多症。

（一）病因病机

病因：饮食不节、七情内伤、久居湿地，冒雨涉水，不洁性交，感受湿邪。

病机：任脉不固，带脉失约。

病位：任、带脉，与肝、肾、脾关系密切。

病性：有虚实之分，且多虚实相兼。

（二）辨证论治

证型		虚证			实证
		脾虚湿困	肾阴亏虚	肾阳不足	湿热下注
治法	治则	健脾益气，升阳除湿	滋阴益肾，清热除湿	温肾补阳，收涩止带	清热利湿止带
	取经	带脉，任脉，足太阴脾经，足太阳膀胱经			
		足少阳胆经，足阳明胃经	足少阴肾经	督脉	足厥阴肝经，足阳明胃经

（三）治疗方案

1. 针刺疗法

取穴：带脉、关元、中脘、三阴交、阴陵泉、丰隆。

配穴：脾虚湿困加脾俞、足三里；肾阴亏虚加太溪、然谷、肾俞；肾阳不足加肾俞、命门、次髎；湿热下注加气冲、下髎、行间。

操作：患者仰卧位，穴位常规消毒，毫针直刺进针后，用平补平泻手法，运针得气后，采用电针治疗，疏密波，通电30分钟；脾虚湿困证及肾阳不足证采用温针灸治疗。

2. 艾灸疗法

取穴：关元。

操作：将点燃的艾条插入艾灸器，放置患者的少腹部上，其中心对准关元穴，患者腹部有温热感为宜，灸15～20分钟，以灸至皮肤温热红晕为度，每日1次。用于脾虚湿困及肾阳不足型带下病。

3. 刺络拔罐疗法

用三棱针在十七椎、腰眼和骶骨孔周围的络脉点刺出血，然后拔罐5～10分钟，出血量3～5 mL，最多可达60 mL，每3～5天复治一次。用于湿热下注型。

4. 耳穴疗法

取穴：取肾上腺、内分泌、内生殖器、肝、脾、肾、三焦。

操作：消毒穴位后，以毫针对准穴位快速刺入，深度1分左右，约至软骨组织，以不刺透对侧皮肤为度，捻转数秒钟后，留针 20 ～ 30 分钟，每日或隔日治疗 1 次。或用王不留行籽进行耳穴贴压，手法由轻到重，按至有热胀感和疼痛（以患者能耐受为度），每日按压 4 次以上，每次 2 分钟左右。两耳交替进行，每 3 天换 1 次。

5. 火针疗法

取穴：带脉、关元、三阴交、白环俞。

操作：以细火针，速刺法，点刺不留针，下腹部穴位深度 0.3 ～ 0.5 寸；三阴交选用细火针，快针刺法，深 0.1 ～ 0.2 寸；白环俞深度 0.2 ～ 0.3 寸。

（四）医案医话

患者林×，女，35 岁，2015 年 8 月 14 日初诊。主诉：下腹坠痛伴白带量多半年余。患者既往有卵巢囊肿病史，近半年前出现下腹部胀痛、隐痛，经前期腹痛明显，白带量多，无异味，月经经期、周期无异常，经色暗红，无血块，量可，伴痛经，腰酸，纳眠可，大便可，小便频多，夜尿多，舌红苔白，脉沉细。彩超：子宫腺肌症合并子宫肌瘤，大小为 5 mm×5 mm 至 8 mm×6 mm，子宫内膜息肉，大小约 10 mm×10 mm，双卵巢子宫内膜异位囊肿，左侧 35 mm×15 mm，右侧 50 mm×30 mm，左侧输卵管积液，盆腔粘连。

中医诊断：①带下病；②癥瘕。辨证：肾阳不足，痰瘀互结。

西医诊断：①慢性盆腔炎；②子宫肌瘤；③卵巢囊肿。

治法：温肾活血，化湿祛痰。

处方：温针取穴：带脉、关元、中脘、水道、归来。

毫针取穴：四关、三阴交、阴陵泉、丰隆、外关。

火针点刺关元、中极、足临泣、次髎、肾俞、痞根（第 1 腰椎棘突下旁开 3 寸）。

复诊：治疗 3 次后，患者腹痛减轻，白带减少，继续治 3 个月经周期后症状体征消失，随访未见复发。

【按语】祖国医学认为，"带下"病辨证多属寒凝气滞或湿热瘀阻，治疗应温肾助阳、行气活血、清热利湿、化瘀通络。关元、中极为足三阴经与任脉之交会穴，通于胞宫，联系冲任，针之可通调冲任、补肾助阳、散寒逐瘀，水道、归来为足阳明胃经穴，胃者，与脾同属后天之本，共生精微，针之可调补脾胃，又因两穴位居腹部邻近胞宫，其穴善治妇科诸疾。足临泣为

李丽霞 针灸临证医论医案选

足少阳胆经与带脉交会穴，可通调带脉，为妇科之要穴。次髎属足太阳膀胱经，位于腰骶部，是泌尿生殖系统之分野，与肾、膀胱、督脉关系密切，既能清利湿热、理气调经，又可强腰壮肾、调补冲任。火针诸穴能扶正助阳、温通经络，并能祛邪引热、理气活血，可促进盆腔局部血液循环，改善组织营养状态，加快新陈代谢，以利炎症的吸收和消退。

（五）按语

（1）针灸治疗带病下有较好的疗效，病情较重者可配合药物内服及外阴部药物洗浴、坐盆等法，以增强疗效。

（2）养成良好的卫生习惯，勤洗勤换内裤，注意经期卫生及孕产期调护，保持会阴部清洁卫生。

［附］ 慢性盆腔炎

盆腔炎是西医病名，指女性内生殖器及其周围的盆腔、腹膜的炎症，包括子宫体、卵巢、输卵管炎症，范围较广，可局限于某一部位，也可几个部位同时发生，是育龄期妇女常见疾病。临床以腹痛，或腹痛伴有发热为其特征。疾病的发生有急性、慢性两类，病情可轻可重，此次主要讨论"慢性盆腔炎"。

中医对本病临床特征的描述散见于"热入血室""腹痛""带下病""产后发热""癥瘕""不孕"等病症中。

（一）病因病机

病因：素体虚弱，生活所伤，感染外邪，急性盆腔炎治疗不彻底演变而成。

病机：湿瘀之邪蕴于子宫、胞络，致冲任带脉功能失调而致。

病位：胞宫，与肝、肾、脾关系密切。

病性：有虚实之分，且多虚实相兼。

（二）辨证论治

证型		实证		虚证
		气滞血瘀	寒凝湿滞	脾虚湿浊
治法	治则	活血化瘀，理气止痛	温经化湿，理气化瘀	健脾化浊，祛瘀通络
	取经	带脉，足太阴脾经，足太阳膀胱经		
		足少阳胆经，足厥阴肝经	任脉	足厥阴肝经

（三）治疗方案

1. 温针疗法

取穴：带脉、关元、中脘、三阴交。

配穴：气滞血瘀证加合谷、血海、太冲；寒凝湿滞证阴陵泉、太白、次髎；脾虚湿浊证加脾俞、阴陵泉、蠡沟。

操作：患者仰卧位，穴位常规消毒，用 0.35 mm × 0.5 mm 毫针直刺进针后，用平补平泻手法，运针得气后，在针柄上穿置一段长约 1.5 cm 的艾炷施灸，热度以患者能忍受为度，并在施灸的下方垫一纸片，防止艾火掉落烫伤皮肤，直待燃尽，去灰出针，治疗时间约为 20 分钟。每日治疗 1 次，6 次为 1 疗程。

2. 艾灸疗法

取穴：关元。

操作：将点燃的艾条插入艾灸器，放置患者的少腹部上，其中心对准关元穴，患者腹部有温热感为宜，灸 15～20 分钟，以灸至皮肤温热红晕为度。每日 1 次。

3. 火针疗法

取穴：带脉、次髎、白环俞、三阴交、子宫。

操作：以细火针，速刺法，点刺不留针，下腹部穴位深度 0.3～0.5 寸；余穴深度 0.2～0.3 寸。

4. 皮肤针疗法

局部常规消毒后，采用梅花针叩刺腰骶部足太阳经、夹脊穴和下腹部相关腧穴、侧腹部足少阳经腧穴，中度刺激，以皮肤潮红为度。

5. 耳穴疗法

取穴：取子宫、内分泌、卵巢、盆腔、内生殖器、皮质下。

操作：消毒穴位后，以毫针对准穴位快速刺入，深度 1 分左右，约至软骨组织，以不刺透对侧皮肤为度，捻转数秒钟后，留针 20 ～ 30 分钟，每日或隔日治疗 1 次。或用王不留行籽进行耳穴贴压，手法由轻到重，按至有热胀感和疼痛（以患者能耐受为度），每日按压 4 次以上，每次 2 分钟左右。两耳交替进行，每 3 天换 1 次。

（四）按语

（1）针灸治疗慢性盆腔炎疗效好，可针药并治，缩短病程。

（2）平时应注意个人卫生，保持外阴清洁，尤其是经期、孕期和产褥期卫生。

（3）加强锻炼，增强体质，防止盆腔炎的发生和促进盆腔炎的吸收。

（梁欣欣　陈楚云）

六、不孕症

女子婚后，夫妇同居 2 年以上，配偶生殖功能正常，未避孕而未受孕者；或曾孕育过，未避孕两年以上未再受孕者，称为"不孕症"。前者称为"原发性不孕症"，《山海经》称"无子"，《备急千金要方》称"全不产"。后者称为"继发性不孕症"，《备急千金要方》称"断绪"。夫妇一方先天或后天解剖生理方面的缺陷，无法纠正而不能妊娠者称绝对不孕；夫妇一方因某种因素阻碍受孕，导致暂时不孕，一旦得到纠正仍能受孕者称相对不孕。绝对性不孕和古人谓之"五不女"的螺、纹、鼓、角、脉五种，大多属于女子先天性解剖生理缺陷，非药物所能取效，不属本节讨论范畴。

（一）病因病机

病因：情怀不畅、房事不节、先天肾中真阳不足、经期摄生不慎、涉水感寒、房劳多产、素体肥胖、嗜食肥甘厚腻等。

病机：虚证多因肾阴阳气血不足，实证多责之于肝气郁结或痰瘀为患，致不能养精育胎或不能摄精成孕。

病位：在胞宫，与冲任、肾、肝、脾关系密切。

病性：有虚实之分，且多虚实相兼。

（二）辨证论治

证型		虚证		实证	
		肾虚胞寒	冲任血虚	气滞血瘀	痰湿阻滞
治法	治则	补肾暖宫，养血温冲	补气养血，调和冲任	行气活血，化瘀通经	燥湿化痰，理气调中
	取经	冲脉，任脉，足少阴肾经，足太阴脾经，足太阳膀胱经			
		督脉	足阳明胃经，足太阴脾经	足厥阴肝经	足阳明胃经，足太阴脾经

（三）治疗方案

1. 温针疗法

取穴：关元、大赫、三阴交、足三里、中脘；肾俞、脾俞、次髎、秩边、三阴交。两组穴位交替使用。

配穴：肾虚胞寒证加命门、气海；冲任血虚证加气海、章门、公孙；气滞血瘀证加太冲、膈俞、期门；痰湿阻滞证加丰隆、阴陵泉、四满。

操作：穴位常规消毒，选用 0.35 mm×50 mm 毫针直刺进针后，用平补平泻手法，运针得气后，使针感向小腹和少腹部传导，在针柄上穿置一段长约 1.5 cm 的艾炷施灸，热度以患者能忍受为度，并在施灸的下方垫一纸片，防止艾火掉落烫伤皮肤，直待燃尽，去灰出针，治疗时间约为 20 分钟。每日治疗 1 次，6 次为 1 个疗程。

2. 艾灸疗法

取穴：关元。

操作：将点燃的艾条插入艾灸器，放置患者的少腹部上，其中心对准关元穴，患者腹部有温热感为宜，灸 20～30 分钟，以灸至皮肤温热红晕为度。每天 1 次。

3. 火针疗法

取穴：关元、大赫、三阴交、次髎、秩边。

李丽霞 针灸临证医论医案选

操作：穴位常规消毒后，选细火针，置于酒精灯上烧至白亮后，快针法点刺，腹部穴位深度 0.3 ～ 0.5 寸；余穴深 0.2 ～ 0.3 寸。

4. 穴位注射

取穴：肾俞、三焦俞、关元俞。

操作：人胎盘素注射液，每穴注入 1 mL，每次取 2 穴，交替取穴，每天 1 次。

5. 隔物灸法

取穴：神阙。

操作：选用温肾助阳、行气化瘀类中药方剂，共研细末，填于神阙穴，上置生姜片以大艾炷灸之（随年壮）。每天 1 次。

6. 耳穴疗法

取穴：取内分泌、内生殖器、肝、肾、皮质下。

操作：每次选 3 ～ 5 次。毫针操作：消毒穴位后，以毫针对准穴位快速刺入，深度 1 分左右，约至软骨组织，以不刺透对侧皮肤为度，捻转数秒钟后，留针 20 ～ 30 分钟，每日或隔日治疗 1 次。或用王不留行籽进行耳穴贴压，手法由轻到重，按至有热胀感和疼痛（以患者能耐受为度），每日按压 4 次以上，每次 2 分钟左右。两耳交替进行，每 3 天换 1 次。

（四）医案医话

患者关××，女，38 岁。2017 年 6 月 7 日初诊，不孕 2 年余，患者 2015 年初自然流产，恢复后积极备孕，未能怀孕，月经经期、周期正常，量可，经色暗红，有血块，无痛经。经期偶伴耳鸣、头晕，面色晦暗，肢冷畏寒，小腹冷感，舌淡苔薄，脉弦细。辅助检查：AMH 下降 0.09 ng/mL；催乳素升高 48.61 ng/mL；B 超示左侧输卵管阻塞。

中医诊断：不孕（肾虚胞寒）。

西医诊断：继发性不孕症，卵巢储备下降，左侧输卵管阻塞。

治法：补肾暖宫，养血温冲。

处方：温针灸取穴：气海、关元、子宫、足三里、中脘。

毫针取穴：水泉、四关、三阴交。

火针点刺肾俞、次髎。

复诊：治疗 3 个月经周期后，患者诉以上症状多改善。2018 年 2 月患者诉已怀孕。现继续治疗中。

【按语】该患者为肾阳不足的继发性不孕症。《医宗金鉴》云："女子不孕之故，由伤其任，冲也。"关元是足三阴经与任脉的交会穴，任主胞胎，可培元固本，调理任脉，故可取关元。《针灸甲乙经》云："女子绝子……关元主之。"中极亦为任脉穴位，故刺中极可通调冲任之气血；子宫穴是妇科调经种子的经验穴。脾胃为后天之本，先天肝肾功能的正常靠后天脾胃化生的气血来滋养，针刺足三里穴使气血生化有源；针刺中脘可调理中焦脾胃。肾俞、次髎穴二穴是足太阳膀胱经穴，足太阳经络肾，此二穴与肾有密切关系，二者也是主治妇科病及生殖的要穴，具有补肾、调理冲任，理气化瘀，促进成熟卵泡排出的功效。诸穴合用，共奏调理冲任，理气和血之效，从而促进卵泡发育，排卵正常。《医学入门》有云："药之不及，针之不到，必须灸之。"温针灸具有针刺及艾灸的双重功效，意在阴阳双补，以达到最好的效果。

（五）按语

（1）针灸治疗不孕症有一定的疗效，但治疗前必须排除男方或自身生理因素造成的不孕，必要时做相关辅助检查，以便针对原因选择不同的治疗方法。

（2）现代研究认为下腹部关元、中极、子宫、归来因距离卵巢表面较近，针刺可使卵巢平滑肌收缩，卵泡易于破裂，发生排卵。

（3）对不孕症患者应重点了解性生活史、月经、流产、分娩、产褥、是否避孕、是否长期哺乳、有无过度肥胖和第二性征发育不良以及其他疾病（如结核病）等情况。

（梁欣欣　陈楚云）

七、胎位不正

胎位不正是指妊娠 30 周后胎儿在胞宫内位置异常，在宫腔内先露部分不是头部，而是胎儿其他部位，如臀位、横位、复合先露位、胎头异常等，多见于腹壁松弛的孕妇和经产妇，如不能及时矫正将造成难产，是导致难产的重要原因，是围产期妊娠监护的重点。常见的异常胎位有高直位、持续性枕后位、枕横位、颜面位、臀位、额先露等，属中医"横生逆产范畴"。

（一）病因病机

病因：《保产要旨》云："难产之故有八，有因子横、子逆而难产者；

有因胞水沥干而难产者；有因女子矮小，或年长遣嫁，交骨不开而难产者；有因体肥脂厚，平素逸而难产者；有因子壮大而难产者；有因气虚不运而难产者。"

病机：妇女以血为本，气顺血和则胎安产顺，孕妇气血虚弱，气虚则不足以托胎，血虚则胞脉干涩，使胎儿不能转动而造成胎位不正；气血失和，若气血失和而致气滞血瘀，胞脉受阻，胎儿转动不利，引起胎位不正。

病位：胎位不正病变主要责之肝、脾、肾。

病性：有虚实之分，以虚证为主。

（二）辨证论治

<table>
<tr><td colspan="2">证型</td><td>气血失和</td><td>气虚血弱</td><td>气虚血滞</td><td>脾肾两虚</td><td>肝脾不和</td></tr>
<tr><td rowspan="4">治法</td><td rowspan="2">治则</td><td rowspan="2">调气和血，矫正胎位</td><td rowspan="2">补气养血</td><td rowspan="2">益气升阳，养血活血</td><td rowspan="2">健脾益气、固肾安胎</td><td rowspan="2">调肝养血，健脾利湿</td></tr>
<tr></tr>
<tr><td rowspan="2">取经</td><td colspan="5">足太阴脾经</td></tr>
<tr><td>—</td><td>—</td><td>足少阴肾经</td><td>足厥阴肝经</td><td>—</td></tr>
</table>

（三）治疗方案

1. 针刺治疗

取穴：至阴、足三里、三阴交。

操作：患者取正坐垂足位，或取仰卧屈膝位，放松腰带，排空小便，局部常规消毒；至阴用 1 寸毫针，斜刺向上，进针 1～2 分深，足三里、三阴交用 1.5 寸毫针直刺，手法为平补平泻，中等强度刺激，针感以酸麻、胀痛为佳，留针 30 分钟，每日 1 次。

2. 艾灸疗法

取穴：至阴。

操作：放松腰带，仰卧屈膝，由治疗者点燃艾条，对准患者双侧至阴穴，距离以温热感为度，不可灼伤皮肤，灸 15～20 分钟，每日 1 次。

3. 火针疗法

取穴：至阴。

操作：穴位常规消毒后，选细火针，置于酒精灯上烧至白亮后，快针法点刺，浅刺多针 0.05～0.1 寸。

4. 耳穴疗法

取穴：子宫、交感、皮质下、肝、脾、肾、腹。

操作：消毒穴位后，以毫针对准穴位快速刺入，深度1分左右，约至软骨组织，以不刺透对侧皮肤为度，捻转数秒钟后，留针20～30分钟，每日或隔日治疗1次。或用王不留行籽进行耳穴贴压，手法由轻到重，按至有热胀感和疼痛（以患者能耐受为度），每日按压4次以上，每次2分钟左右。两耳交替进行，每3天换1次。

（四）按语

（1）胞宫系于肾而属足少阴，足太阳与足少阴互为表里。胎位不正说明太阳与少阴之间出现失衡，按照"阳动阴静，阳生阴长，阳进阴退"，取用足太阳、足少阴经脉气联通之处的至阴穴可以调整阴阳二经，使表里经络恢复平衡。艾灸至阴具有疏经活络的功效，对阳气有明显振奋作用，艾灸至阴能调节肾功能，还能使孕妇子宫活动得到显著改善，对胎动增加有良好促进作用。

（2）转正胎位一般是在34周以前进行，30～34周是胎位转正的最佳时期，而在30周以前羊水较多，胎位不固定，30～34周时胎儿的头稍大，转正后能够迅速进入盆内。

（3）可配合采用膝胸卧位、外倒转术来矫正胎位，做好孕产期的监测。

（梁欣欣　陈楚云）

八、癥瘕

妇女下腹有结块，伴有或痛，或胀，或满，甚或出血者，称为癥瘕。癥与瘕，按其病变性质临床表现有所不同。癥者，坚硬成块，固定不移，推揉不散，痛有定处，病属血分；瘕者，痞满无形，时聚时散，推之可移，痛无定处，病属气分。但其临床所见，每有先因气聚，日久则血瘀成癥，因此不能把他们截然分开，故前人多以癥瘕并称。癥瘕之名，首见于《黄帝内经素问·骨空论》"任脉为病，男子内结七疝，女子带下癥瘕"。

西医学的子宫肌瘤、卵巢囊肿等，可按本病论治。

（一）病因病机

病因：七情内伤，肝气郁结，房事不节，暴怒伤肝，忧思伤脾等。

病机：内伤七情或素体禀赋不足，气血虚弱，经产后感受外邪，致使瘀血内蓄子宫，日久形成癥块。

病位：胞宫，与肝、肾、脾关系密切。

病性：有虚实之分，且多虚实相兼。

（二）辨证论治

证型		虚证		实证
		气虚血瘀	肾虚血瘀	气滞血瘀
治法	治则	益气活血，化瘀消癥	补肾活血，化瘀消癥	行气活血，破瘀消癥
	取经	任脉，带脉，足少阴肾经，足太阴脾经，足阳明胃经，足太阳膀胱经		
		足太阴脾经，手阳明大肠经	足厥阴肝经	手阳明大肠经

（三）治疗方案

1. 电针疗法

取穴：章门、关元、天枢、子宫、支沟、曲池、合谷、太冲。

配穴：气虚血瘀证加气海、血海、足三里；肾虚血瘀证加气海、太溪、太冲；气滞血瘀证加血海、地机。

操作：穴位常规消毒，针刺得气后接电针仪，以疏密波刺激30分钟，TDP照射背腹部，每日1次。

2. 火针疗法

取穴：章门、关元、天枢、子宫、次髎、痞根。

操作：以细火针，速刺法，点刺不留针，下腹部穴位深度0.3～0.5寸；余穴深度0.2～0.3寸。

3. 耳穴疗法

取穴：取皮质下、膈点、子宫、内分泌、肝、肾。

操作：消毒穴位后，以毫针对准穴位快速刺入，深度1分左右，约至软骨组织，以不刺透对侧皮肤为度，捻转数秒钟后，留针20～30分钟，每日或隔日治疗1次。或用王不留行籽进行耳穴贴压，手法由轻到重，按至有热胀感和疼痛（以患者能耐受为度），每日按压4次以上，每次2分钟左右。

两耳交替进行，每 3 天换 1 次。

（四）医案医话

患者徐××，49 岁，已婚，2015 年 6 月 29 日初诊。患者因"月经后期伴痛经半年"就诊。患者近半年月经后期，伴痛经，经血色暗红有瘀块，量可，月经周期偶有延长，经期正常，LMP 2015 年 5 月 25 日至 6 月 2 日。现症见：月经后期，经期少腹胀痛，腰骶部酸痛，伴神疲乏力，舌淡苔腻，脉弦滑。彩超示：子宫内实质性占位病变，性质待查，考虑多发性子宫肌瘤，双侧附件未见异常；双侧乳腺低回声病变，性质待定，考虑增生结节可能性大，双侧乳腺囊性增生病。

中医诊断：月经后期（肾虚湿盛）。

西医诊断：①多发性子宫肌瘤；②乳腺增生。

治法：温肾化湿，行气化结。

处方：

温针灸取穴：中脘、肓俞，艾灸关元、中极。

毫针取穴：三阴交、阴陵泉、合谷、太冲、中诸、侠溪。

火针取穴：取水道、归来二穴，针刺深度 2.8～3 cm。

复诊：经 3 个月经周期治疗后，少腹胀痛感消失，腰背酸痛消失，月经周期恢复正常，继续治疗 3 个月经周期后复查彩超未见子宫肌瘤。

【按语】《素问·骨空论》载"任脉为病……女子带下瘕聚"，说明本病的病变部位主要在任脉，治疗取该经的关元、中极、中脘穴通调任脉、温肾益气；取合谷、太冲、中诸、侠溪以疏经活血，行气化结。取肓俞、水道、归来以化湿祛痰。诸穴合用，可温肾化湿、行气化结。

（五）按语

（1）子宫肌瘤、卵巢囊肿、盆腔良性肿物等发病率较高，且呈上升趋势，是妇女目前较为常见病之一。西医手术治疗创伤过大，且易造成术后人工内分泌失调，手术亦有指标和适应证，这使部分患者失去治疗机会。采用针灸治疗，创伤痛苦小，临床症状改善明显，B 超证实肿物实质亦有缩小，因此成为广大女性患者乐于接受的治疗手段，尤其是那些不能手术治疗的患者，此法更显示出独特的优势。

（2）癥瘕的治疗，应注意在 3～6 个月内复查 1 次，动态观察疗效。如癥瘕没有增大或缩小，可继续治疗，预后多佳；如癥瘕增大者，必须及时采

李丽霞 针灸临证医论医案选

取有效治疗措施，否则预后不良。

（3）癥瘕患者应定期复查，包括妇科检查、B超等，一旦出现腹痛、腹胀及月经的变化，应注意是否有癌变的可能。

（梁欣欣　陈楚云）

九、阳痿

阳痿是指成年男子性交时，由于阴茎痿软不举，或举而不坚，或坚而不久，无法进行正常性生活的病证。阳痿病证首载于《内经》，《灵枢·邪气脏腑病形》篇称阳痿为"阴痿"，《素问·痿论》中又称"宗筋弛纵"和"筋萎"。

常见于西医学的男子性功能障碍及某些慢性疾病之中。但对发热、过度劳累、情绪反常等因素造成的一时性阴茎勃起障碍，不能视为病态。

（一）病因病机

病因：劳伤久病，饮食不节，七情所伤，外邪侵袭。

病机：肝脾受损，经脉空虚，或经络阻滞，导致宗筋失养而发为阳痿。

病位：宗筋，与肝、肾、心、脾关系密切。

病性：有虚实之分，且多虚实相兼。

（二）辨证论治

证型		虚证			实证
		命门火衰	心脾亏虚	惊恐伤肾	湿热下注
治法	治则	温肾壮阳	补益心脾	益肾宁神	清利湿热
	取经	任脉，足厥阴肝经，足太阴脾经，足太阳膀胱经，足少阴肾经			
		足少阴肾经，督脉	足阳明胃经	督脉	足阳明胃经

（三）治疗方案

1. 温针疗法

取穴：关元、中极、三阴交、太溪、足三里、中脘；肾俞、脾俞、次髎、秩边、三焦俞、关元俞。两组穴位交替使用。

配穴：命门火衰证加命门、志室、腰阳关；心脾亏虚证加心俞、脾俞；惊恐伤肾证加百会、命门、噫嘻；湿热下注证加阴陵泉透阳陵泉、曲骨。

操作：穴位常规消毒，毫针直刺进针，用平补平泻手法，运针得气后，使针感向小腹和少腹部传导，在针柄上穿置一段长约 1.5 cm 的艾炷施灸，热度以患者能忍受为度，并在施灸的下方垫一纸片，防止艾火掉落烫伤皮肤，直待燃尽，去灰出针，治疗时间约为 20 分钟。每日治疗 1 次，6 次为 1 个疗程。湿热下注证不宜用温针灸疗法，可采用电针疗法。

2. 穴位埋线疗法

取穴：取肾俞、关元、中极、三阴交。

操作：每次选 4 穴，埋入 3 - 0 号医用羊肠线。每月 1 ～ 2 次。

3. 火针疗法

取穴：关元、中极、次髎、肾俞。

操作：以细火针，速刺法，点刺不留针，穴位深度 0.3 ～ 0.5 寸。

4. 耳穴疗法

取穴：外生殖器、内生殖器、内分泌、肾、神门。

操作：消毒穴位后，以毫针对准穴位快速刺入，深度 1 分左右，约至软骨组织，以不刺透对侧皮肤为度，捻转数秒钟后，留针 20 ～ 30 分钟，每日或隔日治疗 1 次。或用王不留行籽进行耳穴贴压，手法由轻到重，按至有热胀感和疼痛（以患者能耐受为度），每日按压 4 次以上，每次 2 分钟左右。两耳交替进行，每 3 天换 1 次。

（四）按语

（1）针灸治疗阳痿有较好的疗效，对阳痿患者，应解除其忧虑及紧张心理、清心寡欲、劳逸结合。

（2）阳痿在西医学上有精神性与器质性之别，除常规检查尿常规、前列腺液、血脂外，还可做夜间阴茎勃起试验，以鉴别精神性与器质性疾病。如属后者，应查血糖、睾酮、促性腺激素等，检查有无内分泌疾病。还需做多普勒超声、阴茎动脉测压等检查，确定有无阴茎血流障碍。排除上述病证后，酌情可查肌电图、脑电图以了解是否属神经性疾患。

（梁欣欣　陈楚云）

十、遗精

遗精是指不因性生活而精液频繁遗泄的病症，又称"失精"。有梦而遗者名为"梦遗"；无梦而遗，甚至清醒时精液自行滑出者为"滑精"。

本病常见于西医学的成年健康男子性功能障碍、前列腺炎、神经衰弱、精囊炎、睾丸炎、包皮过长、包茎及尿道炎等疾病。

（一）病因病机

病因：先天禀赋不足，情志失调、饮食不节、劳心太过、房劳过度、手淫斫丧等。

病机：精关不固或精室受扰，导致精液外泄为主要病机。

病位：在肾，与心、肝、脾关系密切。

病性：有虚实之分，且多虚实相兼。

（二）辨证论治

证型		肾虚不固	心脾两虚	阴虚火旺	湿热下注
治法	治则	补肾固本，摄精止遗	补益心脾，益气养血	育阴潜阳，固肾摄精	清热利湿，调气固肾
	取经	足太阴脾经，足太阳膀胱经			
		督脉，足少阴肾经	足太阴脾经，手少阴心经，足阳明胃经	手少阴心经，足少阴肾经	任脉，足阳明胃经

（三）治疗方案

1. 温针疗法

取穴：关元、中极、三阴交、太溪；天柱、肾俞、脾俞、次髎、命门。两组穴位交替使用。

配穴：肾虚不固证加志室；心脾两虚证加心俞、大陵、太白；阴虚火旺证加太溪、少府、巨阙；湿热下注证加中极、上巨虚。

操作：穴位常规消毒，毫针直刺，进针后，用平补平泻手法，运针得气后，使针感向小腹和少腹部传导，在针柄上穿置一段长约1.5 cm的艾炷施灸，热度以患者能忍受为度，并在施灸的下方垫一纸片，防止艾火掉落烫伤皮肤，直待燃尽，去灰出针，治疗时间约为20分钟。每日治疗1次，6次为1疗程。阴虚火旺及湿热下注证不宜用温针灸治疗，可采用电针疗法。

2. 穴位埋线疗法

取穴：取肾俞、志室、次髎、关元、中极、三阴交。

操作：每次选2～4穴，埋入3-0号医用羊肠线。每月1～2次。

3. 火针疗法

取穴：肾俞、次髎、三阴交。

操作：穴位常规消毒后，选细火针，置于酒精灯上烧至白亮后，快针法点刺，穴位深度约0.3～0.5寸。

4. 皮肤针疗法

取穴：关元、中极、三阴交、太溪、心俞、肾俞、志室或腰骶两侧夹脊穴及足三阴经膝关节以下腧穴。

操作：局部常规消毒后，采用梅花针叩刺局部至皮肤轻度红晕为度。每晚1次。

5. 耳穴疗法

取穴：内生殖器、内分泌、神门、心、肾。

操作：消毒穴位后，以毫针对准穴位快速刺入，深度1分左右，约至软骨组织，以不刺透对侧皮肤为度，捻转数秒钟后，留针20～30分钟，每日或隔日治疗1次。或用王不留行籽进行耳穴贴压，手法由轻到重，按至有热胀感和疼痛（以患者能耐受为度），每日按压4次以上，每次2分钟左右。两耳交替进行，每3天换1次。

（四）医案医话

患者李××，31岁，因"遗精1年余"就诊。缘患者近两年由于工作压力大，常常熬夜，睡眠不佳，1年多前开始出现梦中遗精，失眠，烦躁易怒，精神倦怠，精神不能集中，时有耳鸣。舌暗红少苔，脉沉细数。

中医诊断：遗精（阴虚火旺证）。

西医诊断：遗精。

李丽霞 针灸临证医论医案选

治疗：育阴潜阳，固肾摄精。

处方：肾俞、志室、天柱、三阴交、太溪。

操作：采用电针疗法，疏密波，通电30分钟。每周3次。

复诊：治疗2个月后，患者精神状态恢复，失眠改善，遗精次数明显减少。

【按语】遗精的主要病机为肾阴不足，相火妄动，心肾不交，肾失封藏，精关不固所致，辨为阴虚火旺证，治当以育阴潜阳，固肾摄精为法。"独肾泄者治其肾"，李丽霞教授从补肾阴、泻相火，滋阴潜阳，固肾摄精。肾俞、志室、三阴交、太溪补养肾阴，镇潜肾阳，采用司徒铃教授经验穴天柱泻相火，使得肾之阴阳平衡，精液得以固摄而不妄泻。

（五）按语

（1）针灸治疗对遗精有较好的疗效。

（2）遗精患者心理上切勿增加精神负担，成人未婚或婚后久别1～2周出现一次遗精，属于正常生理现象。晚上睡觉前尽量避免看色情书画、录像、电影、电视等。

（3）适当参加体育活动、体力劳动和文娱活动，增强体质，陶冶情操。

（梁欣欣　陈楚云）

十一、早泄

早泄是指阴茎插入阴道不到1分钟甚至刚触及阴道便发生射精，不能进行正常性交的病症。

本病常见于西医学的男子性功能障碍。

（一）病因病机

病因：房事不节，手淫过度，饮食不节，情志异常或久病体虚。

病机：以"肾气亏虚，固摄无权"为主要病机。

病位：精室、肾，与心、肝、脾关系密切。

病性：多为虚证，也有实证。

（二）辨证论治

	证型	肾虚不固	心脾两虚	阴虚火旺	肝经湿热	肝郁气滞
治法	治则	补肾固精	补益心脾	养阴清热	清热利湿	疏肝解郁
	取经	带脉，任脉、督脉，足少阳胆经				
		足少阴肾经	足太阳膀胱经	足少阴肾经	足厥阴肝经，足太阴脾经	足厥阴肝经

（三）治疗方案

1. 温针疗法

取穴：关元、维道、带脉、三阴交、太溪；肾俞、脾俞、肝俞、次髎、精宫。两组穴位交替使用。

配穴：肾虚不固证加命门；心脾两虚证加心俞；阴虚火旺证加然谷；肝经湿热证加阴陵泉、行间；肝郁气滞证加期门、行间。

操作：穴位常规消毒，毫针直刺进针，用平补平泻手法，运针得气后，腹部穴位使针感向小腹和少腹部传导，在针柄上穿置一段长约 1.5 cm 的艾炷施灸，热度以患者能忍受为度，并在施灸的下方垫一纸片，防止艾火掉落烫伤皮肤，直待燃尽，去灰出针，治疗时间约为 20 分钟。每日治疗 1 次。阴虚火旺及肝经湿热证不宜用温针灸，可采用电针治疗。

2. 穴位埋线法

取穴：取肾俞、关元、中极、三阴交。

操作：每次选 2～4 穴，埋入 3-0 号医用羊肠线。每月 1～2 次。

3. 火针疗法

取穴：关元、维道、精宫。

操作：穴位常规消毒后，选细火针，置于酒精灯上烧至白亮后，快针法点刺，深度 0.3～0.5 寸。

4. 皮肤针疗法

采用梅花针重点叩刺颈项及腰骶部夹脊穴，配合刺激下腹部、腹股沟和阴茎根部。一般用轻度刺激或中度刺激（阴茎根部可用重度刺激），以局部皮肤出现红晕为度。

5. 耳穴疗法

取穴：内生殖器、外生殖器、神门、内分泌、心。

操作：消毒穴位后，以毫针对准穴位快速刺入，深度1分左右，约至软骨组织，以不刺透对侧皮肤为度，捻转数秒钟后，留针20～30分钟，每日或隔日治疗1次。或用王不留行籽进行耳穴贴压，手法由轻到重，按至有热胀感和疼痛（以患者能耐受为度），每日按压4次以上，每次2分钟左右。两耳交替进行，每3天换1次。

6. 外治疗法

取穴：神阙穴。

操作：取露蜂房、白芷各10 g，研末，醋调成饼，临睡前敷神阙穴，胶布固定，次晨取下。每日1次。

（四）医案医话

患者史××，36岁，公司经理，诉近半年性生活时间短，甚至无法进行性生活，即性生活刚开始即出现射精，且精神不佳，畏寒怕冷，腰膝酸软不适，夜尿频多，小便清。舌淡，苔薄，脉弱。

中医诊断：早泄（肾虚不固）。

西医诊断：性功能障碍。

治法：补肾固精。

处方：肾俞、命门、关元、气海、精宫、太溪。

操作：针刺补法，得气后，采用温针灸疗法；命门采用火针频频浅刺，不留针。每周2次。

复诊：连续治疗1个月后性生活可延长至3分钟以上。

【按语】本病辨证为肾虚不固，治以温阳补肾，固肾摄精。肾俞、精宫、关元、气海前后配穴，并采用温针灸温补肾阳，加之火针命门的温阳补虚的作用，配合肾经原穴太溪，达到温阳补肾，益气固精之效。但本病与先天禀赋及长期劳累等因素相关，治疗时间较长，且保持良好的生活习惯，缓解心理压力较为重要。

（五）按语

（1）针灸对虚证早泄有明显疗效，以温热之力达到温补之功效。

（2）把握一些性解剖及性生活知识，了解和把握正常的性交方法和性反应过程，不宜过度节制性生活，因性生活次数太少，不利于雄激素的释放。

（梁欣欣　陈楚云）

十二、不育症

凡育龄夫妇同居 2 年以上，性生活正常又未采用任何避孕措施，由于男方原因使女方不能受孕者称为"男性不育症"，又称"无子""无嗣"。

本病相当于西医学的精子减少症、无精子症、死精子症、精液不化症、不射精症、逆行射精症等。

（一）病因病机

病因：先天肾中真阳不足，房事不节，七情内伤，素体肥胖，嗜食辛辣肥甘厚腻等。

病机：肾精亏虚、气血不足、肝郁血瘀和湿热下注导致精少、精弱、精寒、精薄、精瘀等。

病位：在肾，与心、脾、肝关系密切。

病性：有虚实之分，且多虚实相兼。

（二）辨证论治

证型		肾精亏损	肾阳不足	气血虚弱	气滞血瘀	湿热下注
治法	治则	补肾填精	温肾补阳	益气养血	行气化瘀	清热利湿
	取经	任脉，足少阴肾经				
		足厥阴肝经，足太阳膀胱经	督脉，足太阳膀胱经	足太阴脾经，足阳明胃经	足厥阴肝经，足阳明胃经	足太阴脾经，足厥阴肝经

（三）治疗方案

1. 温针灸疗法

取穴：关元、章门、足三里、中脘；肾俞、肝俞、脾俞、次髎、精宫、秩边。两组穴位交替使用。

配穴：肾精亏损证加太溪、气海；肾阳不足证加志室、命门；气血虚弱证加脾俞、胃俞；气滞血瘀证加太冲、膈俞；湿热下注证加阴陵泉、中极。

操作：穴位常规消毒，毫针直刺进针后，用平补平泻手法，运针得气后，腹部穴位施针，使针感向小腹和少腹部传导，在针柄上穿置一段长约 1.5 cm 的艾炷施灸，热度以患者能忍受为度，并在施灸的下方垫一纸片，防止艾火掉落烫伤皮肤，直待燃尽，去灰出针，治疗时间约为 20 分钟。每日治疗 1 次。湿热下注证不宜温针，采用电针疗法，疏密波。

2. 穴位埋线法

取穴：取肾俞、关元、中极、三阴交。

操作：每次选 2～4 穴，埋入 3-0 号医用羊肠线。每月 1～2 次。

3. 火针疗法

取穴：章门、关元、足三里；肾俞、次髎、精宫、秩边。

操作：两组穴位前后交替使用。穴位常规消毒后，选细火针，置于酒精灯上烧至白亮后，快针法点刺，腹部穴位深度 0.3～0.5 寸；余穴深度 0.2～0.3 寸。

4. 耳穴疗法

取穴：肾、外生殖器、内生殖器、肝、肾、内分泌。

操作：消毒穴位后，以毫针对准穴位快速刺入，深度 1 分左右，约至软骨组织，以不刺透对侧皮肤为度，捻转数秒钟后，留针 20～30 分钟，每日或隔日治疗 1 次。或用王不留行籽进行耳穴贴压，手法由轻到重，按至有热胀感和疼痛（以患者能耐受为度），每日按压 4 次以上，每次 2 分钟左右。两耳交替进行，每 3 天换 1 次。

（四）医案医话

患者叶××，男，33 岁，婚后 3 年余正常性生活而未育，妻子多次检查未发现问题。患者平素工作繁忙，思虑过多，精神疲惫，头晕目眩，腰腿酸软，曾多处求治，无明显效果。自述有遗精史 1 年余，近半年来性欲减退，阴茎不举，或发生不射精。舌质淡，苔薄白，脉沉细无力。查精液常规检查：量 1 mL，活动力 25%，畸形精子 28%，精子死亡率 11%。

中医诊断：不育症（肾精亏损）。

西医诊断：精子减少症。

治法：补肾填精。

处方：关元、肾俞、次髎、精宫、足三里。

操作：针灸补法，得气后采用温针灸治疗，每周 2 次。嘱治疗期间夫妻分居。

复诊：治疗 1 月后复诊，患者诉性欲强烈，效不更方，仍禁房事。继续治疗 1 月后，患者症状减轻，解除房禁，并做性生活指导。半年后妻子怀孕。

【按语】精亏者理当添精，阳衰者则应扶阳。精子减少原因乃先天禀赋不足，后天化源不足，阴血暗耗，使肾精气不足，精子减少而不育。根据"肾为水火之宅"，身为元阴元阳之府的理论，以关元、肾俞、次髎前后配穴，补益肾阴、肾阳，加之精宫为肾之精微所化之出处，补益肾精与扶阳共用，达到扶阳益阴之效。

（五）按语

（1）针灸治疗本病有一定的效果。治疗前须了解夫妻双方的情况。

（2）戒烟戒酒。避免有害因素的影响，如放射性物质、毒品、高温环境等。

（3）心理治疗是本病治疗中不应忽视的方法，因此治疗时医生必须态度诚恳，和蔼耐心，取得患者信任，争取患者配合治疗。

（梁欣欣　陈楚云）

十三、小儿咳嗽

咳嗽是小儿常见的一种肺系病证。有声无痰为咳，有痰无声为嗽，有声有痰谓之咳嗽。一年四季均可发生，以冬春二季发病率高。任何年龄的小儿皆可发病，以婴幼儿为多见。小儿咳嗽有外感和内伤之分，临床上小儿的外感咳嗽多于内伤咳嗽。在小儿时期，许多外感、内伤疾病及传染病都可兼见咳嗽症状，若咳嗽不是其突出主证时，则不属于本病证。

本病相当于西医学之气管炎、支气管炎。

（一）病因病机

病因：外感时邪，饮食不节，素体禀赋不耐。
病机：邪犯于肺，肺失宣降，肺气上逆。
病位：在肺，与脾、胃、肾关系密切。

病性：有虚实之分，且多虚实夹杂。

（二）辨证论治

证型		外感咳嗽		内伤咳嗽		
		风寒束肺	风热犯肺	痰湿阻肺	肺肾阴虚	脾肾阳虚
治法	治则	疏风散寒，宣肺止咳	清热润肺，化痰平喘	培土生金，扶正固本	滋阴润肺，平喘降逆	健脾补肾，止咳平喘
	取经	任脉、督脉、手太阴肺经				
		足太阳膀胱经，手少阳三焦经	手阳明大肠经	足阳明胃经	足少阴肾经，足太阳膀胱经	足太阴脾经，足太阳膀胱经

（三）治疗方案

1. 针刺疗法

取穴：肺俞、风门、孔最、列缺、照海。

操作：患儿情况允许下，局部常规消毒，用 0.30 mm×25 mm 毫针直刺，手法为平补平泻，刺激强度以患儿接受为度，针感以酸麻、胀痛为佳，留针 30 分钟，每日 1 次。

2. 火针疗法

取穴：天突、云门、身柱、列缺、太渊。

配穴：风寒束肺证加风门、外关；风热犯肺证加大椎、曲池、尺泽；痰湿阻肺证加脾俞、足三里、中脘；肺肾阴虚证加照海、经渠、肺俞；脾肾阳虚证加脾俞、肾俞、太白、关元。

操作：穴位常规消毒后，选细火针，置于酒精灯上烧至白亮后，快针法点刺，太白、照海、经渠、大椎、关元，针刺深度 0.01～0.03 寸；余穴 0.05～0.1 寸。

3. 拔罐疗法

取穴：身柱、肺俞。

操作：在患儿情况允许下，外感、内伤咳嗽均可在背部督脉身柱穴及足太阳膀胱经肺俞穴拔罐，留罐 5～8 分钟。

4. 刺络拔罐疗法

用三棱针少商点刺出血，在大椎点刺后拔罐 5 ～ 8 分钟，出血量 3 ～ 5 mL，每 3 ～ 5 天复治一次。用于风热咳嗽。

5. 穴位注射疗法

取穴：肺俞、定喘、孔最。

操作：采用维 D 胶性钙，每穴注入 1 mL，每次取 2 穴，交替取穴，每天 1 次。

6. 穴位敷贴疗法

取穴：取肺俞、膏肓、膻中、大椎、大杼、身柱、定喘、天突、中府、百劳、风门、膻中、脾俞、肾俞等穴。

操作：用白芥子、细辛、甘遂、肉桂、天南星等药制成膏药，每次贴敷 4 ～ 6 穴，每次贴约半小时，每 3 天 1 次，10 次为 1 个疗程。适用于内伤咳嗽者。

7. 皮肤针疗法

取项后、背部 T1 ～ L2 两侧足太阳膀胱经、颈前喉结两侧足阳明胃经。外感咳嗽者叩至皮肤隐隐出血，每日 1 ～ 2 次；内伤咳嗽者叩至皮肤潮红，每日或隔日 1 次。

8. 耳穴疗法

取穴：肺、脾、肾、气管、神门、肾上腺、皮质下。

操作：消毒穴位后，以王不留行籽进行耳穴贴压，手法由轻到重，按至有热胀感和疼痛（以患者能耐受为度），每日按压 4 次以上，每次 2 分钟左右。两耳交替进行，每 3 天换 1 次。

（四）医案医话

患儿翁××，女，5 岁，2015 年 6 月 10 日来诊。患儿咳嗽 1 周，因外感风邪，引起咳嗽，呼吸急促，喉间有痰，痰黏难咯，痰色黄，伴恶寒，无发热，舌红苔黄，脉浮数。查体：双肺呼吸音粗，双肺未闻及明显干湿啰音。

中医诊断：咳嗽（风热犯肺证）。

西医诊断：支气管炎。

治法：疏风止咳，清热化痰。

处方：采用毫针针刺肺俞、风门、孔最、列缺、照海，出针后火针点刺大椎、定喘、肺俞、心俞，并背部拔罐，约 5 分钟。

复诊：治疗 2 次后咳嗽缓解。

【按语】《活幼心书·咳嗽》载"咳嗽者，固有数类，但分寒热虚实，随证疏解，初中时未有不因感冒而伤于肺"，指出小儿咳嗽的主要病变部位在肺。小儿"肺脏娇嫩，形气未充"，易被外邪所侵袭，致其清宣肃降功能失常。临床治疗取穴以宣肺理气、化痰止咳为治则。因小儿难配合针灸治疗，临床可采用火针点刺。

（五）按语

（1）临床上将小儿咳嗽分为外感和内伤，外感咳嗽多于内伤咳嗽，且外感咳嗽迁延不愈往往转为慢性。内伤咳嗽病程较长，易反复发作，应坚持长期治疗。中医学强调"咳喘发则治实，不发治虚""平时治本，发则治标"，急性发作时宜标本兼顾；缓解期须从调整肺、脾、肾三脏功能入手，重在治本。

（2）感冒流行期间应减少外出，避免因感冒诱发本病。咳嗽发作时应注意休息，多饮开水。

（3）改善居住环境，保持室内空气流通，避免煤气、尘烟、油气等刺激，注意气候变化，防止复感外邪。

（4）外感咳嗽初起，禁食生冷酸甜食品，以防加重咳嗽。勿食辛辣食品，以防燥伤肺阴。

（梁欣欣　陈楚云）

十四、积滞

积滞是指小儿内伤乳食，停聚中焦，积而不化，气滞不行所形成的一种胃肠疾患。以不思乳食，食而不化，脘腹胀满，嗳气酸腐，大便溏薄或秘结酸臭为特征。本病既可单独出现，也可夹杂于其他疾病中。本病一般预后良好，少数患儿可因积滞日久，而转化为疳证，故前人有"积为疳之母，有积不治，乃成疳证"之说。

（一）病因病机

病因：先天禀赋不足，乳食不节等。
病机：乳食停聚中脘，积而不化，气滞不行。

病位：在脾胃，与肝、肾、大肠关系密切。

病性：以虚实夹杂为主。

（二）辨证论治

证型		乳食内积	脾虚夹积
治法	治则	消乳化食，和中导滞	健脾助运，消食化滞
	取经	任脉，足阳明胃经	
		足太阳膀胱经	足太阴脾经

（三）治疗方案

1. 针刺疗法

取穴：中脘、天枢、足三里、支沟。

配穴：乳食内积证加上脘；脾虚夹积证加太白、内庭。

操作：取仰卧位，局部常规消毒，用0.30 mm×25 mm毫针直刺，手法为平补平泻，刺激强度以患儿接受为度，针感以酸麻、胀痛为佳，留针30分钟，每日1次。

2. 挑四缝疗法

取穴：四缝穴。

操作：用消毒三棱针挑刺四缝，随即出针，针口可见少许黏黄液体（也可见清稀液体渗出量多），用指挤压，使液尽出，见血为度，嘱患儿（或家长帮助）捏紧双拳，用干棉球压迫止血，每3日针挑1次，一般针挑3～6次，黏液渐少，直至无黏液，仅见血为止。

3. 穴位埋线疗法

取穴：脾俞、大肠俞、中脘、天枢、足三里、上巨虚。

操作：每次选取4～6个穴位常规消毒，埋入3-0号医用羊肠线，每月1～2次。

4. 火针疗法

取穴：中脘、四缝、足三里。

操作：穴位常规消毒后，选细火针，置于酒精灯上烧至白亮后，快针法点刺，四缝穴针刺深度0.01～0.03寸；余穴深度0.05～0.1寸。

李丽霞 针灸临证医论医案选

5. 推拿疗法

取穴：中脘、足三里、下七节骨、清胃经、揉板门、运内八卦、推四横纹。

操作：揉按中脘、足三里，推下七节骨，分腹阴阳，用于乳食内积证。以上取穴，加清天河水、清大肠；烦躁不安者加清心平肝，揉曲池，用于食积化热证。或补脾经，运内八卦，摩中脘，清补大肠，揉按足三里，用于脾虚夹积证。

6. 耳穴疗法

取穴：脾、胃、大肠、小肠、神门、皮质下。

操作：每次取 3～5 穴，消毒穴位后，以王不留行籽进行耳穴贴压，手法由轻到重，按至有热胀感和疼痛（以患者能耐受为度），每日按压 4 次以上，每次 2 分钟左右。两耳交替进行，每 3 天换 1 次。

（四）医案医话

患儿周××，男，9 个月，患儿因"反复腹泻半月余"就诊，其母诉患儿母乳喂养至 7 个月，近 2 个月添加辅食及奶粉混合喂养，近半个月纳差，体重减轻 2 斤。患儿大便呈泡沫样，酸臭，日行十余次，不思乳食，脘腹胀满疼痛，伴形体瘦弱，夜卧不宁。舌红，苔白厚腻，指纹紫滞。

诊断：积滞（乳食内积证）。

治法：消乳化食，和中导滞。

处方：中脘、四缝、大肠俞、天枢。

操作：用细火针点刺，深度约为 0.2 寸，不留针。

复诊：1 周后复诊，患儿腹胀明显改善，大便软，每天约 3 次，纳乳好转。3 次治疗后，患儿无腹泻腹胀，体重增加。

【按语】积滞是由于饮食不节，喂养不当，脾胃损伤，食积不化而出现不思乳食，腹部胀满，大便不调，形体瘦弱。该患儿系近期开始用人工喂养，辅食添加不当，加之小儿脾胃健运不全，运化力弱，而致食多积伤，所以健运脾胃，消食导滞是关键，脾气运则食积消。中脘健运脾胃，配合四缝、大肠俞、天枢消食导滞。

（五）按语

（1）针灸治疗小儿积滞效果较好，但应当积极寻找引起积滞的病因，并采取相应的措施才是根本的办法。

（2）调节饮食，合理喂养，乳食宜定时定量，富含营养，易于消化，忌暴饮暴食，过食肥甘煎炸之品、生冷瓜果，偏食零食及妄加滋补。

（梁欣欣　陈楚云）

十五、疳证

疳证是由于喂养不当，或多种疾病影响，导致脾胃功能受损，气液耗伤而形成的慢性病证。以形体消瘦，面黄发枯，精神萎靡或烦躁，饮食异常为特征。"疳"有两种含义：其一，是指小儿恣食肥甘厚腻，损伤脾胃，形成疳证；其二，"疳者，干也"，是指气液干涸，形体羸瘦。前者言其病因，后者述其病机和症状。疳证发病无明显季节性，5岁以下小儿多见，起病缓慢，病程缠绵，迁延难愈，影响小儿生长发育。

本病相当于西医学的小儿营养不良及部分寄生虫病。多见于5岁以下的婴幼儿。

（一）病因病机

病因：饮食不节（洁），虫积，疾病影响，先天禀赋不足。
病机：脾胃受损，气血生化乏源。
病位：在脾胃，与肝、肾关系密切。
病性：有虚实之分，且多虚实相兼。

（二）辨证论治

证型		疳气	疳积	干疳
治法	治则	健运脾胃	消积导滞	调养气血，驱虫消积
	取经	任脉，足阳明胃经		
		足太阴脾经，足太阳膀胱经	足太阳膀胱经	任脉，督脉，足太阳膀胱经

李丽霞 针灸临证医论医案选

（三）治疗方案

1. 毫针疗法

取穴：中脘、足三里、天枢、支沟、合谷、太冲、百虫窝。

配穴：疳气证加章门、胃俞；疳积证加大肠俞；干疳证加百会、膈俞。

操作：采用平补平泻法，刺激强度以患儿接受为度，针感以酸麻、胀痛为佳，留针 30 分钟，每日 1 次。

2. 挑四缝疗法

取穴：四缝穴。

操作：用消毒三棱针挑刺四缝，随即出针，针口可见少许黏黄液体（也有清稀液体渗出量多），用指挤压，使液尽出，见血为度，嘱患儿（或家长帮助）捏紧双拳，用干棉球压迫止血，每 3 日针挑 1 次，一般针挑 3 ～ 6 次，黏液渐少，直至无黏液，仅见血为止。

3. 火针疗法

取穴：四缝、中脘、足三里、脾俞。

操作：穴位常规消毒后，选细火针，置于酒精灯上烧至白亮后，快针法点刺，四缝穴针刺深度 0.01 ～ 0.03 寸；余穴深度 0.05 ～ 0.1 寸。

4. 皮肤针疗法

采用梅花针叩刺脊柱正中督脉及其两旁的华佗夹脊、足太阳经穴，以皮肤微红为度。隔日 1 次。

5. 捏脊疗法

沿患儿背部脊柱两侧由下而上用拇指、食指捏华佗夹脊 3 ～ 5 遍。

6. 小儿推拿疗法

标实者可清脾土、大肠、揉板门、摩腹，推下七节骨等。

虚证明显者可补脾土、推三关、摩腹，揉板门。

7. 割治疗法

于大小鱼际处割治，也可于第 2、3 指指距、指蹼处 0.2 ～ 0.5 cm 处割治，挤出皮下脂肪并剪去。用绷带包扎 5 天。

（四）医案医话

患儿李×，女，2 岁，1 月前因上吐下泻，导致失水，经某医院静脉滴注治疗 2 天后，诸症消除。尔后食欲不振，口渴喜饮，烦躁不安，日趋加剧，并出现低热、手足心热，睡眠不宁，易惊。舌红，无苔，脉细数。

中医诊断：疳证（脾阴受损，津液乏竭）。

西医诊断：小儿营养不良。

治法：滋养脾阴，生津润燥。

处方：中脘、下脘、商曲（双）、肓俞（双）穴。

操作：采用细火针浅刺，点刺不留针。隔 2 日治疗 1 次。

复诊：治疗 5 次后诸症消失，大便正常。

【按语】《保婴摘要·食积寒热》载"小儿食积者，因脾胃虚寒，乳食不化，久而成积"，明确指出了小儿疳积的发生原因。中脘，为胃的募穴，八会穴之一（腑会），任脉与手太阳、手少阳、足阳明经交会穴，主治胃痛、呕吐、腹胀、吞酸、泄泻。下脘，足太阳与任脉之会，主治胃痛、腹胀、呕吐、反胃、肠鸣、泄泻以及消化不良等。火针上穴可改善小儿的消化、吸收及排泄功能，因而使病症得以治愈。

（五）按语

（1）针灸对疳气、疳积疗效较好。如感染虫疾还应配合药物治疗。

（2）婴儿应尽可能以母乳喂养，不要过早断乳，逐渐添加辅食，给予易消化而富有营养的食物，不让小儿养成挑食的习惯。

（3）小儿疳证是防重于治：合理喂养，定时、定量、定质、适时配合消食导滞；适时添加辅食，适时断奶；掌握先稀后干，先素后荤，先少后多原则；纠正偏食，吃零食以及饥饱不均的不良饮食习惯。

（梁欣欣　陈楚云）

十六、小儿腹痛

腹痛是指胃脘以下、脐之两旁以及耻骨以上部位发生的疼痛。腹痛为小儿常见的证候，可见于任何年龄与季节。婴幼儿不能言语，腹痛多表现为啼哭，如《古今医统·腹痛》说："小儿腹痛之病，诚为急切。凡初生二三个月及一周之内，多有腹痛之患。无故啼哭不已或夜间啼哭之甚，多是腹痛之故。大都不外寒热二因。"

本病相当于西医学的功能性腹痛。

（一）病因病机

病因：外感寒邪，饮食不节。

病机：气机阻滞，不通则痛。

病位：在大小肠，与脾、胃、肝、肾关系密切。

病性：有虚实之分，以实证为主。

（二）辨证论治

	证型	乳食停滞	气滞血瘀	腹部中寒	脾胃虚寒	胃肠结热
治法	治则	消食导滞，行气止痛	活血化瘀，行气止痛	温中散寒，理气止痛	温中理脾，缓急止痛	通腑泄热，行气止痛
	取经	任脉，足阳明胃经				
		手阳明大肠经	足厥阴肝经，手太阴肺经	足太阴脾经	足太阴脾经，足太阳膀胱经	手阳明大肠经

（三）治疗方案

1. 针刺疗法

取穴：中脘、天枢、腹哀、足三里、上巨虚、下巨虚。

配穴：乳食停滞证加内庭；气滞血瘀证加合谷、太冲；腹部中寒证加建里、关元；脾胃虚寒证加脾俞、章门；胃肠结热证加曲池、内庭。

操作：穴位常规消毒，使用 0.30 mm × 25 mm 快速直刺或斜刺进针后，用平补平泻法运针，手法轻柔以患儿接受为度，留针 30 分钟，每日 1 次。

2. 火针疗法

取穴：中脘、天枢、足三里、关元。

操作：穴位常规消毒后，选细火针，置于酒精灯上烧至白亮后，快针法点刺，天枢、关元针刺深度 0.01 ~ 0.03 寸；余穴深度约 0.05 ~ 0.1 寸。

3. 穴位贴敷疗法

取穴：中脘、天枢、足三里、脾俞、大肠俞。

操作：用白芥子、细辛、甘遂、肉桂、天南星等药制成膏药，每次贴敷 3 ~ 4 穴，每次贴半小时，每天 1 次，3 次为 1 疗程。适用于虚寒型腹痛。

4. 小儿推拿疗法

揉一窝风、外劳宫，用于腹部中寒证。

清脾胃，顺运八卦，推四横纹，清板门，清大肠，用于乳食积滞证。

顺运八卦，清胃，推六腑，推四横纹，用于胃肠积热证。

揉外劳宫，清补脾，顺运八卦，用于脾胃虚寒证。

5. 药熨疗法

取麦麸 50 g，葱白（切碎）、生姜（切碎）各 30 g，食盐 15 g，白酒 30 mL，食醋 15 mL。混匀，放铁锅内炒热，布包，趁热熨疼痛处。药凉后再炒热再熨。每次约 30 分钟。适用于虚寒腹痛。

6. 耳穴疗法

取穴：腹、大肠、小肠、神门、肝、脾、交感。

操作：消毒穴位后，以王不留行籽进行耳穴贴压，手法由轻到重，按至有热胀感和疼痛（以患者能耐受为度），每天按压 4 次以上，每次 2 分钟左右。两耳交替进行，3 天换 1 次。

（四）医案医话

患儿程××，男，2 岁，因"三餐前均阵发性腹痛半月余"就诊。其母诉患儿半月前过食冷饮及冰冻水果后，出现腹痛，哭闹不止，泄泻一次，大便稀溏，之后腹痛缓解。第二天，患儿早上又哭诉腹痛，到某医院儿科治疗，服药后症状可缓解，但患儿腹痛反复发作，呈阵发性，餐前发作较多，给予腹部按揉片刻后疼痛可消失。多次他院就诊不见效，遂来我院就诊。患儿体形略瘦，面色稍萎黄，诉腹痛以脐中为主，腹软无块，精神可，饮食欠佳，大便软，舌淡苔薄白，指纹色淡红。

诊断：小儿腹痛（腹部中寒证）。

治法：温中散寒，理气止痛。

处方：中脘、天枢、脾俞、上巨虚。

操作：用细火针，于各穴快针法点刺，深度 0.01 ～ 0.03 寸。嘱家属每天给患儿按摩腹部 15 分钟。

复诊：3 天后复诊，其母诉患儿解黏冻样大便后腹痛减轻，疼痛时间缩短。予中脘、脾俞、足三里火针浅刺，3 次治疗后患儿疼痛未再发。

【按语】患儿系过食生冷后，寒邪凝结腹中，脾胃运化失职，而出现腹痛。治疗当以温中散寒，理气止痛为法。本病病位在肠之腑，为实寒症，用腑会中脘，与大肠募穴天枢、大肠下合穴上巨虚温中散寒，用脾俞健运脾胃，配合按摩腹部理气，患儿泻下黏冻样大便后，寒邪随之而下，故腹痛好转。小儿"肝常有余，脾常不足"，腹痛好转后给予补胃健脾，故腹痛不再复发。

（五）按语

（1）针灸治疗小儿腹痛效果满意，但针刺止痛后应明确诊断，积极治疗原发病。

（2）寒性腹痛者应该温服或热服药液，热性腹痛者应冷服药液，伴呕吐者药液要少量多饮分服。

（3）导致腹痛的疾病很多，这里所讨论的以功能性腹痛为主，其他类型的腹痛应在明确病因诊断，并给以相应治疗的基础上，参考本节内容辨证论治。

（梁欣欣　陈楚云）

十七、小儿遗尿

遗尿又称"尿床""夜尿症"，是指 3 岁以上的小儿睡眠中小便自遗、醒后方知的一种病症。3 岁以下的小儿由于脑髓未充，智力未健，正常的排尿习惯尚未养成，尿床不属病态。年长小儿因贪玩少睡、过度疲劳、睡前多饮等偶然尿床者也不作病论。若 3 岁以后夜间仍不能自主控制排尿而经常尿床，就是遗尿症。多见于 10 岁以下的儿童。早在《灵枢·本输》就有"三焦者……入络膀胱，约下焦。实则闭癃，虚则遗溺。遗溺则补之，闭癃则泻之"的记载。中医学认为，本病多因肾气不足、下元亏虚，或脾肺两虚、下焦湿热等导致膀胱约束无权而发生。

现代研究通过 X 线影像诊断，发现部分遗尿与隐性脊柱裂有关。西医学认为，本病因大脑皮层、皮层下中枢功能失调而引起。

（一）病因病机

病因：先天不足，后天失养，喂养不当，养成不良习惯等。
病机：肾气不足，膀胱失约。
病位：胞宫、冲任，与肝、肾关系密切。
病性：有虚实之分。

（二）辨证论治

证型		肾气不足	肺脾气虚	下焦湿热
治法	治则	温补肾阳	补益肺脾	清热利湿，调理膀胱
	取经	任脉，督脉，手太阴肺经，足太阴脾经		
		足太阳膀胱经	足太阳膀胱经，足阳明胃经	足太阳膀胱经

（三）治疗方案

1. 电针疗法

取穴：四神聪、智三针、脑三针、中极、关元、水泉。

配穴：肾气不足证加命门、肾俞；肺脾气虚证加肺俞、脾俞、足三里；湿热下注证加曲骨、阴陵泉、小肠俞。

操作：穴位常规消毒，头针平刺进针，腹部穴位直刺进针，肺俞斜刺进针，轻轻捻转得气，刺入深度为 0.5 ～ 1 寸；接电针仪，以疏密波刺激 30 分钟。头针留针 1 小时，每日 1 次。

2. 艾灸疗法

取穴：关元、中极。

操作：将点燃的艾条插入艾灸器，放置患者的少腹部上，其中心对准关元、中极穴，患者腹部有温热感为宜，灸 15 ～ 20 分钟，以灸至皮肤温热红晕为度。每日 1 次，连续治疗 3 次。

3. 火针疗法

取穴：百会、列缺、中极、三阴交。

操作：穴位常规消毒后，选细火针，置于酒精灯上烧至白亮后，快针法点刺，中极、三阴交针刺深度 0.01 ～ 0.03 寸；余穴 0.05 ～ 0.1 寸。

4. 皮肤针疗法

采用梅花针轻叩刺 T4 ～ L2 夹脊、关元、气海、曲骨、肾俞、三阴交。以皮肤潮红为度，隔日 1 次。

5. 耳穴疗法

取穴：膀胱、肾、肝、皮质下、内分泌、尿道。

操作：消毒穴位后，以王不留行籽进行耳穴贴压，手法由轻到重，按至有热胀感和疼痛（以患者能耐受为度），每日按压 4 次以上，每次 2 分钟左右。两耳交替进行，每 3 天换 1 次。

（四）医案医话

患者潘×，男，10 岁，学生。初诊日期 2017 年 1 月 9 日，因"夜间遗尿间断发作数年"就诊。家属代诉患儿自幼起出现夜间遗尿，均不能自醒，劳累后尤甚，间断发作，时一月数次，时间隔两周未发，查体见患儿神疲，智力正常，身体稍瘦，面色萎黄。舌淡，苔白腻，脉沉濡。

诊断：遗尿（脾肾气虚证）。

治法：补益肺脾。

处方：四神聪、脑三针、水泉、关元、中极。

操作：以电针刺激四神聪、脑三针，毫针针刺水泉，并艾灸中极穴。

复诊：经治疗 3 次后患者两月无尿床发生。

【按语】本症遗尿多由肾气不足，下元不固，脾气虚弱，上虚不能制下，致膀胱约束无权，而发遗尿。治疗原则是温补脾肾，予以艾灸关元、中极补肾气，利膀胱，温通助阳。小儿遗尿多与脑皮层功能失调有关，毫针刺激四神聪、脑三针以镇惊宁神，取水泉以补肾固精以倍其功。

（五）按语

（1）针灸治疗小儿遗尿疗效较好。

（2）治疗期间应培养患儿按时排尿的习惯，夜间定时叫醒患儿起床排尿。

（3）白天可饮水，晚餐不进稀饭、汤水，睡前尽量不喝水，中药汤剂也不要在晚间服。

（梁欣欣　陈楚云）

十八、五迟、五软

五迟、五软是小儿生长发育障碍的病症。五迟是指立迟、行迟、齿迟、发迟、语迟；五软是指头项软、口软、手软、足软、肌肉软。本病由于先天禀赋不足、后天调护失当引起。若症状较轻，治疗及时，由后天调护失当引起者，常可康复；若证候复杂，病程较长，属先天禀赋不足引起者，往往成为痼疾，预后不良。

西医学上的脑发育不全、智力低下、脑性瘫痪、佝偻病等，均可见到五迟、五软证候。五迟以发育迟缓为特征，五软以痿软无力为主症，两者既可单独出现，也常互为并见。

（一）病因病机

病因：先天禀赋不足，后天失养。

病机：五脏不足，气血虚弱，精髓不充；痰瘀阻滞心经脑络，心脑神明失主。

病位：肾、肝、脾，与心、肺、任、督脉关系密切。

病性：有虚实之分，以虚证为主。

（二）辨证论治

证型		虚证		实证
		肝肾亏虚	心脾两虚	痰瘀阻滞
治法	治则	补肾填精，养肝强筋	健脾养心，补益气血	涤痰开窍，活血通络
	取经	督脉，手阳明大肠经，足少阳胆经，足太阳膀胱经，足厥阴肝经		
		足少阴肾经	足阳明胃经，手少阴心经	足阳明胃经

（三）治疗方案

1. 电针疗法

取穴：四神聪、智三针、脑三针、颞三针、手三针、足三针。

配穴：肝肾亏虚证加肝俞、命门、长强、太溪；心脾两虚证加心俞、脾俞、足三里、通里；痰瘀阻滞证加中脘、丰隆、膈俞。

操作：穴位常规消毒，选用0.30 mm×25 mm毫针，头针平刺进针，轻轻捻转得气，刺入深度为0.5～1寸；体针直刺进针，接电针仪，以疏密波刺激30分钟，刺激程度以患儿接受为度，头针留针1～2小时，每日1次。

2. 穴位埋线疗法

取穴：脾俞、肾俞。

操作：穴位常规消毒，埋入 3 - 0 号医用羊肠线。每月 1～2 次。

3. 火针疗法

取穴：身柱、百会、肾俞、风府、天柱、悬钟、曲池、合谷、太冲。

操作：穴位常规消毒后，选细火针，浅刺多针，每次选取 4～6 穴，交替进行。置于酒精灯上烧至白亮后，快针法点刺，风府、悬钟针刺深度 0.01～0.03 寸；余穴深度 0.05～0.1 寸。

4. 耳穴疗法

取穴：皮质下、交感、脑干、神门、肾上腺、心、肝、肾、小肠；上肢瘫加肩、肘、腕；下肢瘫者加髋、膝、踝。

操作：消毒穴位后，以王不留行籽进行耳穴贴压，手法由轻到重，按至有热胀感和疼痛（以患者能耐受为度），每日按压 4 次以上，每次 2 分钟左右。两耳交替进行，每 3 天换 1 次。

5. 综合康复疗法

脑性瘫痪功能训练包括躯体、技能、语音训练，运用矫形器。符合手术适应证者可手术治疗。

（四）医案医话

林×，男，6 岁，因"言语不利，不善于与人沟通 5 年"就诊。由家属代诉患儿周岁可发单音，可牙牙学语，周岁后出现不喜说话，不善于与他人沟通交流，曾在外院行精神评估诊断为"童年孤独症；中度精神发育迟缓"，患儿足月顺产，无缺氧史，既往否认有脑炎史、外伤史。现症见：患者神清，多动，对物件好奇喜玩弄，可发出简单字词表达自己所需，不善与他人沟通，可听懂领会他人说话意思，但不给予言语回应，对亲人言语指令可服从，对陌生人言语无反应，无肢体活动异常。体格检查及实验室检查：神清，发育落后，不善与人沟通，查体不合作，可明白他人言语意思及可书写简单词语，四肢肌力肌张力正常，肢体腱反射存在对称，病理征阴性。2013 年 5 月 6 日颅脑 CT 示未见实质性病变。

中医诊断：五迟（心肾精亏）。

西医诊断：①童年孤独症；②中度精神发育迟缓。

治法：补肾填精。

处方：四神穴、智三针、脑三针、颞三针、内关、三阴交、合谷。

操作：针刺得气后，留针 1 小时。每周 3 次。

复诊：针灸治疗 6 周后，在家中较熟悉环境下，患儿与家人沟通次数增加，偶尔情绪稳定时可以在亲人指引下简单回应陌生人。

【按语】本病例患儿精神发育迟缓是由于先天不足、精气未充，脏气虚弱，肾精亏虚，心血不足，不能充养脑髓所致。所以治疗以养心补肾，醒脑开窍，聪脑益智为则，选用靳三针中的"弱智四项"，包括四神穴、智三针、脑三针、双颞三针醒脑开窍，聪脑益智。该患儿心肾精亏，阴虚阳亢，所以表现为多动，辅以内关安神定志，合谷、三阴交以活血养血，濡养心神，使患儿身心得健、言语智力好转。

（五）按语

（1）针灸治疗五迟、五软临床疗效确切，且年龄小、病程短者效果较好。

（2）大力宣传优生优育知识，禁止近亲结婚，婚前进行健康检查，以避免发生遗传性疾病。

（3）孕妇注意养胎、护胎，加强营养，不滥服药物。

（4）婴儿应以母乳喂养为主，人工喂养者应注意乳食的质量，并及时添加辅食，保证营养充足。积极治疗各种急、慢性疾病。

（5）注意户外活动，重视功能锻炼，加强智力训练。

（梁欣欣　陈楚云）

第七节　皮肤科疾病

一、蛇串疮

蛇串疮是一种皮肤上出现成簇水疱，多呈单侧带状分布，痛如火燎的急性疱疹性皮肤病，本病与水痘-带状疱疹病毒感染有关，中医称为"蛇丹""缠腰火丹""蜘蛛疮"。好发于春秋季节，发病率及严重程度与年龄成正比。病程约 2 周，老年人 3～4 周，部分患者遗留顽固性神经痛，可持续数年。

本病相当于西医的带状疱疹。

（一）病因病机

病因：情志内伤，年老体弱，感受毒邪。
病机：经络阻滞，气血郁闭。
病位：皮肤，与肝脾关系密切。
病性：初期以实为主，后期则多见正虚邪恋。

（二）辨证论治

证型		肝胆湿热证	脾虚湿蕴证	气滞血瘀证
治法	治则 总则	解毒通络止痛		
	分证	清利湿热	健脾利湿	理气活血
	取经	根据发病部位的循经特点定经		
		足少阳胆经，足厥阴肝经	任脉，足太阴脾经，足阳明胃经	足厥阴肝经，足太阳膀胱经

（三）治疗方案

1. 蛇串疮火郁发之方

取穴：阿是穴、夹脊穴、支沟、后溪。
针法：火针和电针。
操作：

（1）火针。患者取卧位，在已选阿是穴、夹脊穴上用活力碘消毒，点燃酒精灯，左手持酒精灯，右手持中粗火针在酒精灯的外焰加热针体，直至将针尖烧至红白后，迅速准确地刺入疱疹中央0.2～0.3 cm，根据疱疹数量的多少，每次选择3～5个疱疹，每个疱疹针刺2次，术毕按压约30秒，涂上一层万花油；每日1次，5～7天为1个疗程（阿是穴以皮疹全部结痂为度）。

在病变节段夹脊穴处涂上一层万花油，右手持中粗火针在酒精灯的外焰加热针体，直至将针尖烧至红白后，迅速准确地刺入夹脊穴0.2～0.3 cm，术毕涂上一层万花油；以上操作隔天1次。7～10天为1个疗程。

（2）电针。患者取卧位，夹脊穴只选取患侧，用 30 号 1.5 寸毫针，针身与皮肤呈 90°，进针深度 0.5～0.8 寸；针刺得气后，接韩氏穴位刺激仪。同一输出的负、正两个电极分别接到病变对应神经节段上下各一节段的两处夹脊穴。支沟穴、后溪穴用 30 号 1.0～1.5 寸毫针，针身与皮肤呈 90°，进针深度 0.5～0.8 寸；针刺得气后接韩氏穴位刺激仪。以上采用疏密波，强度以患者耐受为度，通电 30 分钟后出针。每天 1 次。10 天为 1 个疗程。

辨证加减：肝胆湿热：加阳陵泉、外丘；脾虚湿蕴：加阴陵泉、足三里；气滞血瘀：加合谷、血海、太冲。

2. 耳尖放血疗法

取穴：耳尖。

操作方法：患者坐位，耳尖常规消毒后，采用皮试针头对准耳尖快速点刺出血，每日 1 次，3 次为 1 个疗程，两耳交替执行。适用于疱疹初期，或热象明显时。

3. 穴位注射

取穴：病变节段夹脊穴，每次取 2 穴，交替取穴，每天 1 次。

用药：甲钴胺注射液，每穴注入 1 mL。

4. 叩刺拔罐法

以梅花针叩刺发病部位相应的脊神经分布区域及背俞穴，并叩刺阿是穴，以微微出血为度，然后加拔火罐。局部结痂后不再叩刺局部。

5. 铺棉灸法

取穴：阿是穴。

操作：将脱脂干棉花撕成薄如蝉翼（薄棉片中切勿有洞眼），约 3 cm × 3 cm 大小棉片，根据皮损的面积决定施灸棉片的数量。铺在局部皮疹上，用火柴点燃棉花，棉花迅速燃尽，此时患者只有轻微的烧灼感，每次施灸 3 遍。

6. 耳穴疗法

取穴：肝、肺、肾上腺、交感、神门。

操作：消毒穴位后，以毫针对准穴位快速刺入，深度 1 分左右，约至软骨组织，以不刺透对侧皮肤为度，捻转数秒钟后，留针 20～30 分钟，每日或隔日治疗 1 次。或用王不留行籽进行耳穴贴压，手法由轻到重，按至有热胀感和疼痛（以患者能耐受为度），每日按压 4 次以上，每次 2 分钟左右。两耳交替进行，每 3 天换 1 次。

7. 外治疗法

初起用紫金锭调醋外涂患处，每天 3 次；或鲜马齿苋、野菊花叶、玉簪花捣烂外敷。

（四）医案医话

黄×，女，48 岁，因左侧腰腹部疱疹疼痛 3 天就诊，查体：体温 36.8 ℃，左侧腰腹部红肿，局部见多簇呈带状排列的簇集性水疱，疱壁紧张。舌质红，苔黄腻，脉弦滑。

中医诊断：蛇串疮（肝胆湿热）。

西医诊断：带状疱疹。

治法：清利湿热。

处方：采用蛇串疮火郁发之方：后溪、支沟、阿是穴、T11～L3 夹脊、阳陵泉、外丘。

操作：后溪、支沟、夹脊穴针刺得气后接电针仪，采用疏密波，通电 30 分钟，阿是穴采用局部围刺法。出针后，在疱疹局部、夹脊穴采用火针治疗，阿是穴以刺穿疱疹，放出疱液为度；夹脊穴采用火针点刺，深度 0.2～0.3 cm。

复诊：治疗 3 次后，患者疼痛明显减轻，疱疹基本结痂，继续治疗 7 次后，患者疼痛缓解，痂皮脱落，无特殊不适，治愈出院。

【按语】带状疱疹属祖国医学"蛇串疮"范畴，好发于腰腹部，又称"缠腰火丹"。其发生多因机体正气不足，湿热毒邪循肝胆经络熏蒸肌肤所致。中医有"六气皆从火化"之说，认为疾病多因"火""热"等外邪引起，李丽霞教授认为带状疱疹急性期往往表现出以热证为主。根据《素问·六元正纪大论》"木郁达之，火郁发之，土郁夺之，金郁泄之，水郁折之。然调其气，过者折之，以其畏也，所谓泻之"的治疗原则，治疗"火""热"之证，采用"发"法治疗，通过火针治疗引热外出，以热通郁，临床上也发现火针对止痛、皮损消退、预防后遗神经痛的发生有非常好的疗效。火针既有机械刺激又有热能效应，可改善血液循环，通调血脉，使血行旺盛，并提高组织充血，增强局部营养，增强机体细胞与体液的免疫功能，有利于代谢与细胞修复，提高机体抗病毒能力。

（五）按语

（1）火针对于带状疱疹疼痛有良好的止痛作用，对于急性期还能促进疱疹结痂，减少疼痛的持续时间，预防后遗神经痛的发生，明显改善患者生活质量。

（2）患者应保证充足睡眠，保持大便通畅，保持局部皮肤清洁、干燥，勿用手抓挠，勿用肥皂水抹洗，勤换衣裤，防止感染，不宜穿质地硬或不透气的衣服，避免摩擦患处皮肤。

（3）患者尽量采取健侧卧位或平卧位，以减轻对疱疹局部皮肤的牵拉力，以减轻疼痛。

（4）保持良好的精神状态，情绪开朗、心气调和，并忌恼怒。生活要有规律，防止过度疲劳，避免外伤。

（5）饮食调护：饮食宜清淡，多吃水果蔬菜，忌辛辣刺激、膏粱厚味之品，少食煎烤、油炸食物，禁烟酒。

（6）增强体质，提高机体免疫功能。

（张去飞）

二、湿疮

李丽霞 针灸临证医论医案选

湿疮是一种由多种内外因素引起的过敏性炎症性皮肤病，以对称分布、多形损害、剧烈瘙痒、有渗出倾向、反复发作和易成慢性等为临床特征。根据其发病部位、皮损特点而名称各异，如浸淫全身，滋水较多者，称"浸淫疮"；以丘疹为主者，称"血风疮"或"栗疮"；发于耳部者，称"旋耳疮"；发于乳头者，称"乳头风"；发于脐部者，称"脐疮"；发于阴囊者，称"肾囊风"或"绣球风"；发于四肢弯曲部者，称"四弯风"；发于婴儿者，称奶癣或胎症疮。本病男女老幼皆可发病，但以先天禀赋不耐者为多，无明显季节性，但冬季常复发。

本病相当于西医的湿疹。

（一）病因病机

病因病机：本病因禀赋不耐，外感风、湿、热邪郁于肌肤所致；或因饮食不节，过食辛辣鱼腥动风之品，或嗜酒，伤及脾胃，脾失健运，致湿热内生，又外感风湿热邪，内外合邪，两相搏结，浸淫肌肤发为本病；或因素体虚弱，脾为湿困，肌肤失养，或因湿热蕴久，耗伤阴血，化燥生风而致血虚风燥，肌肤甲错，发为本病。

病位：病位在肌肤，与心、肺、肝、脾密切相关。

病性：急性期以实证为主，亚急性期为本虚标实之证，慢性期以虚证为主。

（二）辨证论治

证型		湿热浸淫证	脾虚湿蕴证	血虚风燥证
治法	治则	清热利湿止痒	健脾利湿止痒	养血润肤，祛风止痒
	取经	手阳明大肠经，足阳明胃经，足太阴脾经，任脉；根据皮疹循经特点定经		

（三）治疗方案

1. 电针治疗

主穴：曲池、合谷、足三里、三阴交、血海、阿是穴。

配穴：湿热浸淫加肺俞、脾俞、水道；脾虚湿蕴加脾俞、阴陵泉、太白；血虚风燥加膈俞、肝俞。

操作：阿是穴采用局部围刺法，余穴根据虚补实泻原则，针刺得气后，接电针仪，采用密波，通电30分钟。

2. 火针疗法

取穴：阿是穴。

操作方法：根据皮损面积及丘疱疹大小，选用粗、中粗或细火针，术者将火针置于酒精灯上烧到白亮后，采用速刺法，点刺不留针，刺至皮损基底部。若皮损渗出较多或较肥厚，可局部反复多次火针；若皮损面积较大，可先选择渗出较多或较肥厚的皮损火针，分2～3次治疗。急性期可隔天治疗，亚急性期可每周2～3次，慢性期可每周1～2次。

3. 耳尖放血

适用于急性期、热象明显患者。隔日1次，双耳交替。

4. 穴位注射

取穴：曲池、血海，每次取2穴，交替取穴，每天1次。

用药：苯海拉明注射液＋维D$_2$果糖酸钙注射液，每穴注入1 mL。

5. 叩刺拔罐法

以梅花针叩刺皮损局部，加拔火罐，接着叩刺相应的夹脊穴，以潮红为度，隔日 1 次。

6. 铺棉灸法

取穴：阿是穴。

操作：将脱脂干棉花撕成薄如蝉翼（薄棉片中切勿有洞眼），约 3 cm×
3 cm 大小棉片，根据皮损的面积决定施灸棉片的数量。铺在局部皮疹上，
用火柴点燃棉花，棉花迅速燃尽，此时患者只有轻微的烧灼感，每次施灸
3 遍。

7. 耳穴疗法

取穴：神门、皮质下、肾上腺、心、肝、肺等穴。

操作：消毒穴位后，以毫针对准穴位快速刺入，深度 1 分左右，约至软
骨组织，以不刺透对侧皮肤为度，捻转数秒钟后，留针 20～30 分钟，每日
或隔日治疗 1 次。或用王不留行籽进行耳穴贴压，手法由轻到重，按至有热
胀感和疼痛（以患者能耐受为度），每日按压 4 次以上，每次 2 分钟左右。
两耳交替进行，每 3 天换 1 次。

8. 灸法

取穴：取阿是穴、曲池、血海、三阴交等穴。

操作：阿是穴采用悬灸法，以局部皮肤由红转暗，湿疹收敛为度，每日
1 次；余穴采用隔蒜灸，每穴 5～7 壮，隔日 1 次。

9. 外治疗法

急性期：初期尚无渗液时，可用清热止痒的中药如苦参、黄柏、地肤
子、荆芥煎汤外洗，或用 10% 黄柏溶液、炉甘石洗剂外搽。若渗出明显，
可选用黄柏、生地榆、马齿苋、野菊花等煎汤，或 10% 黄柏溶液、三黄
洗剂等湿敷，再用青黛散麻油调搽。后期渗出减少时用黄连膏、青黛膏
外搽。

亚急性期：用三黄洗剂、3% 黑豆馏油、2% 冰片、5% 黑豆馏油软膏
外搽。

慢性期：外搽青黛膏、5% 硫黄软膏、10%～20% 黑豆馏油软膏。

（四）医案医话

叶×，女，69 岁，因反复全身散在皮疹瘙痒 3 年，加重 1 周就诊。患
者 3 年前无明显诱因开始出现胸部瘙痒，抓之渗液，后逐渐漫及全身，左右
对称分布，痒甚，影响睡眠，曾至外院就诊，诊断为"湿疹"，经抗过敏等
药物治疗后，瘙痒可稍缓解，症状反复发作。1 周前患者全身皮疹瘙痒较前

加重，夜间痒甚，影响睡眠，伴纳差，大便溏，小便尚调。查体：全身见散在多处皮疹，局部皮肤粗糙、增厚，部分皮疹可见渗液。舌质淡红，苔白腻，脉弦滑。

中医诊断：湿疮（脾虚湿蕴）。

西医诊断：湿疹。

治法：健脾利湿，祛风止痒。

处方：曲池、合谷、血海、足三里、阴陵泉、三阴交、阿是穴。

操作：曲池、合谷、血海、足三里、阴陵泉、三阴交针刺得气后接电针仪，采用密波，通电 30 分钟。出针后，在阿是穴采用火针治疗，用细火针在酒精灯上烧红后局部频频浅刺患处。

复诊：治疗 3 次后，患者瘙痒明显减轻，皮损无明显渗出，继续治疗 6 次后，患者瘙痒缓解，皮损减轻，颜色变淡，皮损变薄，局部可见白色皮屑。

【按语】湿疹是由多种内外因素综合引起的过敏性炎症性皮肤病，西医认为与迟发性变态反应有关，治疗方法以抗过敏为主。中医认为本病主要是由于禀赋不足，外感风湿热邪浸淫肌肤；或饮食失节，湿热内生，与风邪相搏，风湿热邪蕴于肌肤所致；后期久病耗伤阴血，血虚生风，肌肤失养。急性期、亚急性期治疗当以清热利湿、凉血解毒、祛风止痒为主，取穴以阳明经及足太阴脾经为主，曲池、合谷清热祛风；足三里、阴陵泉健脾祛湿；血海、三阴交养血补血，以达"治风先治血，血行风自灭"之效。慢性期治疗应以养血祛风、培元固本为主。症状缓解后，应尽可能寻找病因，隔绝过敏原，避免再发。

（五）按语

（1）针灸治疗本病疗效肯定，特别是火针对减轻局部瘙痒及渗出效果显著。

（2）治疗后局部注意清洁和干燥。各期患者均应避免搔抓，瘙痒难耐，可以清洁物品抚按拍打局部。

（3）饮食及生活调护对于湿疮患者甚为重要。应当忌食辛辣刺激、煎炸油腻、荤腥发物动风之物，保持清淡饮食、适量运动、心情舒畅。避免热水烫洗及肥皂、晒太阳、花粉、尘螨等刺激。在必须接触洗衣粉、洗洁精等化学物质时佩戴手套。

（4）本病极易反复，应在止痒结痂后坚持治疗一段时间，以巩固疗效。

（5）加强体育锻炼，增强抗病能力。

（张去飞）

三、白癜风

白癜风是指局部皮肤颜色变白，而无疼痛瘙痒等症状的一种皮肤病。其特点是皮肤上出现大小不同、形态各异的白色斑片，边界清楚。《诸病源候论·白癜候》曰："白癜者，面及颈项身体皮肉色变白，与肉色不同，亦不痒痛，谓之白癜。此亦是风邪搏于皮肤，血气不和所生也。"可发生于任何部位、任何年龄，慢性过程，无自觉症状，其发病率为 1%～2%。肤色越深，发病率越高。男女发病情况相当，好发于青少年，约一半以上的患者在20 岁以前发病。

西医认为本病与表皮内色素细胞缺乏酪氨酸酶有关，其具体病因尚不明。

（一）病因病机

病因：外感风邪，情志内伤；先天禀赋不足或后天失养；外伤跌仆。
病机：风邪侵扰，气血失和，脉络瘀阻，肌肤失养。
病位：肌肤，与肺、肝、肾密切相关。
病性：虚实夹杂，以虚为主。

（二）辨证论治

<table>
<tr><td colspan="2">证型</td><td>肝郁气滞</td><td>肝肾不足</td><td>气血瘀滞</td></tr>
<tr><td rowspan="3">治法</td><td>治则</td><td>疏肝理气，活血祛风</td><td>滋补肝肾，养血祛风</td><td>活血化瘀，通经活络</td></tr>
<tr><td rowspan="2">取经</td><td colspan="3">足少阳胆经，督脉，足太阳膀胱经，手太阴肺经，手阳明大肠经，足太阴脾经</td></tr>
<tr><td>足厥阴肝经，任脉</td><td>足少阴肾经</td><td>足厥阴肝经</td></tr>
</table>

李丽霞
针灸临证医论医案选

（三）治疗方案

1. 电针治疗

主穴：风池、大椎、肺俞、侠白、曲池、血海、白癜风穴（掌侧中指末节指横纹中点与中冲穴连线的中下三分之一交界处）、阿是穴。

配穴：肝郁气滞加太冲、期门、膻中；肝肾不足加肾俞、肝俞、三阴交；气血瘀滞加膈俞、合谷、太冲。

操作：阿是穴采用局部围刺法，针刺得气后，接电针仪，采用疏密波，通电30分钟；余穴根据虚补实泻原则，针刺得气后留针30分钟。

2. 火针疗法

取穴：阿是穴。

操作方法：根据白斑面积大小，选用中粗火针、细火针浅刺或火镍针烙熨阿是穴，以不透皮为度。每周2～3次。

3. 梅花针疗法

取穴：阿是穴。

操作：局部叩刺，以局部潮红为度，可配合外用药涂擦，每日1次。

4. 放血配合灸法

取穴：侠白、白癜风穴、阿是穴。

操作：侠白、白癜风穴用三棱针点刺放血，侠白穴可配合拔罐，使少量出血，两侧交替，每周2次。并用艾条悬灸白斑处，围绕白斑，由外向内，逐渐缩小，以白斑呈粉红色为度。待肤色恢复正常后再灸3～5次，以巩固疗效。

5. 穴位埋线疗法

取穴：曲池、血海、首发部位、肺俞、膈俞、脾俞、肝俞、肾俞、关元、三阴交。

操作：每次选6穴，交替进行，2～3周1次，3次为1个疗程。

6. 铺棉灸法

取穴：阿是穴。

操作：将脱脂干棉花撕成薄如蝉翼（薄棉片中切勿有洞眼），约3 cm×3 cm大小棉片，根据皮损的面积决定施灸棉片的数量。铺在局部皮疹上，用火柴点燃棉花，棉花迅速燃尽，此时患者只有轻微的烧灼感，每次施灸3遍。

7. 耳穴疗法

取穴：肺、肾、内分泌、肾上腺等穴。

操作：消毒穴位后，以毫针对准穴位快速刺入，深度 1 分左右，约至软骨组织，以不刺透对侧皮肤为度，捻转数秒钟后，留针 20 ～ 30 分钟，每日或隔日治疗 1 次。或用王不留行籽进行耳穴贴压，手法由轻到重，按至有热胀感和疼痛（以患者能耐受为度），每日按压 4 次以上，每次 2 分钟左右。两耳交替进行，每 3 天换 1 次。

8. 自血疗法

取穴：阿是穴。

操作：抽取患者静脉血后，立即注射到白斑下，至局部出现青紫为止，每周 2 次，10 次为 1 个疗程。

9. 外治疗法

30% 补骨脂酊外用，配合日光照射 5 ～ 10 分钟，或紫外线照射 2 ～ 3 分钟，每日 1 次。

（四）医案医话

张×，女，23 岁。因背部、腹部散在白斑 6 年就诊。患者 6 年前无明显诱因背部开始出现少量散在白斑，无疼痛，无瘙痒，当时未予重视，后白斑逐渐增多，腹部亦出现散在白斑，曾间断至外院皮肤科就诊，诊断为"白癜风"，予药物（具体不详）治疗后白斑无明显减少，遂来我科门诊就诊。查体：背部、腹部见散在多处白斑，面积最大者约 4 cm×3 cm，边界明显。舌质红，苔薄白，脉弦。

中医诊断：白驳风（肝郁气滞）。

西医诊断：白癜风。

治法：疏肝理气，活血祛风。

处方：

（1）风池、大椎、肺俞、侠白、曲池、血海、白癜风穴、膻中、太冲、阿是穴。操作：阿是穴采用局部围刺法，针刺得气后，接电针仪，采用疏密波，通电 30 分钟；余穴采用泻法，针刺得气后留针 30 分钟。出针后，侠白、白癜风穴用三棱针点刺放血，侠白穴配合拔罐，使少量出血。

（2）火针疗法：根据白斑面积大小，选用中粗火针、细火针浅刺阿是穴，以不透皮为度。每周 2 ～ 3 次。

（3）耳穴疗法：取肺、肾、内分泌、肾上腺。用王不留行籽进行耳穴贴压，手法由轻到重，按至有热胀感和疼痛（以患者能耐受为度），每日按压 4 次以上，每次 2 分钟左右。两耳交替进行，每 3 天换 1 次。

复诊：治疗 10 次后，患者背部白斑逐渐变为红色，继续治疗 1 个月后，患者部分白斑颜色转为正常。

【按语】白驳风是一种皮肤色素脱失而形成的局限性白斑，临床上本病易诊难治。且本病患者无任何自觉症状，早期易被忽视，大部分患者至白斑逐渐增多才至医院就诊。中医认为，本病总由风邪侵扰，气血失和，脉络瘀阻，血不养肌而致；病因以风、瘀为主，治疗上应以疏风祛邪、活血化瘀通络为主，针刺风池、大椎、曲池疏风祛邪；侠白、白癜风穴为治疗白癜风的经验效穴；膻中、太冲疏肝理气；血海活血化瘀通络；阿是穴维刺疏通局部气血，滋养肌肤；"肺合皮毛"，肺俞为肺的背俞穴，"脏有病取之俞"，取肺俞可调节肺脏功能。

（五）按语

（1）白驳风易诊难治，病程长，应嘱患者坚持治疗。

（2）白驳风患者宜清淡饮食，忌食辛辣刺激、煎炸油腻、荤腥发物、动风之物。

（3）体质因素及情志因素在白驳风的发病中占有很大作用，应适量运动，增强体质。家属或医生要加强心理辅导，消除紧张、抑郁等不利因素，保持心情舒畅，增强康复的信心。

(张去飞)

四、牛皮癣

牛皮癣是一种以患部皮肤粗糙肥厚，局限性苔藓样变，伴剧烈瘙痒为特征的慢性瘙痒性皮肤病。好发于颈部、肘部、骶部及小腿伸侧等处，常呈对称性分布，亦可沿皮神经分布呈线状排列。在中医文献中，因其好发于颈项部，故称为摄领疮；因其缠绵顽固，亦称为顽癣。《诸病源候论·摄领疮候》云："摄领疮，如癣之类，生于颈上，痒痛，衣领拂着即剧，是衣领揩所作，故名摄领疮也。"《外科正宗·顽癣》云："牛皮癣如牛项之皮，顽硬且坚. 抓之如朽木。"好发于青壮年。慢性经过，时轻时重，多在夏季加剧，冬季缓解。

（一）病因病机

病因：外感风湿热邪，情志内伤，机械刺激，久病耗伤。
病机：营血失和、经脉失疏、气血凝滞。
病位：病位在肌肤，与心、肝密切相关。
病性：初期以实为主，后期以虚为主。

（二）辨证论治

证型		肝郁化火	风湿蕴肤	血虚风燥
治法	治则	疏肝理气，清肝泻火	祛风利湿，清热止痒	养血润燥，祛风止痒
	取经	手阳明大肠经，足太阴脾经，足太阳膀胱经		
		足厥阴肝经，足少阳胆经，手厥阴心包经	足阳明胃经	足阳明胃经，手少阴心经

李丽霞 针灸临证医论医案选

（三）治疗方案

1. 电针治疗

主穴：屋翳、曲池、阳溪、血海、至阴、阿是穴。

配穴：肝郁化火加行间、太冲；风湿蕴肤加阴陵泉、丰隆；血虚风燥加膈俞、足三里、三阴交。

操作：阿是穴采用局部围刺法，余穴根据虚补实泻原则，针刺得气后，接电针仪，采用密波，通电30分钟。

2. 火针疗法

取穴：阿是穴。

操作方法：根据皮损面积，选用中粗火针或细火针，点刺阿是穴，密刺法，以达到皮损基底部为度，点刺深0.3～0.5寸，每周2～3次。

3. 铺棉灸法

取穴：阿是穴。

操作：将脱脂干棉花撕成薄如蝉翼（薄棉片中切勿有洞眼），约3 cm×3 cm大小棉片，根据皮损的面积决定施灸棉片的数量。铺在局部皮疹上，用火柴点燃棉花，棉花迅速燃尽，此时患者只有轻微的烧灼感，每次施灸

3 遍。

4. 皮肤针法

取穴：大椎、膀胱经线（大杼至白环俞段）、阿是穴。

操作：采用梅花针叩刺，至局部潮红，微出血为度。

5. 耳穴疗法

取穴：神门、皮质下、肾上腺、内分泌、心、肝、肺等穴。

操作：消毒穴位后，以毫针对准穴位快速刺入，深度 1 分左右，约至软骨组织，以不刺透对侧皮肤为度，捻转数秒钟后，留针 20～30 分钟，每日或隔日治疗 1 次。或用王不留行籽进行耳穴贴压，手法由轻到重，按至有热胀感和疼痛（以患者能耐受为度），每日按压 4 次以上，每次 2 分钟左右。两耳交替进行，每 3 天换 1 次。

（四）医案医话

黄×，男，54 岁，因反复双足背皮肤粗糙、瘙痒 4 年，加重 1 月就诊。缘患者 4 年前因工作劳累后开始出现双足背瘙痒，呈红色皮损，左右对称分布，曾至外院就诊，诊断为"神经性皮炎"，经药物外擦等治疗后，瘙痒可稍缓解，症状反复发作。1 月前患者双足背瘙痒较前加重，影响睡眠，伴心悸、健忘，纳尚可，二便尚调。查体：双足背皮肤干燥、角化、脱屑、增厚，呈苔藓样变。舌红，苔少，脉沉细。

中医诊断：牛皮癣（血虚风燥）。

西医诊断：神经性皮炎。

治法：养血润燥，祛风止痒。

处方：屋翳、曲池、阳溪、血海、足三里、三阴交、至阴、阿是穴。

操作：阿是穴采用局部维刺法，针刺得气后接电针仪，采用密波，通电 30 分钟；血海、足三里、三阴交采用补法，余穴采用平补平泻法，针刺得气后，留针 30 分钟。出针后，在阿是穴采用火针治疗，密刺法，以达到皮损基底部为度，点刺深 0.3～0.5 寸处。配合中药内服，方用当归引子加减。

复诊：治疗 3 次后，患者瘙痒明显减轻，继续治疗 7 次后，患者瘙痒缓解，皮损变薄、颜色变浅，脱屑减少，瘙痒缓解持续时间延长。继续治疗 10 次后，患者皮损基本变平、消退，遗留少量色素沉着，瘙痒消失。

【按语】牛皮癣初起多为风湿热之邪阻滞肌肤，或颈项多汗，硬领摩擦等所致；病久耗伤阴液，营血不足，血虚生风生燥，肌肤失养而成；或因情志不遂，郁闷不舒，或紧张劳累，心火上炎，以致气血运行失职，凝滞肌肤而成。采用火针点刺局部，取其疏风止痒、清热解毒之效，且局部火针可刺激局部气血运行，达到濡养肌肤之效。手阳明经为多气多血之经，取手阳明经之曲池、阳溪可调和气血，祛风清热止痒；血海为足太阴脾经穴，有养血、活血、凉血之功，根据"治风先治血，血行风自灭"的原则，取血海养血祛风；足三里、三阴交健脾益气、滋阴养血；至阴、屋翳为治疗皮肤瘙痒性疾病的有效对穴；阿是穴局部围刺可疏通局部经络气血，气血运行，肌肤得养。

（五）按语

（1）针灸治疗本病有较好的止痒效果，同时可以改善局部血液循环，配合局部药物治疗，可以明显提高疗效。

（2）避免精神刺激，保持心情舒畅，情绪稳定。

（3）尽量避免局部刺激，禁用热水烫洗或涂擦不适当药物，不用碱性过强的肥皂洗浴。

（4）忌食烟、酒、辣椒等辛辣刺激性食物，勿饮使本病加重或复发的饮料，如酒、浓茶、咖啡等。

（5）内衣宜穿棉布制品，不宜穿过硬的衣服，以免刺激皮肤。

（张去飞）

五、风疹

风疹是一种皮肤出现红色或苍白色风团、时隐时现、瘙痒不堪、消退后不留痕迹为特点的过敏性皮肤病。任何年龄、任何季节均可发病，超敏体质者易发病。《诸病源候论》曰："邪气客于皮肤，复逢风寒相折，则起风瘙疹……夫人阳气外虚则多汗，汗出当风，风气搏于肌肉，与热气并则生。"

本病相当于西医的荨麻疹。皮肤真皮表面毛细血管炎症，出血及水肿为其病理基础。临床上根据发病速度及病程长短，可分为急性荨麻疹和慢性荨麻疹，急性荨麻疹骤发速愈，一般不超过 24 小时；慢性荨麻疹反复发作，可长达数月或数年不等。

（一）病因病机

病因：外感风寒、风热之邪，饮食不节，素体禀赋不耐。

病机：湿热毒邪蕴于肌肤，营卫失和，肌肤失养。

病位：病位在肌肤，与肺、脾、心密切相关。

病性：初期以实为主，后期以虚为主。

（二）辨证论治

	证型	风热犯表	风寒束表	胃肠湿热	阴虚风燥	气血两虚
治法	治则	疏风清热	祛风散寒	清热祛湿	养阴润燥	补气养血
	取经	足太阳膀胱经，手太阴肺经，足太阴脾经，手阳明大肠经，足阳明胃经				

（三）治疗方案

1. 电针治疗

主穴：风池、风门、大椎、膈俞、血海、曲池、三阴交。

配穴：风热犯表加外关、鱼际；风寒束表加列缺、合谷；胃肠湿热加上巨虚、阴陵泉；阴虚风燥加太溪、太冲；气血两虚足三里、脾俞。

操作：采用虚补实泻法，针刺得气后，接电针仪，采用疏密波，通电30分钟。

2. 拔罐疗法

取穴：神阙穴。

操作方法：神阙穴采用留罐法，留罐 5 ～ 10 分钟。

3. 耳穴疗法

取穴：荨麻疹区、肾上腺、交感、肺、神门。

操作：消毒穴位后，以毫针对准穴位快速刺入，深度 1 分左右，约至软骨组织，以不刺透对侧皮肤为度，捻转数秒钟后，留针 20 ～ 30 分钟，每日或隔日治疗 1 次。或用王不留行籽进行耳穴贴压，手法由轻到重，按至有热胀感和疼痛（以患者能耐受为度），每天按压 4 次以上，每次 2 分钟左右。两耳交替进行，每 3 天换 1 次。

4. 耳背割治

取穴：耳背静脉。

操作：常规消毒后，于耳背静脉处切开 2 cm 切口，令血液自然流出，每周 2 次，10 次 1 疗程。适用于风热犯表、风寒束表、胃肠湿热型荨麻疹。

5. 自血疗法

取穴：曲池、血海。

操作：抽取患者自身静脉血 4 mL，局部穴位消毒，每次取 2 穴，每穴注射 2 mL，曲池、血海交替执行。

（四）医案医话

秦×，女，60 岁，因全身发作性荨麻疹 3 年，加重 3 天就诊。患者 3 年前因外感风寒后皮肤开始出现淡红色风团，瘙痒明显，自服扑尔敏、开瑞坦等抗过敏药物治疗后，皮疹可消退。此后每遇受寒、劳累后风团又反复发作。3 天前患者因劳累后再次出现全身皮肤瘙痒，查体见全身淡红色风团，舌质淡，苔薄，脉沉细。

中医诊断：风疹（气血两虚）。

西医诊断：慢性荨麻疹。

治法：补气养血，祛风止痒。

处方：风池、风门、大椎、膈俞、脾俞、血海、曲池、足三里、三阴交。

操作：膈俞、脾俞、血海、足三里、三阴交采用补法，余穴采用平补平泻法，针刺得气后，接电针仪，采用密波，通电 30 分钟。出针后，在神阙穴加拔火罐。配合曲池、血海自血疗法。

复诊：治疗 3 次后，患者瘙痒缓解，风团消失。继续治疗 10 次后，患者全身风团瘙痒未再发作。

【按语】本例患者年老体虚，气血亏虚，表虚卫外不固，易感受风寒、风热之邪，致使营卫失和而发本病。大椎为诸阳之会，风池为手足少阳与阳维脉之会，配合祛风要穴风门，以固表祛风止痒；肺俞为肺气之所聚，"肺主皮毛"，取之益气固表；脾经要穴血海配合血会膈俞，以养血祛风止痒；曲池祛风止痒；脾俞、足三里、三阴交健脾益气，养血祛风。上述诸穴合用，共奏益气养血、调和营卫之功。

（五）按语

（1）针灸治疗风疹疗效较好。

（2）保持心情愉悦，避免情绪刺激。

（3）尽量避免搔抓，因对局部进行搔抓时，会使局部血供增加，温度提高，使机体释放出更多的组胺及相关炎症因子，引起皮损增加，致病情恶化。

（4）忌食鱼腥虾蟹、海味、辛辣、葱、蒜、韭菜、烟、酒等辛辣刺激性食物。

（5）加强营养，加强锻炼，提高身体免疫力。

（张去飞）

六、粉刺

粉刺是一种毛囊、皮脂腺的慢性炎症性皮肤病，以皮肤散在性粉刺、丘疹、脓疱、结节及囊肿，伴皮脂溢出为临床特征。典型皮损能挤出白色半透明状粉汁。《医宗金鉴·外科心法要诀》指出："肺风粉刺，此证由肺经血热而成。每发于面鼻，起碎疙瘩，形如黍屑，色赤肿痛，破出白粉汁，日久皆成白屑，形如黍米白屑。宜内服清肺饮，外敷颠倒散。"本病好发于颜面、胸、背部，多见于青春发育期，一般无自觉症状或稍有瘙痒，若炎症明显时，可引起疼痛或触痛。病程缠绵，往往此起彼伏，有的可迁延数年或十余年，常在饮食不节、月经前后加重。青春期过后，多数可自然减轻。

本病相当于西医的痤疮。

（一）病因病机

病因：素体血热偏盛，饮食不节，感受外邪。

病机：肺胃积热，气血壅滞，痰湿内蕴，蕴阻肌肤。

病位：病位在肌肤，与肺、脾、胃密切相关。

病性：初起以实证为主，病久多虚实夹杂。

（二）辨证论治

证型		肺经风热	湿热蕴结	痰湿瘀滞
治法	治则	清肺疏风	清热祛湿	健脾祛湿，化痰散结
	取经	督脉		
		手太阴肺经，足太阳膀胱经	足太阴脾经，足阳明胃经	足太阳膀胱经，足太阴脾经，足阳明胃经

（三）治疗方案

1. 电针治疗

主穴：阿是穴、面点、印堂、大椎、身柱、合谷。

配穴：肺经风热加尺泽、少商；湿热蕴结加丰隆、阴陵泉；痰湿瘀滞加阴陵泉、三阴交。

操作：大椎、少商点刺出血，余穴采用虚补实泻法，针刺得气后，接电针仪，采用疏密波，通电 30 分钟。

2. 火针疗法

取穴：阿是穴。

操作：首先应触摸痤疮局部，以知病灶深浅，火针针刺深度宜控制在 0.03 ～ 0.05 寸。未成脓者，选用细火针频频浅刺；脓已成，以中粗火针速刺脓头，有落空感即出针，并在入针后稍稍转动针体，拔出脓液及瘀血，可用棉签挤压脓头周边，使脓血排尽，以见到鲜血为度，若脓头较多，可选择较大的 3 ～ 5 个先治疗，余下分批治疗；脓已溃破，选中粗火针或细火针速刺阿是穴，深达病灶基底部。

3. 刺络拔罐法

取穴：取穴第一组：肺俞、膈俞；第二组：心俞、肝俞。

操作：每次取一组穴位，用三棱针点刺加拔罐，令出血 5 ～ 8 mL，隔日 1 次，治疗 2 次后两组交替，4 次为一疗程。

4. 耳穴疗法

取穴：肺、大肠、脾、内分泌、交感、面颊、额。

操作：消毒穴位后，以毫针对准穴位快速刺入，深度 1 分左右，约至软骨组织，以不刺透对侧皮肤为度，捻转数秒钟后，留针20～30分钟，每日或隔日治疗1次。或用王不留行籽进行耳穴贴压，手法由轻到重，按至有热胀感和疼痛（以患者能耐受为度），每日按压4次以上，每次2分钟左右。两耳交替进行，每3天换1次。

5. 自血疗法

取穴：肺俞、曲池、血海。

操作：抽取患者自身静脉血4 mL，每穴位2 mL注射双肺俞，与双曲池、双血海交替，每周2次，1个月为1个疗程。

6. 穴位埋线

取穴：曲池、大椎、足三里、三阴交，肺经风热证加肺俞，湿热蕴结证加脾俞、胃俞、阴陵泉，痰湿瘀滞证加膈俞、血海、丰隆。

操作：2周1次，1个月为1个疗程。

（四）医案医话

王×，女，19岁，因面部反复丘疹、结节2年就诊。患者2年前因高考压力大后开始出现面部丘疹，无瘙痒，无疼痛，后丘疹逐渐增多，并逐渐出现面部结节，部分融合成片。时有口干，眠欠佳，纳尚可，二便尚调。月经量偏多，色红，27天一周期，无痛经。舌红，苔薄黄，脉浮数。

中医诊断：粉刺（肺经风热）。

西医诊断：痤疮。

治法：清肺疏风。

处方：

（1）阿是穴、面点、印堂、大椎、身柱、曲池、合谷、少商。

操作：大椎、身柱、少商点刺出血，并在大椎、身柱加拔火罐，使之出血5～8 mL，曲池、合谷用泻法，余穴采用平补平泻法，针刺得气后，接电针仪，采用密波，通电30分钟。

（2）火针疗法：采用火针点刺阿是穴，清除皮疹上的黑头粉刺或脓性分泌物、脓栓、脓血，同时配合肺俞火针点刺。

（3）耳穴疗法：肺、大肠、内分泌、交感、面颊、额。

（4）穴位埋线：曲池、肺俞、足三里、三阴交，每2周1次。

（5）中药内服：枇杷清肺饮加减。

复诊：治疗3次后大部分结节变软，继续遵原法治疗10次后丘疹、脓疱、结节、消失。

【按语】火针治疗痤疮有较好疗效，但要注意烧针和针刺深度。《针灸大成》载"刺针切忌太深，恐伤经络；太浅不能去痛，惟消息取中耳。"《针灸大成·火针》载"灯上烧，令通红，用方有功。若不红，不能去病，反损于人。"因此，在做火针治疗时将火针在酒精灯外焰上烧针至发白，温度越高，速度越快，火针的穿透力越强，患者痛感越小。火针具有毫针、艾灸的双重功效，点刺局部皮损具有良好的排脓、消肿散结作用，达到祛腐生新之效。本病的发病与体内雄激素分泌增多有关，增多的雄激素可使皮脂腺肥大，分泌增多，积于毛囊内形成脂栓，从而影响皮脂腺分泌物的正常排泄，导致粉刺形成。而火针的高温可以直接破坏增生肥大的皮脂腺细胞，使皮脂分泌减少，改变了毛囊内微生物的生存环境，从而有效地控制病灶的复发。出针后火针伤口要严格消毒，一天内禁洗浴、禁食辛辣发物以预防感染。

（五）按语

（1）针灸治疗本病疗效显著。因本病多发生于面颊部，采用火针疗法时需严格掌握进针深度，避免留疤。

（2）治疗期间应保证充足的睡眠，适量运动，保持大便通畅，忌食生冷煎炸肥甘厚腻之品，多食新鲜蔬菜、水果及富含维生素的食物。

（3）减少化妆品的使用，特别是油性或含有粉质的化妆品。

（4）经常用硫黄肥皂温水洗涤颜面。禁用手挤压皮疹，防止感染。

（张去飞）

七、酒渣鼻

酒渣鼻是一种发生在鼻准头及鼻两侧，以皮肤潮红、丘疹、脓疱，甚则鼻头增大变厚为特征的一种皮肤病。因鼻色紫红如酒渣，故名酒渣鼻。《外科大成·酒兹鼻》云："酒兹鼻者，先由肺经血热内蒸，次遇风寒外束，血瘀凝结而成，故先紫而后黑也。治须宣肺气，化滞血，行荣卫流通以滋新血，乃可得愈。"本病以颜面部中央的持续性红斑和毛细血管扩张，伴丘疹、脓疱、鼻赘为临床特征。多发生于中年，男女均可发病，尤以女性多见。

本病西医亦称之为酒渣鼻。

（一）病因病机

病因病机：肺胃积热上蒸，复遇风寒外袭，血瘀凝结；或嗜酒之人，酒气熏蒸，复遇风寒，交阻于肌肤所致。

病位：病位在肌肤，与肺、胃密切相关。

病性：以实证多见。

（二）辨证论治

证型		肺胃热盛	热毒蕴肤	气滞血瘀
治法	治则	清泄肺胃积热	清热凉血解毒	活血化瘀散结
	取经	督脉，手阳明大肠经		
		手太阴肺经，足阳明胃经	手太阴肺经	足厥阴肝经，足太阴脾经

（三）治疗方案

1. **针刺治疗**

主穴：阿是穴、面点、印堂、素髎、大椎、合谷。

配穴：肺胃热盛加尺泽、曲池、内庭；热毒蕴肤加尺泽、曲池、少商；气滞血瘀加血海、太冲。

操作：大椎、少商点刺出血，阿是穴、面点、印堂、素髎采用平补平泻法，余穴用泻法。

2. **火针疗法**

取穴：阿是穴。

操作：对于红斑型的患者，可在红斑处以细火针快速点刺，深度宜浅，不可达到真皮层，在血络明显处，可适当点刺放血。对于丘疹型的患者，可于丘疹顶部以火针点刺，若有脓头则点刺时针身稍作旋转，并将脓液排出。对于鼻赘期的患者，可在局部以中粗火针点刺，深度以到达结节状组织底部为宜。

3. 刺血拔罐法

取穴：大椎、肺俞、大肠俞、膈俞。

操作：以三棱针点刺出血后，在穴位处以闪火法拔罐，留罐10分钟。每周2次。

4. 梅花针疗法

取穴：阿是穴。

操作：在局部用梅花针施行轻叩、密刺手法，待叩刺患处以轻微出血为度。每天施术1次。

（四）医案医话

李×，女，26岁，因鼻部红斑丘疹1年余就诊。患者近1年来鼻尖及鼻翼两侧出现潮红，并逐渐出现红色丘疹，局部出油较多，伴红血丝，自觉微痒，平素心烦，易急躁，口干，喜冷饮，纳眠尚可，大便干结，小便尚调。查体：鼻头及鼻翼两侧皮肤潮红，可见毛细血管扩张和毛囊扩大，并见数个红色小丘疹，局部未见脓头。舌红，苔薄黄，脉弦滑。

中医诊断：酒渣鼻（肺胃热盛）。

西医诊断：酒渣鼻。

治法：清泻肺胃积热。

处方：

（1）阿是穴、面点、印堂、素髎、大椎、尺泽、曲池、合谷、内庭。

操作：大椎穴用三棱针点刺出血，并加拔火罐，使之出血5～8 mL，曲池、尺泽、合谷、内庭用泻法，余穴采用平补平泻法。

（2）火针疗法：采用火针点刺阿是穴，以细火针在扩张的毛细血管上点刺2～3针；并用粗火针点刺丘疹顶部。

（3）中药内服：枇杷清肺饮加减。

复诊：治疗1周后，鼻部潮红减轻，红血丝较前减少；继续遵原法治疗1月后面部潮红消退，红血丝消失，丘疹变平。

【按语】本病治疗以局部取穴为主，阿是穴、素髎、面点、印堂疏通局部经络气血，改善局部血液循环；大椎为手足三阳经与督脉之交会穴，统领一身阳气，为退热之首穴，取之可清热凉血；尺泽、内庭清肺胃之热；"面口合谷收"，合谷为手阳明大肠经原穴，肺与大肠相表里，取之可清热疏风，疏通面部经络之气；曲池为清热要穴，可清热疏风，调和营卫，通经活络。"肺开窍于鼻"，中医认为，病生鼻部，内关于肺胃，本病是由肺胃积热上蒸，上熏于鼻，复遇风寒外袭，血瘀凝结而成，火针疗法具有针刺、直接灸、三棱针等多种作用，具有温经通络、行气活血、消瘀散结、生肌敛疮、清热泻火等作用，采用火针点刺局部，可清热泻火、活血化瘀、疏通经络。局部经络得通、肺胃热清，则疾病可愈。

（五）按语

（1）针灸治疗本病疗效显著，但应尽早治疗，红斑期和丘疹期疗效较好，鼻赘期疗效相对较差。

（2）面部采用火针疗法时点刺宜浅，深度不宜超过真皮层，以免留下瘢痕。火针后要注意保护创面，防止感染。

（3）避免过冷、过热刺激及精神紧张，忌食辛辣、酒类等刺激性食物；保持大便通畅。

（4）平时洗脸水温要适宜，避免冷、热水及不洁物等刺激。

（张去飞）

八、油风

油风是一种以头部毛发突然斑块状脱落为临床表现的慢性皮肤病。《外科正宗》云：“油风乃血虚不能随气荣养肌肤，故毛发根空，脱落成片，皮肤光亮，痒如虫行，此皆风热乘虚攻注而然。”本病以脱发区皮肤正常，无自觉症状为临床特征。可发生于任何年龄，但多见于青年，男女均可发病。

本病相当于西医的斑秃。本病西医病因尚不明确，往往因过度劳累、睡眠不足、精神紧张或受刺激后发生。

（一）病因病机

病因：饮食不节，情志抑郁，跌扑损伤，久病体虚。
病机：血热生风，瘀血阻络，精血不足，毛发失养。
病位：毛发，与肝、脾、肾密切相关。
病性：虚实夹杂。

（二）辨证论治

证型		血热风燥	气滞血瘀	气血两虚	肝肾不足
治法	治法	凉血熄风，养阴护发	通窍活血	益气养血	滋补肝肾
	取经	根据脱发部位循经特点定经			
		手太阴肺经、足太阴脾经	足厥阴肝经、足太阴脾经、足阳明胃经	足太阴脾经、足阳明胃经	足少阴肾经

（三）治疗方案

1. 针刺治疗

主穴：阿是穴、血海、三阴交。

配穴：血热风燥加风池、行间、太溪；气滞血瘀加风池、合谷、太冲、膈俞；气血两虚加百会、气海、足三里、太白；肝肾不足加百会、关元、太溪、太冲。

操作：阿是穴局部围刺，针刺得气后接通电针仪，采用疏密波，余穴采用虚补实泻法。

2. 火针疗法

取穴：阿是穴、颈部夹脊穴。

操作：阿是穴（脱发区中央及四周）、颈部夹脊穴以细火针快速频频浅刺 3～5 次，点刺深约 0.05 寸。

3. 梅花针疗法

取穴：阿是穴、足太阳膀胱经

操作：在脱发区和沿头皮足太阳膀胱经循行部位用梅花针密刺，各椎体中间横刺 3 下，以皮肤发红为度，每次 10～15 分钟，每天 1 次。

4. 艾灸疗法

取穴：阿是穴。

操作：以艾条回旋灸脱发局部，以局部潮红灼热为度，每天 1 次，7 日为 1 个疗程。

5. 耳穴疗法

取穴：神门、心、肝、肾、交感、肾上腺。

操作：消毒穴位后，以毫针对准穴位快速刺入，深度 1 分左右，约至软骨组织，以不刺透对侧皮肤为度，捻转数秒钟后，留针 20～30 分钟，每日或隔日治疗 1 次。或用王不留行籽进行耳穴贴压，手法由轻到重，按至有热胀感和疼痛（以患者能耐受为度），每天按压 4 次以上，每次 2 分钟左右。两耳交替进行，每 3 天换 1 次。

6. 蜂针疗法

取穴：阿是穴。

操作：先以 75% 酒精消毒斑秃部位，然后将螫针从蜜蜂尾部拔出，轻快准确地沿斑秃部位散刺。根据病变部位的大小，每次用蜂 1～2 只，每天治疗 1 次，10 天为 1 个疗程，每个疗程之间不间断。

（四）医案医话

王×，男，42 岁，因斑秃反复发作 2 年，加重 1 月就诊。患者 2 年前因工作压力大，精神高度紧张，出现失眠，随后出现后枕部及顶部头发斑片状脱落，曾至外院就诊，诊断为斑秃，经中西医治疗后可逐渐长出新发。但症状反复发作，睡眠不佳及精神紧张时出现斑片状脱发。1 月前患者因失眠导致头发大片斑片状脱落，入睡困难，多梦易惊醒，平时注意力难以集中，疲倦乏力，时有心悸，纳差，二便尚调。查体：后枕部、顶部及颞部见多处圆形斑片状脱发，面积最大者约 2 cm×2 cm。舌淡，苔少，脉细弱。

中医诊断：油风（气血两虚）。

西医诊断：斑秃。

治法：益气养血生发。

处方：

（1）阿是穴、百会、气海、血海、足三里、三阴交、太白、神门。操作：阿是穴采用局部围刺法，针刺得气后接电针仪，采用疏密波，通电 30 分钟；百会、气海、足三里、三阴交针刺补法，得气后行温针灸治疗；血海、太白采用针刺补法。

（2）梅花针疗法：然后用梅花针局部叩刺，以局部发红微出血为度，然后用生姜烤热后涂擦脱发区。

（3）穴位注射：采用黄芪注射液 4 mL 穴位注射双膈俞、双脾俞、双足三里，每穴 2 mL，每次取 2 穴，交替执行。

（4）中药内服：八珍汤加减。

复诊：治疗 1 月后，患者睡眠改善，脱发区相继有少量黄白纤细毳毛；连续治疗 2 个疗程后，脱发区相继生出黑发。

【按语】《外科正宗·油风》云："油风乃血虚不能随气荣养肌肤，故毛发根空，脱落成片，皮肤光亮，痒如虫行，此皆风热乘虚攻注而然。"本例患者因长期思虑伤脾，脾失健运，不能化生气血，致气血亏虚，血不养发，肌腠失润，发无生长之源，毛根空虚而发落成片。阿是穴、百会疏通局部经络气血，加强局部气血运行；气海为强壮要穴，补之可益气固本；血海、三阴交养血活血；足三里、太白健脾益胃，补气生血；神门养心安神助眠。诸穴合用，可奏气血双补之功。

（五）按语

（1）针灸治疗本病疗效肯定，无副作用。斑秃皮肤血流量变化的研究证实，斑秃皮损处血流量明显低于健康对照组，也证实其脱落是发失所养而致，针灸治疗通过调和气血、活血化瘀作用可快速缓解局部血管痉挛情况，改善局部血液循环，提高局部血流量。

（2）治疗期间应注意劳逸结合，保持心情舒畅，避免烦躁、悲观、忧愁、动怒等情志因素，避免过度劳累、熬夜等。

（3）加强营养，摄入富含维生素饮食，纠正偏食的不良习惯。头发已生，应加强头发护理，不用刺激性过强的洗发用品，少用电吹风吹烫头发，避免染发。

（4）斑秃的疗效与患者体质相关，因毛发的生长与脱落，润泽与枯槁与肾的精气盛衰和血液充盈关系密切，临床上治疗本病，在驱邪的同时应注意扶正。

（5）若脱发局部皮肤粗糙、毛囊饱满，或可见细小绒毛者，预后较好，疗程较短；若局部皮肤光亮，毛囊萎缩，则预后较差，疗程相对较长。

（张去飞）

九、痈

痈是指发生于体表皮肉之间的急性化脓性疾病，其特点是局部光软无头，红肿疼痛，结块范围多在 6 ～ 9 cm，发病迅速，易肿、易溃、易敛，

李丽霞 针灸临证医论医案选

或有恶寒、发热、口渴等全身症状。一般痈发无定处，随处可生，名称因发病部位不同而各异。

本病相当于西医的皮肤浅表脓肿、急性化脓性淋巴结炎等。

（一）病因病机

病因：外感毒邪，饮食不节。

病机：邪毒湿浊阻留阻肌肤，营卫不和气血凝滞，经络壅遏化火成毒。

病位：肌肤，与肺、脾密切相关。

病性：初期为实证，中期多虚实夹杂，后期往往为正虚邪恋证。

（二）辨证论治

证型		火毒郁结证	热盛肉腐证	气血两虚证
治法	治则	清热解毒，行瘀活血	和营清热，透脓托脓	益气养血，托毒生肌
	取经	根据发病部位的循经特点定经		
		手阳明大肠经，督脉	手阳明大肠经，足太阴脾经	任脉，足阳明胃经

（三）治疗方案

1. 火针疗法

取穴：阿是穴。

辨证加减：火毒郁结加曲池、大椎；热盛肉腐加曲池、血海；气血两虚加气海、足三里。

操作：

阿是穴：脓未成时，以细火针在痈周围刺，约每隔 2 cm 浅刺 1 针，快针法，不留针，以助成脓；脓已成，根据红肿部位大小，选用空心火针、粗火针或中粗火针，在脓成皮肤最薄弱点或者低位，快针法穿刺，或者以平头火针烙刺，并在入针后稍稍转动针柄，尽量拔出脓液，可反复多次，并挤压四周，辅助脓液流出，以见到鲜血为度；如脓肿范围大，可用火铍针切开排脓，务使脓尽，然后加压包扎；脓已破，以中粗火针散刺，速刺不留针，深度以到达疮面基底部为度；或平头火针烙刺腐肉，或以火铍针割治腐肉，然后加压包扎。

曲池、大椎、血海、气海、足三里以细火针快针点刺 0.2 ～ 0.3 寸为宜。

2. 刺络拔罐

取穴：大椎穴。

操作：大椎穴局部常规消毒后，采用一次性注射器针头快速点刺大椎穴 3 ～ 5 下，随即在大椎穴拔罐，并留罐 5 分钟，使之出血约 5 mL。

（四）医案医话

张×，女，48 岁，因右肘部长一红肿物疼痛 3 天就诊。查体：体温 36.5 ℃，右肘部伸面可见一大小约 2 cm × 3 cm 肿块，红肿灼热，质硬，顶部不软，界限清楚，压痛。舌红，苔黄腻，脉浮数。

中医诊断：痈（火毒郁结证）。

西医诊断：右肘部皮肤浅表脓肿。

治法：清热解毒、行瘀活血。

处方：火针疗法配合刺络拔罐。

阿是穴、曲池、大椎。

操作：取细火针点刺肿物四周，深度 0.2 ～ 0.3 cm。约每间隔 0.5 cm 刺一针，刺 8 针，肿物中央刺 1 针。曲池穴采用火针点刺 3 ～ 5 次，深度 0.2 ～ 0.3 cm。选取一次性注射器针头快速点刺大椎穴 3 ～ 5 针，随即在大椎穴拔罐并留罐 5 分钟，使出血量约 5 mL。

复诊：治疗 1 次后患者肿痛已锐减，肿块已缩小平塌微红。隔日再治疗 1 次后已愈。

【按语】皮肤浅表脓肿属祖国医学"痈"范畴，一般发无定处，随处可生。因发病部位不同而名称繁多，但其病因病机基本相同。本病多因外感六淫邪毒，或皮肤外伤感染毒邪，或过食膏粱厚味，聚湿生浊邪毒湿浊留阻肌肤，郁结不散，可使营卫不和，气血凝滞，经络壅遏，化火为毒而成痈肿。正如《内经》所云："营气不从，逆于肉里，乃生痈肿。"火针借助火力强开其门，引动火热毒邪直接外泄，从而引热毒外出、调和营卫、活血通络、消肿散结。

（五）按语

（1）火针治疗本病效果明显，但需加强与患者的沟通，消除恐惧心理。

（2）治疗后注意保护疮面的清洁和干燥，疮面较大时可采用外科无菌处理。

（3）饮食方面应忌食辛辣及肥甘厚腻、鱼腥发物。

（4）全身症状明显者应多种措施，综合治疗，勿延误病情。

（鲁佳）

十、疣

疣是一种发生在皮肤浅表的良性赘生物。本病与人乳头瘤病毒（HPV）感染有关。因其皮损形态及部位不同而名称各异，如疣目、扁瘊、鼠乳、跖疣、线瘊等。

本病西医亦称疣，一般分为寻常疣、扁平疣、传染性软疣、掌跖疣和丝状疣。

寻常疣，多发于儿童及青年，初起为一个针尖至绿豆大的疣状赘生物，以后体积渐次增大，发展成乳头状赘生物，此为原发性损害，称母疣。此后由于自身接种，数目增多，一般为二三个，多则十余个至数十个不等，有时可呈群集状。好发于手指、手背，也可见于头面部。

扁平疣，多发于青年妇女，皮损为表面光滑的扁平丘疹，芝麻至黄豆大小，淡红色、褐色或正常皮肤颜色，数目较多，散在分布，或簇集成群，亦可互相融合。好发于颜面、手背、前臂及肩胛等部，一般无自觉症状，偶有瘙痒感，病程慢性，可持续数年，有时可自行消退，愈后仍可复发。

传染性软疣，多见于儿童和青年。皮损初起为米粒大的半球状丘疹，渐增至绿豆大，中央呈脐窝状凹陷。顶端挑破后，可挤出白色乳酪样物质。数目不定，数个至数十个不等，常呈散在分布，也可簇集成群，但不融合。好发于颜面、躯干、四肢、阴囊、肩胛及眼睑等处。自觉微痒，发展徐缓，可自行消失。

跖疣，皮损初起为小的发亮丘疹，渐增大，表面粗糙角化。因足底受压，皮损常不高出皮面，除去角质层后可见疏松的白色乳状角质物，边缘可见散在小的、紫黑色出血点，数目从几个至几十个不等。有明显的压痛，用手挤压则疼痛加剧。好发于足跖前后受压处及趾部，足部多汗者易患本病。

丝状疣，中年妇女较多见，皮损为单个细软的丝状突起，呈褐色或淡红色，可自行脱落，不久又可长出新的皮损。一般无自觉症状。好发于颈项、眼睑等处。

（一）病因病机

病因：感受风热毒邪，忧郁恼怒，外伤摩擦。
病机：风热毒邪，博于肌肤；肝旺血燥，肌肤不润；气血凝滞。
病位：肌肤，与肝、肺密切相关。
病性：实证或为本虚标实。

（二）辨证论治

分型			疣目（寻常疣）		扁瘊（扁平疣）	
证型			风热血燥	湿热血瘀	风热蕴结	热瘀互结
治法	治则	总则	清热解毒散结			
		分证	养血活血，清热解毒	清化湿热，活血化瘀	疏风清热，解毒散结	活血化瘀，清热散结
	取经		根据皮损分布取经，足厥阴肝经，足少阳胆经，足太阴脾经，足阳明胃经，手阳明大肠经			

分型			鼠乳		跖疣		丝状疣	
证型			风热蕴结	脾虚湿蕴	风热蕴结	肝热血燥	风热血燥	湿热血瘀
治法	治则	总则	清热解毒散结					
		分证	疏风清热，解毒散结	健脾利湿	疏风清热，解毒散结	清肝泄热，养血润燥	养血活血，清热解毒	清化湿热，活血化瘀
	取经		根据皮损分布取经，足厥阴肝经，足少阳胆经，足太阴脾经，足阳明胃经，手阳明大肠经					

（三）治疗方案

1. 火针疗法

取穴：疣体局部、支正。

辨证加减：风热证（风热血燥证、风热蕴结证）加曲池、风市；湿热血瘀证加血海、丰隆；热瘀互结证加太冲、血海；脾虚湿蕴证足三里、阴陵泉；肝热血燥证行间、血海。

操作：根据疣体大小，选用粗、中粗或细火针，速刺法，点刺不留针，刺至疣体基底部。若疣体较大，可局部反复多次火针，直至疣体脱出，或使用平头火针或鍉针轻而缓慢地烙熨，必要时进行局部麻醉；若疣体高出皮肤0.5 mm，可选用多头火针速刺疣体，或以火铍针或粗火针割治疣体，用左手持镊子等夹持疣体，烧针后，烙割疣体根部，以截断为度，注意动作不要太快，以免出血，一般一针即愈，如伤口有渗血，可用火鍉针或平头火针烙熨止血；若疣体较多，可选取最先发的第1个疣（俗称"母疣"），常规消毒后用中粗火针点刺母疣的中央深至根部，再朝母疣的四周方向点刺，待母疣脱落后，其余疣分批分次进行治疗。支正以细火针频频浅刺3～5次，点刺深0.1～0.2寸；余穴以中粗火针，采用速刺法，深度根据肌肉厚度而定，深0.2～0.3寸。一周治疗1～2次。

2. 电针疗法

取穴：疣体局部、合谷、曲池、太冲、三阴交。

辨证加减：风热型加内庭；热瘀型加血海。

操作：疣体局部严格消毒后用30号1.5寸毫针平刺其基底部，并从中直刺一针，留针20分钟，出针时挤出少量血。余穴用30号1.0～1.5寸毫针，针身与皮肤呈90°，进针深度0.5～0.8寸；针刺得气后接韩氏穴位刺激仪。以上采用疏密波，强度以患者耐受为度，通电30分钟后出针。每天1次。

3. 耳穴疗法

取穴：肺、肝、脾、内分泌、皮质下等穴。

操作：消毒穴位后，以毫针对准穴位快速刺入，深度1分左右，约至软骨组织，以不刺透对侧皮肤为度，捻转数秒钟后，留针20～30分钟，每日或隔日治疗1次。或用王不留行籽进行耳穴贴压，手法由轻到重，按至有热胀感和疼痛（以患者能耐受为度），每日按压4次以上，每次2分钟左右。两耳交替进行，每3天换1次。

4. 艾灸疗法

艾灸疣体局部，以皮肤红润为度，每日1～2次，7天为1个疗程。

5. 穴位注射

取穴：外关、曲池、足三里、三阴交。

操作：板蓝根注射液1 mL穴位注射，每次取2穴，每天1次，上述穴位交替执行。

6. 梅花针疗法

取背腰部足太阳膀胱经第一侧线，采用梅花针从上而下中等强度叩刺，以皮肤潮红为度，每日1次。

（四）医案医话

患者杨×，女，28岁，因"双上肢前臂多发扁平丘疹10天"就诊。查体：双上肢前臂可见数十粒米粒般大小扁平状丘疹，淡红褐色，融合成片。皮疹稍隆起，表面光滑，偶有痒感，无压痛。舌边尖稍红，苔薄微黄，脉浮数。

中医诊断：扁瘊（风热蕴结）。

西医诊断：扁平疣。

治法：疏风清热，解毒散结。

处方：采用火针疗法。

取穴：阿是穴、支正、曲池、合谷。

将细火针烧至发红，轻轻点刺疣疹，一般一疣只点刺一针，若疹稍大者则点刺两三针，一次将所有疣疹点完（若疣较多亦可分二三次治疗）。再用细火针点刺双侧支正、曲池、合谷，深度0.2～0.3cm，每穴点刺3下。每周1次。

复诊：1周后复诊，治疗过的部位疣消失，但仍有个别新疣出现，继用上法，2次后痊愈。

【按语】本病属祖国医学"疣"范畴。其发生多因风热毒邪搏于肌肤而生，或怒动肝火，肝旺血燥，筋气不荣，肌肤不润所致。正如《外科正宗》所说："枯筋箭，乃忧郁伤肝，肝无荣养，以致筋气外发。"现代医学多认为该病与人乳头瘤病毒（HPV）感染有关。现代研究表明，火针能通过热效应促使皮损区域微循环加快，加强局部炎症和代谢产物吸收，并且高温可直接对HPV5病毒起杀灭作用，轻微烫伤可使疣体产生脱落。

（五）按语

（1）单纯火针或火针配合其他疗法治疗疣都具有良好的疗效，且较之其他疗法具有见效快，不易反复等特点。

（2）第一个长出或最大的疣称为"母疣"。由于母疣具有自身接种的特性，采用丝线结扎母疣可使疣体缺血、坏死、脱落，以断其生发之源。在数疣并存时，除去母疣后，其他疣体常可自行消退或变小。此现象提示母疣的存在是产生其他小疣的根源。如母疣已除 1 周后，其他疣体无明显变化，可对其中符合结扎条件者加以结扎除去。

（3）治疗后注意保护创面的清洁和干燥，创面较大时可采用外科无菌处理。

（鲁佳）

一、面瘫医案

患者姓名：施×　　　　性别：女　　　　年龄：28 岁

就诊日期：2016 年 6 月 15 日初诊

主诉：右侧口眼歪斜 4 天。

现病史：患者于 4 天前晨起后出现右侧口眼歪斜，伴见右侧额纹消失，眼睑闭合不全，遂至外院就诊，诊断为"右侧面神经麻痹"，予营养神经等对症治疗后，症状未见好转，为求进一步系统诊治，遂至我院我科（广州市中医医院针灸科）就诊。就诊时症见：右侧口眼闭合不全，额纹消失，鼻唇沟变浅，鼓腮漏气，无头晕头痛，无耳后疼痛，无耳鸣耳聋，无味觉障碍，无肢体麻木乏力，纳眠可，二便调。

既往史：平素体健，否认高血压、糖尿病、冠心病等病史，否认"肝炎""结核"等传染病史，预防接种史不详，否认输血史。

过敏史：否认食物、药物过敏史。

体格检查：眼球运动正常，双侧瞳孔等圆等大，右侧额纹消失，睑裂增宽，右侧眼睑闭合不全，右侧鼻唇沟变浅，鼓腮漏气，示齿口角歪向左侧，伸舌居中。四肢肌力、肌张力正常，生理反射存在，病理征未引出，颈软无抵抗，脑膜刺激征阴性。舌淡红，苔白，脉浮缓。

辅助检查：外院头颅 MR 未见明显异常。

中医诊断：面瘫。

证候诊断：风邪入络。

西医诊断：右侧面神经麻痹。

治法：祛风通络。

处方：

（1）针刺＋红外线灯照射面部：阳白（右）、太阳（右）、颧髎（右）、迎香（右）、颊车（右）、地仓（右）、水沟、夹承浆（右）、四关、少商、商阳。

（2）穴位注射：甲钴胺注射液 1mg，第 5 颈椎夹脊、足三里交替穴位注射。

（3）耳尖放血。

复诊：6 月 18 日复诊，患者右侧可见额纹，右眼用力可稍闭，余症同前；继续针灸治疗，在上方基础上加用牵正（右），针刺时采用颧髎与牵正互相透刺，颊车与地仓互相透刺，并在面部腧穴加用电针治疗，疏密波，通电 30 分钟。治疗 10 次后，患者右眼闭合完全，右侧额纹无明显变浅，右侧鼻唇沟无明显变浅，鼓腮无漏气。

【按语】本病属于中医"面瘫""口僻"等范畴。本病多因正气不足，脉络空虚，风邪乘虚而入，气血痹阻，筋脉弛缓而致。正如《诸病源候论》卷一所云："风邪入于足阳明、手太阳之经，遇寒则筋急引颊，故使口僻，言语不正，而目不能平视。"本病起病较急，可于数小时或数天内达到高峰，通常在起病 1 周内开始恢复，大部分患者在 2 个月内基本恢复正常，临床上仍有一部分患者经治疗后仍遗留后遗症状，如瘫痪肌萎缩、面肌痉挛及联带运动等。李丽霞对治疗面瘫具有独特的经验，根据周围性面瘫在临床上不同时期的表现，将其分为急性期、恢复期和后遗症期，并针对不同时期的特点，运用不同的针灸治疗方法进行综合治疗，每获良效。发病 1 周内面部穴位宜浅刺、轻刺，不宜加用电针治疗，以防后期出现面肌痉挛，远端穴位可强刺激。1 周之后，面部穴位可加用电针治疗。面瘫恢复期可加用足三里补益正气。

面瘫急性期多由风邪侵袭面部经络、邪气壅盛所致，少商、商阳为治疗五官疾病的要穴，亦为手太阴、手阳明之经穴，具有疏风散寒解表之功。面瘫属于阳明经与少阳经之病变，选用井穴，既是远近选穴，又是表里经选穴，还是随证选穴。在临床观察中发现，急性面瘫患者不选用足三里，而加用井穴治疗，可大大提高面瘫的治愈率和缩短治疗时间。

（张去飞）

二、顽固性面瘫医案

患者姓名：黄 ×　　　　性别：男　　　　年龄：35 岁

就诊日期：2015 年 9 月 8 日初诊

主诉：左侧口眼歪斜 3 月余。

现病史：患者 3 月余前无明显诱因出现左侧口眼歪斜，左侧额纹消失，无抬眉动作，左侧鼻唇沟变浅，口角偏斜，鼓腮漏气，吃饭左侧夹食，曾在外院服中西药物治疗，效果不佳，遂来我科就诊。就诊时患者左侧口眼歪斜，左侧面部活动无力，左口角流口水，刷牙漏水，左眼不能闭合，时有流泪，尤其是见风或用眼过多时加重，鼓腮漏气，吃饭左侧夹食，无头晕头痛，无肢体麻木乏力，纳眠尚可，二便调。

既往史：既往体健。

过敏史：无。

体格检查：无自发性眼球震颤，左眼闭合不全，闭目露白约 2 mm，左侧额纹消失，蹙额、皱眉均不能完成，左侧鼻唇沟变浅，面部表情肌动作丧失，不能鼓腮吹口哨，伸舌居中。双侧外耳道皮肤无潮红及疱疹，鼻咽无特殊发现，颈淋巴结未触及肿大。四肢肌张力正常，肌力 V 级，四肢腱反射正常，病理征未引出。舌淡红，苔白腻，脉弦滑。

辅助检查：外院头颅 MR 未见明显异常。

中医诊断：面瘫。

证候诊断：风痰入络。

西医诊断：左侧面神经炎。

治法：疏风化痰通络。

处方：地仓（左）、颊车（左）、牵正（左）、颧髎（左）、阳白（左）、太阳（左）、足三里（双）。

操作：采用穴位埋线法治疗。患者取卧位，患侧面部常规消毒，戴无菌手套，铺洞巾，用利多卡因局部麻醉，右手用持针器夹持带线皮针，左手食指和拇指紧捏地仓和颊车穴，连同皮下肌肉一起提起，右手拿持针器从地仓穴进针，从颊车穴出针，用持针器夹持针尖拔出针，使线的尾端露出 2 ～ 3 cm，右手持眼科剪刀紧贴皮肤剪去两侧的线，左手食指和拇指一起快速放松，使线进入皮下；同上方法埋线于颧髎及牵正穴；阳白、太阳穴及双侧足三里采用植线法。术毕用胶布将无菌敷料贴住针口处，以防感染，次日去掉敷料。2 周 1 次，3 次为 1 疗程。

复诊：治疗 1 次后，患者眼睑能完全闭合，流泪消失，额纹及鼻唇沟出现，鼓腮漏气及吃饭夹食消失，1 疗程后患者症状完全消失，双眼可以紧闭，额纹及双侧鼻唇沟对称，鼓腮露齿无障碍，面部肌肉功能恢复正常，未留有后遗症。

【按语】周围性面瘫是由各种原因导致的面神经受损而引起的以口眼向一侧歪斜为主要表现的疾病。该病发病急速，为单纯性的一侧面颊筋肉弛缓，初起大多有耳后、耳下或面部疼痛。中医认为本病系脉络空虚，风寒之邪乘虚侵袭面部阳明、太阳等经络，以致经气阻滞，经筋失养，筋肌纵缓不收而发病。正如《灵枢·经筋》云："足之阳明，手之太阳，筋急则口目为僻。"治疗上一般早期采用中西医结合疗法。病程在3月以上的面瘫称为顽固性面瘫，该病病程长，治疗难度较大，是临床顽症之一。顽固性面瘫多因年老体虚、失治误治、面神经损伤严重等原因而导致迁延不愈，治疗时应根据病情虚实夹杂的特点，注重标本兼顾，补泻兼施，扶正祛邪，整体调节，才能抗病祛邪。埋线疗法是集多种效应于一体的复合性治疗方法，它应用微创技术，将羊肠线植入人体特定的经络穴位，通过羊肠线长期刺激经穴，达到治病的目的。羊肠线在穴内软化、分解、液化、吸收的过程是治疗疾病的一种很好的方法。埋线作为一种手段加强了穴位特性的发挥，并通过经络这一中心环节来通调经络脏腑气血的运行，使邪离经络而去，则正气得旺，邪气得除；或鼓动气血，滋养脏腑筋肉，最终促进人体脏腑组织功能的恢复，达到治疗疾病的目的。所取诸穴均位于头面部，分别属于手足阳明、足少阳、手太阳等经脉，各条经脉均循行于面部，"经脉所过，主治所及"，针刺诸穴既可促进局部气血运行，疏通经脉，又可调节诸经脉气血，使之充和条达，经筋得养；太阳穴为经外奇穴，皮下是三叉神经和睫状神经节的汇集之处，是治疗头面部疾病要穴；足三里为强壮要穴，可健脾益气、扶正补虚，提高机体的抗病能力。

（张去飞）

三、面肌痉挛医案

患者姓名：王×　　　　性别：男　　　　年龄：54岁

就诊日期：2018年3月1日初诊

主诉：右侧面部不自主抽搐1年余。

现病史：患者1年余前无明显诱因出现右上眼睑跳动，当时未引起重视，后来逐渐发展至整个右眼睑跳动，并牵扯至右鼻翼、右嘴角频繁不自主跳动，晨起及情绪激动时加重，于外院就诊，诊断为"面肌痉挛"，行注射肉毒杆菌及口服卡马西平治疗，症状稍缓解，但仍反复发作，为求进一步诊治来我科门诊就诊。现症见：患者右眼睑、右嘴角不自主、阵发性抽搐，发作时持续几分钟至几十分钟不等，诉清晨及情绪激动、头痛、感冒等情况时持续时间长，时有右侧头痛，无头晕目眩，无恶心呕吐，无耳鸣耳聋等其他不适，纳可，眠一般，二便调。

既往史：既往体健。

过敏史：无。

体格检查：右侧眼角、鼻翼、嘴角可见轻微不自主抽搐，右侧面部肌肉无萎缩，双侧额纹存，鼻唇沟对称，嘴角无歪斜，右侧面部皮肤感觉无异常。舌淡暗，苔白，脉细。

辅助检查：无。

中医诊断：眼睑瞤动。

证候诊断：肝脾血虚。

西医诊断：面肌痉挛。

治法：益气健脾，养血熄风。

处方：百会、率谷（右）、翳风（右）、太阳（右）、巨髎（右）、地仓（右）、攒竹（双）、颊车（右）、下关（右）、承泣（右）、曲池（双）、足三里（双）、太溪（双）、太冲（双）、合谷（双）、侠溪（双）。

操作：根据病程长短，前期常采用针刺结合磁疗，后期采用温针灸治疗。磁疗选取面部太阳、承泣、巨髎、下关、地仓、颊车共3对，在以上3对穴位上放上磁铁片并接上电针仪，将电针仪调至密波，留针30分钟。余穴均常规针刺，针刺得气后留针30分钟。后期采用温针灸治疗，面部以上磁疗3对穴位及足三里行温针灸，留针30分钟。每周3次，12次为1个疗程。一般磁疗治疗2周后开始行温针灸治疗。

复诊：治疗6次后诉无伴头痛，睡眠改善，面肌痉挛发作频率减少；治疗2个月后面肌痉挛发作频率及程度均减轻，继续坚持治疗。

【按语】面肌痉挛为面神经支配的肌肉呈快速不规则的阵发性挛缩动作，常从单侧眼部开始，以眼轮匝肌无痛性、无节律、强直性或阵挛性间断的痉挛为特点，向下波及其他面肌，尤其是口周的口轮匝肌，但一般不累及面肌以外的肌群。也有起始于口轮匝肌和颊肌，并向上进展累及眼轮匝肌的不典型情况。本可因精神紧张、情绪波动等诱发，发作时间持续数分钟。本病属于中医"眼睑瞤动""目瞤"范畴，气血衰弱、筋脉失养、血虚生风是本病的主要病机，常因久病、疲倦或情志不遂损伤心脾，气血两虚，筋肉失养，或因肝脾血虚，日久生风而致肌肉瞤动。治疗宜补益心脾、养血调肝、熄风止瞤。面风休作无常，乍跳乍止是风邪致病的特点。本病的治疗重点在于治风，治疗本病常从"治风先治血，血行风自灭"着手，同时根据"诸风掉眩，皆属于肝"的理论，临床治疗本病注重养血调肝，同时结合经络辨证论治。面肌痉挛之处通常为阳明经、少阳经循行所过，且阳明经为多气多血之经，故穴位的选择选取阳明经、少阳经穴位为主。翳风为手足少阳经脉之会，有疏风通络之效，该穴深层为面神经干从茎乳孔穿出处，为治疗面肌痉挛效穴；迎香、下关、颊车、地仓、攒竹、太阳均为局部取穴，且属于阳明经及少阳经腧穴，针刺直接作用于面神经分布区域，气至病所，可疏通局部经络气血；合谷与太冲穴相配，谓之"四关"穴，可养肝平肝、熄风止痉；足三里为足阳明胃经之穴，有健脾益胃、补气养血、旺后天之本的作用；太溪补肾益精，"肝肾同源""精血同源"，通过补肾益精以生血熄风；百会穴为督脉穴，为诸阳之会，有安神定志之效；患者时有右侧头痛，辨经为少阳经头痛，率谷为局部取穴，疏通少阳经气血；"上病下取"，远端取足少阳胆经侠溪穴，可通上达下，疏导少阳经气。在治疗面肌痉挛时，应注重控制疾病发作的诱因，如睡眠、情志等因素。磁疗是通过磁场作用于人体经络或穴位来产生治疗作用，其机制有赖于针刺及贴敷效应和腧穴功能特异性效应。现代研究表明磁效应能引起人体神经、体液代谢等变化，促进细胞代谢，改善微循环，促进炎症消退，提高机体免疫力。同时，采用密波可抑制面部运动神经，缓解面肌痉挛。面肌痉挛后期病程日久、气血亏虚，面部肌肉组织失其濡养，功能减退，需采用温针灸的温热之力，疏通面部经络，调畅气血，气血通则筋脉柔。

（鲁佳）

四、三叉神经痛医案

患者姓名：梁×　　　　性别：男　　　　年龄：65 岁

就诊日期：2016 年 11 月 21 日初诊

主诉：左侧鼻翼部疼痛 2 年。

现病史：患者 2 年前无明显诱因出现轻触左侧鼻翼时诱发该区域剧烈疼痛，呈刀割样痛，每次发作 4～5 秒后消失，阵发性发作，一天可发作多次，发作频率不规律，于外院诊断为"三叉神经痛"。平素每日服用卡马西平 1 粒治疗，疼痛可缓解，仍时有复发，无伴头晕头痛，无视物模糊，无耳鸣耳聋，无饮水呛咳，胃纳可，眠一般，二便正常。

既往史：有高血压病史多年，否认糖尿病、冠心病等病史。

过敏史：无。

体格检查：颜面部肌肉左右对称无萎缩，无面肌抽搐，无下颌偏斜，三叉神经分布区域感觉无异常，无咀嚼困难，无听力过敏，余颅神经检查无异常。四肢肌力、肌张力正常，生理反射存在，病理征未引出。舌淡红，苔白腻，脉浮滑。

辅助检查：无。

中医诊断：面痛。

证候诊断：风痰阻络。

西医诊断：左侧三叉神经痛（第二支）。

治法：祛风化痰，通络止痛。

处方：攒竹（双）、风池（双）、翳风（双）、地仓（左）、阿是穴、迎香（左）、颊车（左）、上关（左）、太阳（左）、丝竹空（左）头维（左）、丰隆（双）、四关（双）。

操作：皮肤常规消毒后，针刺行平补平泻法，针刺得气后面部穴位接电针仪，调疏密波，强度以患者耐受为宜，留针 30 分钟。电针治疗结束后于太阳、翳风予甲钴胺注射液行穴位注射，每周治疗 3 次，4 周为 1 个疗程。

复诊：2 周后患者三叉神经痛发作频率减少，3 个疗程后患者三叉神经痛发作频率明显减少，未再复诊。

【按语】三叉神经痛为三叉神经分布区域内短暂的、反复发作的剧烈疼痛，每次持续数秒至数分钟，间歇期正常。疼痛可由洗脸、刷牙、咀嚼、说笑等诱发，轻触唇、口角、鼻翼、颊部和舌等处可诱发发作，又称为"扳机点"。本病属中医学"面痛"范畴，中医认为面部主要归手、足三阳经所主，眼额部痛，主要属足太阳、手少阳经病证，上颌部、下颌部主要属手足阳明和手太阳经病证。头面局部选取阿是穴、攒竹、太阳、丝竹空、头维、上关、迎香、颊车、地仓等阳明经、太阳经穴位为主，达到疏通面部气血、通络止痛之效；风池、翳风疏风通络；丰隆化痰通络；开"四关"可祛风通络止痛。三叉神经痛属于疑难杂症，病情顽固难治，应向患者说明疗程长，需坚持治疗，并树立战胜疾病的信心。

（鲁佳）

五、外展神经麻痹医案

患者姓名：杨×　　　　性别：男　　　　年龄：68 岁

就诊日期：2017 年 10 月 24 日初诊

主诉：右眼外展受限伴视物重影 2 月余。

现病史：患者 2 月余前开始无明显诱因下出现右眼外展受限，伴视物重影，当时于中山大学附属第一医院眼科就诊，行相关检查后诊断为"右眼外展神经麻痹"，予口服激素、营养神经、改善循环等治疗后症状无明显改善，仍有右眼外展受限伴复视。现患者为求针灸治疗来我科门诊就诊。症见：右眼外展受限，视物重影，时有头晕，无头痛，无恶心呕吐，无胸闷气促，无耳鸣耳聋，无肢体麻木乏力，纳眠可，二便调。

既往史：2 型糖尿病病史 20 年，血糖控制差。

过敏史：无。

体格检查：右眼外展受限，其余各方向运动正常，左眼眼球各方向运动充分正常。双侧瞳孔直径约 3 mm，对光反射正常，集合反射正常，无眼震。余颅神经检查未见异常。四肢肌力、肌张力正常，生理反射存在，病理征未引出。舌淡暗，苔白厚，脉细。

辅助检查：2017 年 8 月中山大学附属第一医院头颅 MRI：未见异常。

中医诊断：风牵偏视。

证候诊断：脾虚湿盛，痰湿阻窍。

西医诊断：外展神经麻痹（右侧）。

治法：健脾化痰，通络明目。

处方：睛明、球后、太阳（右）、印堂、瞳子髎（右）、翳明、养老、光明、足三里、丰隆、阴陵泉、至阴。

操作：电针配合穴位注射治疗。穴位常规消毒后，针刺球后时于眶下缘外侧四分之一处，用左手手指固定眼球稍向上方，使皮肤绷紧，右手直刺，快速进针破皮后，刺手握住针柄，将针体朝内上方即视神经孔方向缓慢刺入 1～1.5 寸。进针过程中注意询问患者的针感，同时细心体会手下的感觉。睛明穴，用手指向外推开并固定眼球，沿近眼球侧进针，至眼眶内有酸胀感后停止，进针 0.5～0.8 寸。以上两穴均禁止提插捻转，留针 30 分钟后缓慢出针，按压针孔 2 分钟。其他穴位则分别采用直刺或斜刺，常规针刺得气后，太阳、瞳子髎、翳明、光明、养老接电针仪，调低频连续波，强度以患者耐受为度，时间 30 分钟。电针结束后予鼠神经生长因子进行穴位注射，太阳、睛明、光明、足三里交替进行。每周治疗 3 次，4 周为 1 疗程。

复诊：6 次治疗后患者复视减轻、无头晕。治疗 1 个疗程后复视消失，眼球能稍向外侧转动。持续治疗 3 个疗程后症状消失治愈。

【按语】外展神经麻痹是由多种原因引起的患侧眼球内斜视，外展运动受限或不能，可伴有复视的一种病证。多由于脑血管疾病、糖尿病周围神经病变、感染、外伤、颅内占位病变等引起的支配眼球外展运动的眼外直肌瘫痪，引起眼球外展不能。中医称为"风牵偏视"，《证治准绳·杂病·七窍门》曰"瞳神反背，其珠斜翻侧转，白向外，黑向内也"，是对其的形象描述。本病多因脾胃之气不足，络脉空虚，风邪乘虚而入，目珠维系失调或肝肾亏虚，目失精血所养，目系不利或外伤瘀滞而致。从经络辨证角度分析，李丽霞教授发现其与足太阳膀胱经、足阳明胃经、足少阳胆经关系尤为密切。因此，治疗方面多从这三条经脉着手。从十二经脉循行部位来看，《灵枢·经脉》及《灵枢·经别》中有记载："足太阳之脉，起于目内眦""足阳明之脉起于鼻，交頞中，旁约太阳之脉……足阳明之正……上頞，还系目系，合于阳明也""足少阳之脉，起于目锐眦……其支者，从耳后入耳中，出走耳前，至目锐眦后。足少阳之正……散于面，系目系，合少阳于外眦也"。经筋为人体筋肉骨节系统，主司运动功能。"经筋之病，寒则反折筋急，热则筋弛纵不收。"外展神经麻痹涉及眼球运动功能障碍、复视等，属经筋病"筋纵"范畴。《灵枢·筋经》中有论述："足太阳之筋分支形成'目上冈'，足阳明之筋为'目下冈'，足少阳之筋分支结于目外眦，成'外维'。"眼睑的开合及眼球的运动受足太阳、足阳明经筋的维系调节，且"人能左右盼视者，正是足少阳之筋为之伸缩也"。因此，足三阳经筋在约束目睫、司开阖、维持眼球运动方面起重要作用。睛明位于目内眦，归属足太阳膀胱经，可祛风通络明目；球后为治疗目疾效穴，疏通局部经络气血；瞳子髎位于目外眦，归属足少阳胆经，具有疏风通络明目之效；光明为足少阳胆经络穴，络于足厥阴肝经，"肝开窍于目""肝主筋"，取之具有疏肝明目、疏调经筋之效；养老为治疗目疾经验效穴，可疏经明目；至阴穴为足太阳膀胱经之井穴《灵枢·根结》："太阳根于至阴，结于命门，命门者，目也。"至阴为根，目为结，根据"根结"理论，取远端之根可清利头目、理气活血。

（鲁佳）

六、视神经损伤医案

患者姓名：曾×　　　　性别：男　　　　年龄：60 岁

就诊日期：2017 年 1 月 4 日初诊

主诉：右眼视力下降伴右侧头面部麻木 3 月余。

现病史：患者于 2016 年 9 月 29 日在外院行"鼻息肉切除术"后，开始出现右眼视物模糊，伴右侧头面部麻木，头晕耳鸣。遂在外院眼科继续治疗后，右眼视力稍有改善，余症状未见改善，患者前来我科要求针灸治疗。现症见：右眼视物模糊，右侧头面部麻木，偶有头晕、耳鸣，无头痛，无恶心呕吐，无肢体麻木乏力，纳眠尚可，二便调。

既往史：既往体健。

过敏史：无。

体格检查：血压 130/80 mmHg，心率 64 次/分，律齐。视力：VOD 手动/眼前 5 cm，VOS 0.8。余颅神经检查未见明显异常，四肢肌力、肌张力正常，生理反射存在，病理征未引出，颈软无抵抗，脑膜刺激征阴性。舌暗红，苔白，脉弦。

辅助检查：2016 年 9 月 27 日术前鼻旁窦 CT 提示：双侧上颌窦、筛窦炎症；双侧鼻腔内、中鼻道内多量软组织密度影充填，考虑息肉可能大；左侧前组筛窦骨瘤；双侧额窦发育细小。2016 年 10 月 4 日术后复查 CT：右眼内直肌及视神经肿胀较前减轻，可疑挫伤；右眼眶眶内积气；右侧筛板（眼眶内侧壁）部分缺如；考虑右眼肌锥内（外下象限为主）积血同前相仿。

中医诊断：冒盲。

证候诊断：肝郁气滞，瘀血阻络。

西医诊断：视神经损伤。

治法：疏肝行气，活血通络。

处方：温针：百会、足三里、太阳（右）。

电针：四神聪、攒竹（双）、承泣（右）、率谷（右）、下关（右）、迎香（右）、地仓（右）、人中、承浆。

针刺：合谷、太冲、风池、养老、光明、太溪。

火针：双至阴。

操作：火针疗法：取穴至阴，穴位常规消毒后，选细火针，置于酒精灯上烧至白亮后，快针法点刺，浅刺多针 0.05 ～ 0.1 寸。

复诊：经半年针灸治疗，患者右眼视力逐渐好转，视力 VOD 手动/眼前50 cm，右侧面部麻木感消失。

【按语】本病案系手术后视神经损伤，瘀血阻滞于目系脉络，气血运行不利，使筋肉失养而迟缓不用。根据"经脉所过，主治所及"的选穴原则，取眼周穴及局部穴位疏通经络、调和气血；肝开窍于目，肝经连目系，肝主筋而藏血，目受血而能视，故本病主要从肝论治，取肝经原穴太冲，"面口合谷收"，配合擅长治疗头面五官诸疾的合谷穴，开四关以达疏肝理气、调畅气血、养筋明目之功，取太溪、足三里以滋补肝肾、补养气血。《灵枢·根结第五》："太阳根于至阴，结于命门。命门者，目也。"根据标本根结理论，采用火针点刺至阴穴以达上病下治之效。

（梁欣欣）

七、痛性眼肌麻痹医案

患者姓名：郭×　　　　性别：男　　　　年龄：33 岁

就诊日期：2017 年 9 月 20 日初诊

主诉：反复右眼复视、头痛半年，视物模糊 3 天。

现病史：患者今年 3 月底始无明显诱因下出现右眼外展受限，视物重影，遂至外院就诊，诊断为"痛性眼肌麻痹"，予激素、针灸、埋线治疗后症状改善。今年 5 月无明显诱因下出现右眼眼睑下垂，经针灸治疗后症状改善，并排除重症肌无力。近 3 天出现反复头痛，视物模糊，遂至中山大学孙逸仙纪念医院神经内科就诊，同时为求针灸治疗来我科求诊。现症见：患者精神可，暂无头痛，右眼外展稍受限，向右下方看时出现重影，时觉右侧眼睑下缘麻木，纳眠可，二便调。

既往史：糖尿病病史，先服用二甲双胍控制血糖，血糖控制可。

过敏史：无。

体格检查：双侧瞳孔等大等圆，对光反射存在，双侧额纹、鼻唇沟对称，右眼外展稍受限，眼球向右下方活动可出现重影，其余眼球活动正常，眼睑闭合正常，余颅神经检查未见明显异常。四肢肌力、肌张力正常，生理反射存在，病理征未引出，颈软无抵抗，脑膜刺激征阴性。舌淡暗，苔白腻，脉弦细。

辅助检查：外院风湿疾病相关检验：血沉、血管炎四项、狼疮二项、抗B-2糖蛋白1抗体、类风湿二项、抗ENA抗体10项结果未见明显异常。血常规：白细胞 $10.79 \times 10^9 L^{-1}$ 升高。外院MR示双侧基底节区多发异常信号影，考虑血管间腔或腔隙性脑梗死；轻度脑白质脱髓鞘；右侧侧脑室后角扩大；双侧筛窦及上颌窦炎；海绵窦未见明确异常信号影，脑动脉MRA未见明确异常信号。

中医诊断：复视。

证候诊断：脾虚湿蕴，瘀血阻络。

西医诊断：痛性眼肌麻痹。

治法：健脾益气，祛瘀通络。

处方：温针：百会、双足三里。

电针：通天（双）、太阳（双）、攒竹（双）、下关（右）、巨髎（右）、风池（双）、曲池（双）、合谷（双）、光明（右）、太冲（双）、丰隆（双）。

针刺：睛明。

火针点刺：双至阴。

操作：取睛明穴（位于眼内眦稍外上约3 mm处），针刺睛明穴时要谨慎进针，首先使患者坐位或平卧，双目向前平视，术前用左手向外压紧患者眼球，用右手持针，选用0.30 mm × 40 mm毫针，缓慢进针1寸左右，不捻转不提插，得气后患者自觉眼内发胀流泪，让患者闭目静卧，留针30分钟后，按压出针并且久按针口5～10分钟，以防出血。至阴穴常规消毒后，选细火针，置于酒精灯上烧至白亮后，快针法点刺，浅刺多针0.05～0.1寸。

复诊：每周治疗3次，针灸治疗2周后，患者自觉复视较前有所改善，无明显头痛。

【按语】痛性眼肌麻痹综合征，特指因海绵窦、眶上裂或眶尖部非特异性肉芽肿性炎症导致的痛性眼肌麻痹，主要表现为一侧眶周痛或头痛，伴眼球运动神经麻痹、眼交感神经麻痹以及三叉神经眼支和上颌支分布区感觉减退。西医采用糖皮质激素治疗有效，但易复发，针灸治疗本病疗效显著。

《针灸甲乙经》曰"目不明……目无所见，睛明主之"，又言"睛明者，诸阳气上行而达目，明者五脏六腑之精华"。睛明穴为治疗眼部疾患的首选穴位，取之可通调眼部气血；以电针刺激眼周穴位，增强眼周供血，活血化瘀，通络明目；足三里配丰隆，健脾化痰，补养气血；百会为督脉穴位，为手足三阳经与督脉交会之处。《素问·骨空论》记载督脉分支"贯脊属肾"、

"循膂络肾"，百会穴可将肾之精、肾之志上输于脑，以聪耳明目；风池穴为足少阳胆经穴，内通眼络，通络明目；太冲为足厥阴肝经原穴，光明为足少阳胆经络穴，二者相配为原络配穴，以疏肝理气、养肝明目；太冲与合谷相配为"开四关"，可活血化瘀通络。《肘后歌》曰"头面之疾针至阴"，至阴为足太阳膀胱经井穴，《灵枢．根结第五》曰"太阳根于至阴，结于命门。命门者，目也"，根据标本根结理论，采用火针点刺至阴穴以达上病下治之效。

（梁欣欣）

八、耳鸣耳聋医案

患者姓名：张×　　　　性别：男　　　　年龄：60 岁

就诊日期：2017 年 5 月 15 日初诊

主诉：左耳耳鸣 1 周。

现病史：患者 1 周前无明显诱因下出现左耳耳鸣，嗡嗡作响，似蝉鸣声，时常发作，情绪不佳及睡眠障碍等情况时易加重，自觉左耳听力稍下降。就诊于我院耳鼻喉科门诊，行电耳镜、纯音听阈测定、耳声发射检查、镫骨肌反射试验（多频率）等检查，诊断为左耳感音神经性耳聋，予改善循环、营养神经治疗。现患者为求针灸治疗，来我科门诊就诊。就诊时症见：左侧耳鸣，嗡嗡似蝉鸣，阵发性发作，持续时间长短不一，感左侧听力稍下降，无头晕头痛，无视物模糊，无恶寒发热，无鼻塞流涕，纳可，眠差，二便调。

既往史：既往体健。

过敏史：无。

体格检查：双耳外耳道及骨膜未见明显异常。舌质暗红，舌根部苔白厚，脉沉。

辅助检查：镫骨肌反射试验示：双耳声导抗 A 型，镫骨肌反射未引出。纯音听阈测定示：左耳听力低频轻中度感音神经性耳聋。

中医诊断：耳鸣耳聋。

证候诊断：痰浊壅阻。

西医诊断：左耳感音神经性耳聋。

治法：健脾化痰，活血化瘀。

李丽霞 针灸临证医论医案选

处方：百会、翳风（双）、听宫（左）、听会（左）、四关（双）、中渚（双）、足三里（双）丰隆（双）、侠溪（双）、足窍阴（双）。

操作：采用火针结合温针灸治疗。首先选取百会，左侧听宫、听会，双侧四关、翳风、足三里、丰隆、侠溪、中渚，穴位皮肤常规消毒后，进行针刺，行平补平泻法。针刺得气后百会、足三里、丰隆行温针灸治疗。左侧听宫、听会及双侧中渚、侠溪常规针刺得气后针尾接小艾炷（直径1 cm，长1.5 cm），进行温针灸，每穴温2炷，留针30分钟后出针。出针后，取双侧足窍阴穴，涂上一层薄薄万花油，用细火针进行快针点刺，每穴3～5针，深度2～3 mm，点刺完毕后涂上万花油保护针孔。并在听宫、听会采用甲钴胺注射液进行穴位注射。每周治疗3次，4周为1个疗程，治疗3个疗程。

复诊：1个疗程后患者感左侧耳鸣频率减少，声响变小；3个疗程后耳鸣症状消失。

【按语】感音神经性耳聋属中医学"耳鸣耳聋"范畴。患者常自觉耳内或头部鸣响，耳外部无声音刺激，伴听力下降。《诸病源候论》曰："肾为足少阴之经而藏精气通于耳。耳者，宗脉之所聚也。若精气调和，则肾脏强盛，耳闻五音；若劳伤气血，兼受风邪，损于肾脏，耳精脱，精脱者则耳聋。"耳为清空之窍，以通为用。十二经脉三百六十五络，其气血皆上于头面，而走空窍，其别气走于耳而为听。耳鸣耳聋以少阴为体，以少阳为用。耳为手、足少阳经所辖，听会属足少阳胆经，听宫为手太阳经与手足少阳经之交会穴，气通于耳，二者均为治疗耳疾要穴；配合手少阳经局部翳风、远端中渚、侠溪、足窍阴，通上达下，疏导少阳经气，宣通耳窍；足三里、丰隆健脾化痰；百会升提清阳，使痰湿得除，清窍得开。

（鲁佳）

九、神经性耳聋医案

患者姓名：何×　　　　性别：男　　　　年龄：85岁
就诊日期：2016年3月14日初诊
主诉：双耳听力减退1年余。
现病史：患者自2014年4月起无明显诱因下出现双耳听力下降，时轻时重，伴耳鸣，无耳部堵塞感，遂至外院就诊。听力检查示"双耳中度神经性耳聋",治疗后症状未见改变,双耳听力逐渐下降,遂前来要求针灸治疗。现症见:双耳听力减退,并有逐渐加重趋势,无耳鸣,无耳部堵塞感,耳垢多,偶见胸闷心悸,伴腰膝酸软,无恶寒发热,无头晕头痛,纳可,眠差,二便可。

既往史:既往有高血压病、冠心病、心律不齐、前列腺增生病史,口服药物不详。

过敏史:无。

体格检查:双耳听力明显下降,余颅神经检查正常,四肢肌力、肌张力正常,生理反射存在,病理征未引出。舌红苔白,脉细数。

辅助检查:2015 年 3 月 23 日耳鼻喉科检查示:双耳鼓膜未见异常;电测听示:右耳中重度,左耳中度感音神经性耳聋;建议佩戴助听器。

中医诊断:耳聋。

证候诊断:肝肾亏虚。

西医诊断:神经性耳聋。

治法:补益肝肾,通络开窍。

处方:

温针:百会。

电针:内关(双)、中渚(双)、太冲(双)、侠溪(双)、率谷(双)、听会(双)。

配穴:风池(双)、翳风(双)、丰隆(双)、太溪(双)、养老(双)。

火针:足窍阴。

操作:患者取仰卧位,穴位常规消毒,针刺得气后,连接电针仪,以疏密波刺激 30 分钟,出针后,以火针点刺足窍阴,每日 1 次。

复诊:针灸治疗 3 月,每周 3 次,患者自觉听力有所改善,电话和电视播放音量强度需求稍减,耳聋无持续加重趋势。

【按语】耳聋是临床常见疾病,但却是较难治疗的一种,尤其该病例的老年性耳聋更难奏效。《灵枢·脉度》曰:"肾气通于耳,肾和则耳能闻五音矣。"老年性耳聋的病机特点为"年老肾虚为其本,气滞血瘀为其标",因此,在临床治疗中应以补肾填精为主,调理气血为辅,从而达到标本兼治之效。针灸治疗方面,李丽霞喜用内关配太冲调理气血;配手少阳经局部翳风穴与循经远取的中渚、侠溪相配,通上达下,疏导少阳经气,宣通耳窍;听会为足少阳胆经穴位,具有聪耳启闭之效,为治疗耳疾之要穴;针刺局部率谷配合风池可改善脑部供血,达到启闭聪耳之效;百会为督脉穴位，为手足三阳经与督脉交会之处。《素问·骨空论》记载督脉分支"贯脊属肾"、"循膂络肾"，百会穴可将肾之精、肾之志上输于脑，以聪耳明目；太溪、养老益肾聪耳。《灵枢·根结》曰"少阳根于窍阴，结于窗笼。窗笼者，耳中也"，根据标本根结理论，可选取火针点刺足窍阴达到上病下治之效。

（梁欣欣）

十、声带麻痹医案

患者姓名：麦×　　　　性别：女　　　　年龄：55 岁

就诊日期：2018 年 4 月 28 初诊

主诉：声音嘶哑 20 余天。

现病史：患者于 2018 年 4 月 2 日无明显诱因开始出现声音嘶哑，伴咽喉部不适，饮水呛咳，无吞咽困难，无肢体乏力。4 月 10 日在广州市耳鼻喉头颈外科医院行喉镜检查提示"右侧声带麻痹"，诊断为"声带麻痹"，予营养神经、改善循环治疗后症状改善不明显。患者为求针灸治疗来我科门诊就诊。就诊时症见：患者声音明显嘶哑，言语难以听清，咽喉部不适感，间有饮水呛咳，无头晕头痛，无恶心呕吐，无肢体麻木乏力，纳眠差，二便调。

既往史：2017 年 12 月在中山大学附属第一医院因"甲状腺肿大"行双侧甲状腺部分切除术。

过敏史：无。

体格检查：咽稍充血，扁桃体无肿大，悬雍垂居中，咽反射灵敏，十二对颅神经检查未见异常，四肢肌力、肌张力正常，生理反射存在，病理反射未引出。舌暗，苔少微黄，脉细。

辅助检查：2018 年 4 月 10 日广州市耳鼻喉头颈外科医院喉镜检查示：右侧声带麻痹。2018 年 4 月 20 日我院头颅 MRI 示：①脑内缺血灶；②双侧筛窦轻度炎症，颈部 MRI 示：①口咽、咽喉未见异常；②双侧颈Ⅱ、Ⅲ区淋巴结稍肿大，考虑为反应性增大；③颈椎退行性病变。

中医诊断：失音。

证候诊断：肺肾阴虚，痰瘀交结。

西医诊断：声带麻痹（右侧）。

治法：滋阴利咽，化痰祛瘀。

处方：天突、天鼎、廉泉、列缺、间使、合谷、丰隆、照海、太溪、三阴交、四神针、百会、本神、神庭。

操作：采用电针治疗。穴位常规皮肤消毒，廉泉穴向舌根方向斜刺 0.5～0.8 寸，天突穴先直刺 2.3～0.3 寸，然后将针尖向下，紧靠胸骨柄后方刺入 1～1.5 寸。天鼎穴直刺 0.5～0.8 寸，列缺、间使、合谷、丰隆、照海、太溪均常规针刺。针刺得气后天鼎、间使、丰隆、四神针、神庭、本神接上电针仪，调疏密波，强度以患者耐受为宜。留针 30 分钟。每周治疗 3 次，4 周为 1 个疗程。

复诊：针刺治疗 6 次后患者声音嘶哑改善，音量变大，咽部不适感明显减少。一个疗程后患者无明显咽部不适，声音嘶哑显著改善，交流言语可听清，继续维持治疗。

【按语】声带麻痹或称喉麻痹是指支配喉部肌肉的运动神经损害引起的声带活动障碍。喉部运动神经主要是喉返神经，其次是喉上神经外支。临床上喉返神经产生病变最多，喉上神经单独产生病变少。左侧喉返神经径长，左侧发病率比右侧多 1 倍，单侧发病率比双侧发病多 1 倍。声带麻痹常见病因有甲状腺手术损伤、肿瘤、脑血管病变、多发性神经炎、病毒感染等。声带麻痹属中医学"失音"范畴，本病的发生多因外感表邪，影响到肺系，以致肺失宣降，肺气壅遏，气道不清，外邪凝聚于会厌，致使脉络壅阻，声户开合不利，则声音嘶哑，甚至于失音。或阴虚肺燥，肺脾气虚，喉窍失养，难以启闭，或痰热内蕴，喉窍脉络瘀阻而成本病。从经络循行角度分析，手太阴肺经入肺脏，循喉咙而出腋下；足太阴脾经起于大趾之端，向上循行，夹咽，连舌本，散舌下；足阳明胃经起于鼻，交頻中，入上齿，还出夹口环唇，其支脉循喉咙入缺盆；手少阴心经起于心中，其分支从心系上夹咽；手太阳小肠经起于小指之端，上循咽喉；足少阴肾经起于足小指下，循喉咙，夹舌本；任脉循腹里，上关元，至咽喉，行于前正中线。廉泉穴在舌根近于咽喉部，是任脉与阴维脉交会穴，任脉行咽喉，阴维脉上达咽喉与舌根，故可清利咽喉、通调舌络；天突穴"在颈结喉下二寸"，宣通肺气、消痰止咳，主治咽喉疾患；《百症赋》曰"天鼎、间使，失音嗫嚅而休迟"，天鼎配间使可清利咽喉，理气散结，是治疗失音的有效对穴；列缺、合谷宣肺祛风、疏经活络；照海、太溪滋肾养阴、清利咽喉；且列缺通任脉，照海通阴跷脉，二者相配为治疗咽喉疾病的有效对穴。四神针、百会、本神、神庭此处用于调心安神，治疗患者失眠兼证。

（鲁佳）

十一、失眠医案

患者姓名：曹×　　　　性别：女　　　年龄：48 岁

就诊日期：2015 年 8 月 28 日初诊

主诉：睡眠欠佳 5 月余。

现病史：缘患者于 5 月余前因劳累后出现睡眠质量下降，夜间睡时易惊醒，伴多梦，纳差，嗳气，曾至外院行针灸、中药治疗，症状无明显改善。现症见：失眠，难以入睡，需安眠药辅助睡眠，夜间睡时易惊醒，醒后难以入睡，伴头晕、多梦、纳差，无胸闷心悸等不适，纳尚可，二便尚调。舌淡，苔白，脉沉细。

既往史：既往体健。

过敏史：无。

体格检查：心肺腹体查无异常，神经系统检查未见明显异常。

中医诊断：不寐。

证候诊断：心脾两虚。

西医诊断：睡眠障碍。

治法：健脾益气，养心安神。

处方：

（1）普通针刺 + 电针。取穴：神门、三阴交、申脉、照海、八卦头针。操作：神门、三阴交、照海用补法，申脉用泻法，八卦头针采用平补平泻法，针刺得气后接通电针仪，采用密波，每日 1 次。

（2）耳穴疗法：神门、心、脾、皮质下、枕，采用磁珠贴压耳穴，双耳交替进行，每 2～3 天换一次，嘱患者每日按压按压 4 次以上，每次 2 分钟左右，手法由轻到重，按至有热胀感和疼痛（以患者能耐受为度）。

（3）中药：白术 15 g、茯苓 15 g、当归 10 g、炙甘草 6 g、远志 10 g、木香 10 g、党参 15 g、龙眼肉 10 g、酸枣仁 20 g、首乌藤 15 g。日 1 剂，水煎服，共 5 剂。

复诊：治疗 3 次后，患者睡眠改善，无需安眠药即可入睡；继续治疗 10 次，患者夜间易惊醒现象缓解，睡眠恢复正常。

【按语】不寐又称失眠，是以经常不能获得正常睡眠，或入睡困难，或睡眠时间不足，或睡眠不深，严重者彻夜不眠为特征的病证。女性和老年尤为多见。本病可见于西医学的神经衰弱。随着生活节奏的加快，现代人面临的生活压力越来越大，导致失眠的人越来越多，失眠往往会给患者带来极大的痛苦和心理负担，又会因为滥用失眠药物而损伤身体其他方面。

针灸治疗失眠疗效显著，且安全无副作用，得到广大失眠患者的青睐。李丽霞师承刘炳权教授，擅长用刘氏八卦头针法治疗多种疑难病，采用八卦头针为主治疗失眠，疗效显著。

李丽霞认为失眠的形成与人体的阴阳有关，《素问·阴阳应象大论》说："年四十，而阴气自半也，起居衰矣。"老年人多数表现为属阴虚阳盛或外伤等打乱了人体阴阳平衡，阴阳不能相互协调平衡，阴不敛阳，阳不入阴，正如《类证治裁·不寐》所云："阳气自动而之静，则寐；阴气自静而之动，则寤。不寐者，病在阳而不交阴也。"故而患者夜间精神亢奋、烦躁不安、辗转反侧，而日间出现精神倦怠、头晕、疲乏无力等。李丽霞常用八卦头针法配合申脉、照海、神门、三阴交治疗。八卦是宇宙时空的原始模式，包含了阴阳的对立制约、互根互用及消长转化作用。八卦头针以百会为中宫，左、右、前、后，再在左上、左下、右上、右下分别旁开1寸，向百会穴中点成八卦型刺法，称为百会小八卦，具有调和阴阳之效。"头为诸阳之会"，手足三阳经、督脉皆会于头，《素问·脉要精微论》曰"头者，精明之府"，脑为奇恒之府，是人体精神活动的处所，有"元神之府"之称。所谓神机、记忆皆生于脑，脑病则窍闭神匮，神无所附。针刺百会八卦既有一针透二经、一针透二穴的作用，又有局部围刺的作用，能通透头部诸阳之经，有利于激发经气，疏通经络，调整阴阳。中医认为人体内阴阳之间的消长平衡是维持生命活动的基本条件，而阴阳失调则是一切疾病发生的基本原理之一。八卦头针能加强调和阴阳的作用，使之早日趋于平衡，以治愈疾病，正如《素问·生气通天论》所说："阴平阳秘，精神乃治。"阴跷、阳跷是奇经八脉，跷脉从下肢内、外侧上行头面，具有交通一身阴阳之气功用。卫气的运行主要是通过阴阳跷脉而散布全身，卫气行于阳则阳跷盛，主目张而不欲睡；卫气行于阴则阴跷盛，主目闭而欲睡。阴跷阳跷功能失调，阴不入阳，阳不入阴产生失眠。照海、申脉为八脉交会穴，照海通于阴跷脉，申脉通于阳跷脉，主司眼睑开合、入睡与醒来。二穴配合能调整恢复阴跷阳跷平衡。神门是心经的原穴，失眠的主要病位在心，神门意指神出入的门户，为调神安神之要穴。三阴交为足三阴经交会穴，取之可养血安神。以

李丽霞 针灸临证医论医案选

上是李丽霞教授治疗失眠的通用处方，结合不同的患者，根据不同证型，再辨证选用配穴，如肝阳上扰加太冲，心肾不交加太溪，脾胃不和加足三里等。

治疗失眠还要重视心理及生活方面的调理。劝慰患者调摄情志，保持心情舒畅；嘱患者治疗期间须戒烟酒、咖啡、浓茶等影响睡眠之品；养成良好的睡眠习惯；适当体育锻炼等。

（张去飞）

十二、带状疱疹医案

患者姓名：孔×　　　　性别：男　　　　年龄：41 岁

就诊日期：2015 年 11 月 9 日初诊

主诉：右臀部及右大腿外上侧疼痛 3 天、疱疹 2 天。

现病史：缘患者 3 天前无明显出现右臀部及右大腿外上侧疼痛，未予重视，患者于第二天发觉右臀部及右大腿外上侧皮肤潮红、水疱聚集成串，水疱处痒痛，为求进一步诊疗，遂至我院门诊就诊。症见：神清，精神可，右臀部及右大腿外上侧红肿、疼痛，水疱聚集，无发热恶寒，偶有咳嗽咯痰、气促，无头晕头痛，无腹痛腹泻，纳可，眠差，小便次数多，大便正常。舌红、苔黄腻，脉弦滑数。

既往史：既往体健。

过敏史：无。

体格检查：右臀部及右大腿外上侧疱疹，伴周围皮肤潮红，见散在水疱，部分破溃渗液。

中医诊断：蛇串疮。

证候诊断：肝胆湿热。

西医诊断：带状疱疹。

治法：清利湿热。

处方：火针＋电针。取穴：阿是穴、夹脊穴、支沟、后溪、阳陵泉、外丘。

操作：

（1）火针：患者取卧位，在已选阿是穴、夹脊穴上用活力碘消毒，点燃酒精灯，左手持酒精灯，右手持中粗火针在酒精灯的外焰加热针体，直至将针尖烧至红白后，迅速准确地刺入疱疹中央 0.2 ～ 0.3 cm，根据疱疹数量的多少，每次选择 3 ～ 5 个疱疹，每个疱疹针刺 2 次，术毕按压约 30 秒，涂上一层万花油；每日 1 次，5 ～ 7 天为一疗程（阿是穴以皮疹全部结痂为度）。在病变节段夹脊穴处涂上一层万花油，右手持中粗火针在酒精灯的外焰加热针体，直至将针尖烧至红白后，迅速准确地刺入夹脊穴 0.2 ～ 0.3 cm，术毕涂上一层万花油。

（2）电针：患者取卧位，夹脊穴只选取患侧，用 30 号 1.5 寸毫针，针身与皮肤呈 90°，进针深度 0.5 ～ 0.8 寸；针刺得气后，接韩氏穴位刺激仪。同一输出的负、正两个电极分别接到病变对应神经节段上下各一节段的两处夹脊穴。支沟穴、后溪穴用 30 号 1.0 ～ 1.5 寸毫针，针身与皮肤呈 90°，进针深度 0.5 ～ 0.8 寸；针刺得气后电针仪，采用疏密波，强度以患者耐受为度，通电 30 分钟后出针。

复诊：治疗 2 次后，患者疱疹基本结痂，疼痛减轻，治疗 7 天后患者疱疹痂皮脱落，疼痛缓解。

【按语】带状疱疹属中医"蛇串疮"范畴，因常发于腰腹部，又称"缠腰火丹"。其发生多因机体正气不足，湿热毒邪循肝胆经络熏蒸肌肤；在病变后期，余毒未清，瘀血阻滞肌肤而发生神经痛。带状疱疹急性期，往往表现以热证为主。根据"火郁发之"理论，可采用火针疗法引邪热外出，以热通郁，临床实践中发现火针对止痛、皮损消退、预防后遗神经痛的发生有非常好的疗效。火针既有机械刺激又有热能效应，可改善血液循环，通调血脉，使血行旺盛，并提高组织充血，增强局部营养，增强机体细胞与体液的免疫功能，有利于代谢与细胞修复，提高机体抗病毒能力。

中医有"六气皆从火化"之说，认为疾病多因"火""热"等外邪引起。而治疗"火""热"之证，则通过"发"法治疗。其理论基础，源自《素问·六元正纪大论》："木郁达之，火郁发之，土郁夺之，金郁泄之，水郁折之。然调其气，过者折之，以其畏也，所谓泻之。"可以认为，"火郁发之"是根据运气变化所制定的一种治则。张介宾《类经》说："发，发越也。凡火郁之病，为阳为热之属也。其脏应心主、小肠、三焦，其主在脉络，其伤在阴分。凡火所居，其有结聚敛伏者，不宜蔽遏，故当因其势而解之、散之、升之、扬之，如开其窗，如揭其被，皆谓之发，非独止于汗也。"因火性炎上，在热性疾病初期，邪毒亢盛，常拒寒凉药而不受，且"无形之火不能外达，定依有形之体"。火针疗法已有数千年历史，早在《黄帝内经》就有"燔针劫刺"治疗经筋病变的记载。在热性疾病早期，因热毒邪盛，常拒寒凉药而不受，火性炎上，如果此时顺应热毒之邪，开天窗以散郁火，可以充分显示出针灸作为一种外治疗法的优势。且火针常可令患者周身发汗，毛孔开泄，助邪外出。火针的这种"行气"和"发滞"之功，使得气机通畅，而且有助于显露热势，泄热外出。这恰恰符合"火郁发之"理论提出的火郁证因势利导、驱邪外出的治疗原则。

（张去飞）

十三、慢性胃炎医案

患者姓名：梁×　　　　性别：女　　　　年龄：44 岁

就诊日期：2016 年 2 月 24 日初诊

主诉：反复胃脘部疼痛 2 年余，加重 1 月。

现病史：患者 2 年余前无明显诱因出现胃脘部疼痛不适，伴嗳气反酸，曾至外院就诊，行胃镜检查示慢性胃炎，曾服用达喜、耐信等治疗，症状时有反复。1 月前患者症状加重，遂至门诊就诊。现症见：胃脘部疼痛不适，胀闷感，伴嗳气反酸，无恶心呕吐，纳欠佳，眠尚可，二便尚调。舌红，苔薄白，脉弦。

既往史：既往体健。

过敏史：无。

体格检查：腹平软，胃脘部轻压痛，无反跳痛，墨菲征阴性。

中医诊断：胃痛。

证候诊断：肝气犯胃。

西医诊断：慢性胃炎。

治法：疏肝理气，和胃止痛。

处方：

（1）电针 + 针刺 + 红外线照射。取穴：内关、合谷、中脘、建里、天枢、期门、足三里、太冲。

操作：内关、合谷、太冲针刺用泻法，中脘、建里、天枢、期门、足三里针刺得气后加电，采用疏密波，通电 30 分钟，并在腹部加用红外线灯照射。

（2）穴位埋线：肝俞、脾俞、胃俞；中脘、建里、天枢、足三里。两组穴位交替执行，每 2 周 1 次。

复诊：治疗 3 次后，患者诉胃脘部疼痛明显缓解，胀闷感减轻，无明显嗳气泛酸，继续治疗 7 次后，患者胃脘部疼痛及胀闷感消失，无泛酸嗳气，胃纳可。

【按语】随着生活方式转变、生活节奏加快，消化系统疾病的发病率不断增加，且此类疾病复发率也高，在临床上求助于针灸的患者不少。李丽霞教授在临床上不仅重视即时疗效，也注重远期疗效，认为针灸对该病治疗的最大优点在于可以避免服用药物所致的副作用，特别是大部分解痉止痛药对消化道蠕动的抑制，也避免了因胃肠疾病而对药物吸收所造成的影响，减少消化道的负担。

李丽霞善用特定穴治疗消化系统疾病，疗效显著。

（1）俞募穴。俞募穴是五脏六腑之气聚集输注于胸背部的特定穴，因是脏腑之气所输注、结聚的部位，最能反映脏腑功能的盛衰，故可用于诊治相应脏腑的疾病。俞穴是脏腑经气输注于背部的穴位，位于背腰部，又称"背俞穴"，其全部分布于背部足太阳膀胱经第一侧线，其上下排列与脏腑位置的高低基本一致。募穴是脏腑经气汇集于胸腹部的穴位，又称"腹募穴"，其位置大体与脏腑所在部位相对应。由于阴阳经络，气相交贯，脏腑腹背，气相通应，阴病行阳，阳病行阴，因此，在治疗时应从阴引阳，从阳引阴，即属于阴性的病症（脏病、寒证、虚证），可以取治位于阳分（背部）的背俞穴；属于阳性的病症（腑病、热病、实证），可以取治位于阴分（胸腹部）的募穴。俞募配穴其疗效相得益彰。

（2）五输穴。李丽霞教授善用五输穴中的合穴治疗消化系统疾病。《难经·六十八难》曰"合主逆气而泄"，合穴可用于治疗脏腑气机上逆及下泄的病症。如胃气上逆诸症及伤食秽泄，可取胃经合穴足三里穴；脾虚溏泄可取脾经合穴阴陵泉。合穴亦有调整内脏功能的作用，所以《灵枢·邪气脏腑病形》曰"荥俞治外经，合治内腑"。根据疼痛部位所属的经脉，选其所属合穴，采用提插捻转得气后，使用单向捻转法使气至病所，如病所于针刺部位之上则顺时针方向捻转针体使气感往上传至病所，病所于下则逆时针捻转使气至病所，并嘱患者意守患处体会针感。

（3）下合穴。下合穴是治疗六腑病症的主要穴位之一，具有通降腑气的作用，在治疗腑证方面收效较好。《灵枢·邪气脏腑病形》曰"此阳脉之别，入于内，属于腑者也"，说明手足六阳经脉的经气是从六腑的下合穴处别入于内而分属于六腑，故六腑的疾病可取六腑各自所属的下合穴进行治疗。临床上常使用足三里治疗胃脘痛；上巨虚治疗肠痈、痢疾；下巨虚治疗十二指肠溃疡等；特别是对一些急性病症能起到即时缓解疼痛的作用。

（4）原穴、络穴。原穴是脏腑的原气输注经过留止的部位，可以治疗各所属脏腑的病变；络穴是表里两经联络之处，具有主治表里两经相关病症的作用，两穴相配能通达内外，贯串上下，对互为表里的脏腑经络的疾患有很好的协同治疗作用。

（5）郄穴。郄穴是经络上气血深藏的部位。对于脏腑尤其是胃肠疾病的急性疼痛可采取其所属或相表里阳经郄穴治疗，如足阳明经郄穴梁丘，配郄门、足三里用于治疗胃、十二指肠溃疡、急慢性胃炎等原因所引起的胃脘痛、胆绞痛等。对伴有局部肿胀、瘀血的疼痛，先在局部点刺出血，然后针刺疼痛部位所属经脉的郄穴，每获良效。

同时，李丽霞还巧用埋线以巩固疗效。穴位埋线是在《灵枢·终始》"久病者，邪气入深。刺此病者，深内而久留之"理论指导下而产生的一种新兴的穴位刺激疗法。穴位埋线疗法解决了传统针灸法针刺时间短，疾病痊愈差，易复发及就诊次数多等问题，具有疗效高、安全、简便、治疗次数少等特点。对慢性消化系统疾病采用俞募穴配穴埋线治疗，不仅提高了疗效，而且也节约了患者的治疗时间，对巩固疗效更有帮助。

（张去飞）

十四、胃溃疡医案

患者姓名：赵×　　　　性别：男　　　　年龄：47 岁

就诊日期：2016 年 11 月 10 日初诊

主诉：胃脘部灼痛、胀满 3 月余，加重 10 天。

现病史：患者于 3 月余前因饮食不洁致胃脘部灼痛、胀满，时发时止，可自行缓解，患者未予重视。近 10 天来，患者由于情志不舒，致上述症状加重，每日发作数次。遂至外院就诊，诊断为"胃溃疡"，以抑酸、保护胃黏膜药物治疗 1 周，患者症状无明显改善。胃脘部疼痛以每日上午 5～7 时为最重，且口服胃得美、果胶铋等药后胀痛反而加重，故停药而来诊。现症见：患者神清，胃脘部灼痛、胀满，局限在剑突下，每日发生数次，尤在饥饿及情绪波动时上述症状明显加重，持续时间不定，伴反酸、嗳气、心烦易怒，口苦，纳差，神疲乏力，近期以半流食为主，小便尚可，大便每日 2～

3 次，稀溏，睡眠时好时差。

既往史：既往体健。

过敏史：无。

体格检查：体形稍胖，腹平软，剑突下有固定深压痛点，无反跳痛，肠鸣音正常。舌黯红，苔薄黄，脉弦细结代。

辅助检查：外院胃镜检查示：胃溃疡。

中医诊断：胃痛。

证候诊断：肝气犯胃。

西医诊断：胃溃疡。

治法：疏肝解郁、和胃止痛。

处方：上脘、中脘、下脘、期门、天枢、气海、内关、支沟、合谷、足三里、阳陵泉、公孙、太冲、至阳。

操作：中脘穴选用 3 寸毫针斜向下刺入 2.5 寸，施以提插捻转泻法，使局部产生胀感；内关穴选用 2.5 寸毫针向上刺，采用搓针法，使针感向上传导；足三里选用 2.5 寸毫针，刺入 2 寸，施以提插捻转手法，使针感上下传导；余穴采用常规针刺治疗。留针 30 分钟，出针后中脘及至阳行刺络拔罐治疗，隔日 1 次。

复诊：针灸治疗 6 次后，患者胃脘部疼痛大有改善，发作次数减少，进食较前增加，但稍多或进食生硬即感胃脘胀满、疼痛，仍以半流饮食为主；继续治疗 10 次后，患者胃脘部胀痛缓解，未再发作，进食正常。

【按语】本病例西医确诊为胃溃疡，服西药效不佳而求治于针灸。本例患者辨证为肝气犯胃，治以疏肝解郁、和胃止痛为大法。"腑会中脘"，中脘为手太阳、手少阳、足阳明、任脉之交会穴，又为胃之募会，深刺之使针感直达病所可健运中州、调理气机、消导积滞、化瘀除胀而止痛；内关为心包络穴，五总穴歌有"胸腹内关谋"，取之使针感向上传导，宽胸降逆、和胃止痛；公孙为八脉交会穴，通冲脉，与内关相配可降逆和胃止痛。《灵枢·邪气藏府病形》云"合治内府。"胃之合穴足三里可和胃降逆，行气止痛；天枢、三脘（上脘、中脘、下脘）、气海可通调胃腑气机，和胃止痛；期门为肝之募穴，与手少阳三焦经之经（火）穴支沟相伍，可疏肝理气，泻火解郁；太冲为肝经原穴，阳陵泉为胆经合穴，二穴同用可疏肝利胆、和胃止痛；至阳为阳中之阳，重刺络拔罐，可泻中焦火热之邪，并寓含阴病阳治之意。综观上方，在常法中有变法，于微通缓补中有重泻，祛邪而不伤正，补虚而不壅滞，故能取佳效，以此方治疗各种胃病均可获满意疗效。

（刘文文）

## 十五、呃逆医案

患者姓名：李×　　　　性别：女　　　　年龄：27 岁

就诊日期：2016 年 6 月 3 号初诊

主诉：频繁呃逆 5 天。

现病史：患者 5 天前中午进食后，即感气逆上冲喉间，受冷空气刺激后加重，呃逆每分钟 10 次左右。呃声短促有力，频发不止，牵引胸腹部疼痛，不能食，无恶心呕吐，眠尚可，二便正常。

既往史：既往体健。

过敏史：无。

体格检查：腹平软，无压痛及反跳痛，肠鸣音正常。舌淡红，苔薄黄，脉弦滑有力，尤以右脉为甚。

辅助检查：无。

中医诊断：呃逆。

证候诊断：肝气犯胃。

西医诊断：膈肌痉挛。

治法：宽胸利膈、平肝和胃。

处方：四花穴（胆俞、膈俞）。

操作：先于一侧快速刺入膈俞，得气后沿皮向胆俞透刺，透至胆俞时留针，继如法透刺另侧。

复诊：针后，患者呃逆立止，伴随症状减轻；继续治疗 3 次后痊愈。

【按语】呃逆是以气逆上冲，喉间呃呃连声，声短而频，令人不能自制为主症的疾病。多数偶然发作，不治自愈，持续不断者方需治疗。慢性病晚期发生呃逆，多为严重的预兆。本病有原发性和继发性两种，继发为其他疾病而产生，据临床报道有肺癌、肝癌、胃癌、消化性溃疡、慢性胃炎及外科手术等。现代医学认为本病是各种原因所致的膈肌痉挛症。呃逆俗称打嗝，古称"哕"，是胃气上逆，失于和降所致。《灵枢·口问篇》云："谷入于胃，胃气上注于肺。今有故寒气与新谷气，俱还入于胃，新故相乱，真邪相攻，气并相逆，复出于胃，故为哕。"呃逆的发生常与饮食不当、情志不畅、正气亏虚等因素有关。本例患者属情志不畅，肝气郁结，横逆犯胃，致胃失和降所致。治疗以平肝和胃降逆为法。四花穴为膈俞、胆俞两穴的合称，胆俞与肝俞相邻，胆汁为肝之余气所化，可调理气机，助脾胃运化；同时，胆俞为胆腑背俞，为本脏之气输注之处，肝与胆相表里，针刺后可疏肝解郁，调理气机，长针相透，即达理气降逆，宽胸止呃之功。膈俞内应横膈膜，位于脾胃之上，可助胆俞调节中焦气机，和胃降逆止呃。

（刘文文）

十六、痔疮医案

患者姓名：张×　　　　性别：男　　　　年龄：40 岁

就诊日期：2015 年 3 月 5 日初诊

主诉：痔疮 10 年余。

现病史：患者 10 年前开始出现肛周微痛，大便带血，每于忍便后出血加重，痛势灼热，肛门可自触及赘生物。曾至外院就诊，诊断为"痔疮"，行中西医治疗，疗效不显。于 2014 年 11 月在省中医院行手术治疗，未见好转，自述肛门流血较前为多。平素饮食清淡，面色苍白，健忘，偶有心悸，纳可，夜寐尚可，大便一日一行，难解，大便成形，小便可。

既往史：无。

过敏史：无。

体格检查：下眼睑苍白。舌淡紫，苔薄白，脉缓。

辅助检查：无。

中医诊断：痔疮。

证候诊断：气血两虚。

西医诊断：痔疮（内痔）。

治法：补气养血止血。

处方：

（1）电针：孔最、大肠俞、次髎、长强、承山、照海。

（2）剪治：龈交。

复诊：2015 年 3 月 10 日复诊，诉出血减少，乏力好转，无心悸，下眼睑较前红润。予电针：鼻柱穴、神庭、孔最、支沟、上巨虚、下巨虚、照海，挑治：次髎。继续治疗 3 次后，患者大便未见出血，底裤上未见血迹，大便正常，偶有便秘，下眼睑红润。

【按语】《经络考》曰："肺手太阴之脉，起于中焦，下络大肠。""膀胱足太阳之脉……从腰中挟脊贯臀……""足太阳之正，别入于腘中，其一道下尻五寸，别入于肛，属于膀胱，散之肾……足少阴之正至腘中，别走太阳而合，上至肾""督脉者……其络循阴器，合篡间，绕篡后。""跷脉者，少阴之别……直上循阴股入阴。"故肛门与手太阴肺经、足太阳膀胱经、足少阴肾经、督脉及跷脉关系密切。本案患者痔疮出血十余年，气血两虚，出现心悸、健忘、下眼睑苍白等一系列气血不足症，属本虚之证。肺与大肠相表里，取肺经郄穴孔最，阴经郄穴主血症，可用于出血性疾病；《百症赋》云"刺长强于承山，善主肠风新下血"，长强位于督脉的最底端，靠近肛门，承山穴为足太阳膀胱经经别别入肛门之处，两穴合用，疏通肛门气血，通瘀止血；龈交为督脉所止之穴，而肛门靠近督脉所起之长强，《灵枢·终始》曰："病在上者下取之，病在下者高取之。"剪治能推动、疏通督脉气血，亦可透过剪切龈交，泻其气血，使邪有出路，截断病程发展；肾主二阴，足少阴经别络于肛，取肾经的照海，其通于阴跷脉，可滋阴通脉止血。

（张去飞）

十七、过敏性鼻炎医案

患者姓名：赵×　　　　性别：男　　　　年龄：35 岁
就诊日期：2016 年 8 月 5 日初诊　　　发病节气：大暑
主 诉：反复打喷嚏及流清涕 2 年。

现病史：患者自 2 年前感冒后，反复晨起或受风吹见则出现打喷嚏及流清涕，偶有鼻塞、鼻痒，曾于外院诊断为"过敏性鼻炎"，予西药（具体不详）喷鼻治疗后有所改善，但药物停用后症状复见。现为求进一步针灸及中药治疗，至门诊就诊。症见：流清涕，鼻塞，偶因此影响睡眠，纳一般，大便溏。

既往史：既往体健，否认"肝炎""结核"等传染病史，预防接种史不详，否认输血史。

过敏史：否认食物、药物过敏史。

体格检查：咽部无红肿及充血，扁桃体无肿大，双肺呼吸音清，双肺未闻及明显干湿啰音。舌淡红苔白伴齿印，脉滑。

辅助检查：暂无。

中医诊断：鼻鼽。

证候诊断：肺气亏虚。

西医诊断：过敏性鼻炎。

治法：补益肺气，宣通鼻窍。

处方：

（1）电针：迎香、印堂、通天、列缺、足三里、丰隆。针刺得气后，连接电针选用连续波治疗30分钟。

（2）火针：通天穴，频频浅刺。

（3）中药：玉屏风散合参苓白术散加减，拟方如下：

黄芪30 g、太子参20 g、防风9 g、白术9 g、茯苓15 g、扁豆20 g、陈皮6 g、薏苡仁30 g、蝉蜕6 g、辛夷花9 g、苍耳子9 g、甘草6 g。日1剂，饭后服，共7剂。

复诊：患者共治疗10次后，其晨起或受风则出现打喷嚏及流清涕症状明显减轻。

【按语】过敏性鼻炎又名变应性鼻炎，一般认为属于中医"鼻鼽"的范畴。以突然而反复的鼻流清涕、鼻痒、鼻塞、喷嚏为主症。《济生方》曰："夫鼻者肺之候，职欲常和，和则吸引香臭矣。若七情内郁，六淫外伤，饮食劳役，致鼻气不得宣调，清道壅塞。其为病也：为衄……为清涕，为窒塞不通，为浊脓或不闻香臭。"肺气虚弱，则可引起卫外功能不足，卫表不固，腠理不密，卫阳不足，容易受外邪（如油漆、花粉、粉尘等）侵袭，外邪犯肺，正邪相争，祛邪外出，则突发鼻痒，喷嚏频作；鼻为肺窍，肺气不得通调，肺失清肃，气不摄津，津水外溢，鼻窍不利，则清涕自流；津水停聚，则鼻内肌膜肿胀苍白，鼻塞不利。盖肺主宣发，外合皮毛，若肺气虚弱，腠理疏松，卫外不固，风寒之邪乘虚而入，受邪而失于宣降，则鼻窍不利，而致鼻鼽。脾胃居于中焦，为升降运动的枢纽，脾主升清，胃主降浊，脾胃健运，才能维持气机的正常升降。迎香穴及印堂穴是治疗过敏性鼻炎的常用穴对，针刺迎香穴时向对侧穴位方向进针，进针后轻轻捻转针柄致患者双目泪汪汪，鼻塞症状可明显改善。《百症赋》曰"通天去鼻内无闻之苦"，使用通天穴治疗鼻塞流涕等一类症状有较好疗效，针灸治疗后，可使用火针点刺此穴以加强通窍之效。列缺为手太阴肺经的络穴，具有补益肺气固护卫气的作用。足三里、丰隆为足阳明胃经上的重要穴位。《脾胃论·脾胃虚则九窍不通论》云："胃气既病则下溜……清阳不升，九窍为之不利。"若脾胃失其健运功能，清阳不升，不能于上宣通鼻窍，精微物质滞留于中形成浊、湿、痰、饮等病理产物，上干扰清窍，则出现流鼻涕、鼻塞等鼻窍不利之症。足三里健脾胃益气的重要穴位，丰隆为治痰要穴，故使用之。

（张去飞）

十八、神经性皮炎医案

患者姓名：陈×　　　　性别：男　　　　年龄：52 岁
就诊日期：2016 年 10 月 26 日初诊　　　发病节气：霜降
主　诉：反复全身皮肤瘙痒 3 年。

现病史：患者 3 年前无明显诱因颈部开始出现皮肤瘙痒，皮肤干燥，搔抓后伴有脱屑，后出现皮疹，高出皮肤，质硬，色淡红，无渗液，期间反复发作，给予药物治疗后症状可见好转。现症见：头面部、四肢皆呈有对称性皮疹伴瘙痒，无渗液，皮疹高出皮肤，色暗红，质硬，有少量脱屑，夜间瘙痒加重，二便尚调。

既往史：既往有高血压病史，否认"肝炎""结核"等传染病史，预防接种史不详，否认输血史。

过敏史：否认食物、药物过敏史。

体格检查：四肢可见对称性片状皮疹，高出皮肤，色暗红，质硬，有少量脱屑，局部无渗血渗液。舌淡红，苔薄白，脉细。

辅助检查：无。

中医诊断：牛皮癣。

证候诊断：血虚风燥。

西医诊断：神经性皮炎。

治法：养血祛风，润燥止痒。

处方：

（1）电针：印堂、神庭、曲池、合谷、天枢、血海、足三里、三阴交、屋翳、至阴。

针刺得气后，加用电针，采用密波，通电 30 分钟。

（2）火针：阿是穴。

复诊：治疗 3 次后瘙痒减轻，继续维持上方治疗。

【按语】神经性皮炎为一种常见的发生于颈、肘等部位的皮肤瘙痒、苔藓化为特征的皮肤神经功能障碍性皮肤病，又名慢性单纯性苔藓。病因目前尚不十分明了，一般认为可能与神经系统功能障碍、大脑皮质兴奋和抑制平衡失调有关。如情绪波动，过度紧张，神经衰弱，焦虑不安，恐怖忧愁等。饮酒、日晒、搔抓及局部摩擦等刺激，能诱发局部瘙痒，经常搔抓致使局部皮肤形成苔藓化。在苔藓化形成后，又可引起局部发生痒感，形成恶性循环，常使神经性皮炎不易治愈。

本病多因情志不遂，郁闷不舒，心火上炎，以致气血运行失调，凝滞于皮肤，日久耗血伤阴，血虚化燥生风，或因脾蕴湿热，复感风邪蕴阻于肌肤而发病。至阴为太阳经的井穴，也是太阳经根结部的根穴，根穴的含意是经脉从四肢末端到头面胸腹的联系，太阳又是三阳之开，覆于巅背之表，主诸阳之气分，开枢异常则皮肤卫外功能减弱，风寒湿外邪犯太阳，引起痒痛；胃经为水谷之海，饮食入胃，变化而赤为血，胃弱则气血营卫俱虚，易受风寒之邪侵袭而为痒痛，屋翳，足阳明之输穴，配以血海，气行则血行，血行风自灭；足三里、三阴交补益气血；曲池、合谷疏风止痒；印堂、神庭安神止痒。火针阿是穴可以引阳达络，气至血随，血行风灭。

牛皮癣病因以风热、血热、血虚为主，病因离不开"风""血"。"治风先治血，血行风自灭"，治疗上应以治血为主，辨证以祛风清热、活血化瘀、养血润燥为法；至阴、屋翳为治疗皮肤瘙痒类疾病的有效对穴，《百症赋》曰："至阴、屋翳，疗痒疾之疼多。"

（张去飞）

十九、痉挛性斜颈医案

患者姓名：钟×　　　　性别：男　　　　年龄：52 岁
就诊日期：2017 年 3 月 3 号初诊
主诉：颈部不自主后仰 2 年余。
现病史：患者既往有颈椎病病史多年，间断行推拿等理疗，2 年前出现颈部不自主后仰，伴肩颈部疼痛，未予重视，后颈部不自主后仰无消失，颈肩部疼痛反复，每于天气变化时症状加重。长期行针刺、推拿治疗，未住院治疗，症状缓解不明显。曾于 2015 年 10 月、2016 年 5 月接受肉毒素注射治疗，可持续 2 ～ 3 月未发作，因注射后出现屈颈、张口受限，遂停止注射。近几日颈部不自主后仰较前加重，严重影响工作生活，需手扶后颈部可稍微缓解，颈项部僵硬感，遂来我院就诊。患者头部不自主后仰，后仰幅度30°～40°，频率20次/分。

既往史：既往体健。

过敏史：无。

体格检查：双侧胸锁乳突肌、头颈肌僵硬、压痛，四肢肌力肌张力正常，颅神经查体无异常，生理反射存在，病理反射未引出。舌红少苔，舌体瘦小，脉细数。

辅助检查：无。

中医诊断：痉证。

证候诊断：阴虚风动。

西医诊断：痉挛性斜颈（后仰型）。

治法：滋阴祛风止痉，通督调神舒筋。

处方：四神针、脑三针、风池（双）、天柱（双）、颈夹脊（C3～C6）（双）、阳陵泉（双）、肝俞（双）、肾俞（双）、照海（双）、申脉（双）。

操作：采用常规针刺法配合火针井穴治疗。患者取俯卧位，充分暴露针刺部位，常规穴位消毒，常规针刺穴位，留针30分钟，出针后在胸锁乳突肌、斜方肌处拔罐，留罐10分钟。取罐后，用棉签蘸取万花油，涂抹在双足至阴穴，用火针点刺至阴穴。每周治疗3次，每次间隔1天或2天后再行针刺，1个疗程12次治疗。

复诊：治疗24次后，患者头部不自主后仰缓解，颈部轻度僵硬疼痛感。随访1月，未再发颈部后仰。

【按语】痉挛性斜颈（spasmodic torticollis，ST）是一种局灶性肌张力障碍疾病，由于颈部肌肉间断或持续的不自主的收缩，导致头颈部扭曲、歪斜、姿势异常，属于椎体外系疾病。属于中医"痉证""瘛疭""转筋"范畴。《杂病广要》曰："脉者，人之正气正血所行之道路也，杂错乎邪风、邪湿、邪寒，则脉行之道路，必阻塞壅滞，而拘急蜷挛之证见矣。"《医学原理·痉门论》曰："是以有气血不能引导，津液无以养筋脉而治者……有因真原本虚，六淫之乘袭，致血不能养荣者，虽有数因不同，其津血有亏，无以滋荣经脉则一。"目前，治疗痉挛性斜颈还没有统一的指南指导，主要以口服抗胆碱能药物、抗多巴胺能药物，肉毒素注射，外科手术，脑深部电刺激术。口服药物疗效不佳，疗程较长。肉毒素注射作用明显，但疗效持续时间较短，患者需要反复注射。外科手术主要包括肌肉切除术、周围神经切断术，有效率不同，风险较高。脑深部电刺激术，安全、有效，但费用较高。李丽霞教授认为，本病以督脉为本，筋脉为标。督脉为一身之阳，阳气者精则养神，柔则养筋，督脉通于颈项，可以调动一身经气，通督可以养筋，因此为本。本病受累肌肉为头夹肌、颈夹肌，是足太阳膀胱经循行所过。《灵枢·营卫生会》云："太阳主外。"太阳主表，最易受风寒湿之邪侵袭。治病需扶正固本，也要引邪外出，太阳是驱邪出口。井穴为五腧穴之首，在五行中阴经属木应肝主风，阳经属金应肺主皮毛，无论内外风疾病均可以选择井穴，井穴也是病邪由里发散透泄的最佳部位。《难经·六十五难》把井穴类比取象为东方和春，是阳气升发之处。同时，火针具有引邪外出的作用，《针灸聚英》云："盖火针大开其孔穴，不塞其门，风邪从此而出。""若风寒湿之气在于经络不出者，宜用火针以外发其邪。"火针点刺井穴可激发阳气，驱邪通络止痛。经脉所过，主治所及，选用足太阳膀胱经井穴至阴行火针治疗以驱邪外出。所取诸穴位于头部、局部痉挛肌肉、颈项部、膀胱经背俞穴、膝关节附近、踝关节附近腧穴。头部腧穴以通督调神；针刺局部可疏通经脉，使局部气血运行，又可调节诸经脉气血，使之充和条达，经筋得养，缓解拘挛；肝俞、肾俞补益肝肾，濡养筋脉，熄风止痉；风池为祛风要穴，可熄风止痉；"筋会阳陵泉"，取之可柔筋止痉。《难经·二十九难》曰："阴跷为病，阳缓而阴急；阳跷为病，阴缓而阳急。"申脉、照海为八脉交会穴，申脉通于阳跷脉，照海通于阴跷脉，取之可调理阴阳跷脉，缓急止痉。

（刘文文）

二十、膝骨关节炎医案

患者姓名：陈×　　　　性别：女　　　　年龄：55 岁

就诊日期：2017 年 8 月 3 号初诊

主诉：双膝关节疼痛 5 年，加重 3 天。

现病史：患者双膝关节疼痛 5 年，曾行膝关节 MR（结果未见），诊断膝骨性关节炎，间断门诊针刺治疗，治疗后症状可缓解，但仍有反复发作，每于劳累负重、久行久站后易发作，3 天前患者外出游玩后再次出现双膝关节疼痛，休息后无缓解，自行止痛膏药外贴后未见明显改善，现来我院就诊。患者双膝关节疼痛，不能下蹲，久行后症状明显加重。

既往史：既往体质一般，有"冠心病""高血压"病史。

过敏史：无。

体格检查：双膝关节变形、肿胀，局部皮色正常，肤温不高。舌淡，苔白腻，脉濡缓。

辅助检查：无。

中医诊断：痹症。

证候诊断：着痹。

西医诊断：膝骨性关节炎。

治法：除湿通络，祛风散寒。

处方：阿是穴（集中于膝内外侧副韧带处）、犊鼻（双）、阳陵泉（双）、阴陵泉（双）、血海（双）、足三里（双）。

操作：采用温针灸配合毫火针治疗。患者卧位，腘窝下垫一枕头使膝关节屈曲，常规消毒后，毫针刺入穴位 0.5～1.2 寸，针尾插入艾炷孔，距皮肤 3 cm 左右，若热度超过患者耐受范围，可采用带三角形开口的方形纸片，靠近针体隔热，待艾炷燃尽取走灰烬后再换上新的艾炷，共灸 3 炷。出针后，局部行毫火针治疗，左手持止血钳夹 95% 酒精棉球并点燃，右手持毫火针针柄，靠近穴位上方，当针体在外焰烧至发白，迅速刺入穴位，留针 5 分钟。隔天治疗 1 次，6 次为 1 个疗程。

复诊：治疗 3 个疗程后，患者膝关节疼痛缓解，蹲起、屈曲活动无受限。

【按语】膝骨性关节炎（KOA）是一种以膝关节软骨退变为主要病理表现的慢性关节疾病，约占全身各骨性关节炎的 31% 左右，发病常与年龄、肥胖、性别、关节创伤、气候等因素有密切关系。临床多表现为膝关节疼痛、肿胀、活动受限，多见于中老患者。祖国医学认为本病属于"痹症"范畴。《张氏医通》云："膝者为筋之府……膝痛无有不因肝肾虚者，虚则风寒湿气袭之。"此病的病理基础为肝肾亏虚，复感风、寒、湿之邪，侵袭人体经脉，留于肢体、筋骨、关节之间，导致气血不畅，不通则痛，发为痹病。中医在保守治疗膝骨性关节炎上具有一定的优势。李丽霞善用艾灸、火针，采用温针灸结合毫火针治疗膝骨性关节炎。《名医别录》云："艾叶苦，微温，无毒，主灸百病。"《医学入门》云："药之不及，针之不到，必须灸之。"温针灸最早见于东汉时张仲景的《伤寒论》，将艾灸的温热力通过针刺传入经络腧穴，以达到治病防病的一种方法，既有针刺调节阴阳，疏通经络，扶正祛邪的作用，又有艾灸调和气血，温通经络，驱散寒邪的效果。现代研究认为，此疗法能够激活内啡肽系统，提高痛阈，同时促进血液循环，并促进白细胞吞噬，从而起到温经通络、抗炎止痛的疗效。毫火针基于火针和毫针的理论，取毫针和火针之长。火针，又称燔针、焠针、烧针和白针，具有祛风除湿、散寒止痛、温阳化气等作用，刚好对应了本病虚、风、寒、湿的病机。现代研究认为，火针疗法能通过炽热的针体直接灼伤病变组织，并同时引起周围健康组织将坏死物质吸收和对组织的修复。由于火针针体较大，即使最细的火针，直径也有 0.5 mm，容易形成瘢痕，局部痛感强烈，临床上不利于火针的深刺。普通的毫针又不耐高温，烧制后容易有弯针、断针的风险。采用毫火针治疗既能起到火针的作用，又没有弯针断针风险，还能降低损伤，减轻疼痛。采用温针灸结合毫火针治疗膝关节炎，结合两者的优势，主要针对膝关节炎的疾病特征，全面进行治疗，可以取得较好的临床疗效。

（刘文文）

二十一、椎动脉型颈椎病医案

患者姓名：谭×　　　　性别：男　　　　年龄：45 岁

就诊日期：2015 年 11 月 2 日初诊

主诉：反复项背部疼痛 2 年余，加重伴眩晕 1 周。

现病史：缘患者于 2 年余前无明显诱因下开始出现项背不适，伴右上肢麻痹不适，曾至外院就诊，完善颈椎 MR 检查提示"颈椎间盘突出"，诊断为"颈椎病"，后行推拿及外敷药治疗，经治疗后患者上述症状明显减轻，平素间断推拿治疗。1 周前患者搬家后出现颈背部疼痛再发，伴头晕，呈天旋地转感，经休息后可缓解，但仍反复，现为求进一步治疗，至我科就诊。就诊时患者神清，精神稍倦，项背部酸痛，呈持续性，头晕，行走时明显，暂无天旋地转感，无耳鸣耳聋，无恶心呕吐，无四肢乏力，纳眠可，二便调。

既往史：既往体健。

过敏史：无。

体格检查：颈椎生理曲度变直，颈部肌肉僵硬，C3 ～ C5 棘突旁压痛，颈部活动轻度受限，旋颈试验（＋），叩顶试验（－），臂丛神经牵拉（－）。

辅助检查：2013 年 9 月广州医科大学第一附属医院颈椎 MR 示：颈椎

退行性变，C2/3、C3/4、C4/5 椎间盘突出。舌淡胖，苔白厚腻，脉弦滑。

中医诊断：眩晕。

证候诊断：痰湿中阻。

西医诊断：椎动脉型颈椎病。

治法：化痰祛湿，通络止痛。

处方：百会、风池（双）、C2～C5 夹脊（双）、秉风（双）、外关（双）、脾俞（双）、肾俞（双）、丰隆（双）、申脉（双）。

操作：采用电针＋温针灸。百会穴处行温针灸，余穴常规针刺，颈部夹脊穴处行电针疗法，选用疏密波，留针 30 分钟，局部予 TDP 灯照射，取针后局部予拔罐。

复诊：治疗 3 次后患者项背部疼痛减轻，眩晕明显减轻。如上法治疗 5 次后，无明显项背部疼痛，眩晕未再发作。

【按语】颈椎病属祖国医学"项痹"范畴，伴见头晕目眩者可同时按"眩晕"辨证论治。颈椎病多以颈椎退行性变为基础，在不良睡姿、坐姿及超强度的体育锻炼等诱因下发病，好发于中老年人及长期伏案低头工作者，随着生活方式的改变，颈椎病的发病日渐年轻化，应当引起广泛重视。疼痛是颈椎病的主症之一，中医有"不通则痛""不荣则痛"之说。气滞血瘀、痰瘀闭阻经脉或气血不足、肝肾亏虚与颈椎病的发生密切相关，故治疗应以行气活血、化痰行瘀、通络止痛、益气养血及补益肝肾为法。正如《医学真传》所载："夫通则不痛，理也，但通之之法各有不同，调气以和血，调血以和气，通也；下逆者使之上行，中结者使之旁达，亦通也；虚者助之使通，寒者温之使通，无非通之之法也。"

本医案中患者以项背部疼痛及眩晕为主症，处方中以局部取穴为主，配合远端取穴以达化痰祛湿、通络止痛之效。李丽霞教授认为颈椎病伴见眩晕与督脉经气失调有着密切关系，肾主骨生髓，肾虚则髓海不足。《灵枢·海论》曰："髓海不足，则脑转耳鸣，胫酸眩冒，目无所见，懈怠安卧。"《灵枢·口问》云："上气不足，脑为之不满，耳为之苦鸣，头为之苦倾，目为之眩。"气不足易致清窍失养发为眩晕，而督脉为阳脉之总督，循行于脊里，出属于肾脏，入络于脑，其病证"实则脊强，虚则头重"，故治疗时除通络止痛外，还应补脾肾、益气活血。故李丽霞善用百会及脾俞、肾俞。百会穴位居巅顶正中，别名三阳五络，属督脉，为"髓海"之"上输穴"，有振奋阳气、补脑益髓、升清降浊之功效，为治疗头痛眩晕的要穴，用百会穴行温针灸以治眩晕，疗效颇显。取督脉旁奇穴颈段夹脊穴，既可平衡阴阳、行气活血、疏通经络，又能刺激督脉与百会上下相应，共奏除眩止晕之效，临床上 C2 ～ C7 夹脊穴，主治各型颈椎病，常配合风池、外关等；风池为足少阳胆经要穴，又为手足少阳经脉与阳维脉的交会穴，阳维脉可维系诸阳经脉，使气血循于脉道，而胆经属木，其气外发，针刺风池穴可升发阳经之气，使之上注于脑，髓海得养则眩晕渐消；丰隆为化痰要穴。

（尤苗苗）

二十二、脊髓型颈椎病医案

患者姓名：李×　　　　性别：女　　　　年龄：55 岁

就诊日期：2016 年 3 月 25 日初诊

主诉：四肢麻木伴行走漂浮感 7 年，加重 1 周。

现病史：缘患者于 2009 年初开始出现四肢麻木，从近端逐渐发展至四肢末端，并自觉行走漂浮感，如脚踩棉花，曾在外院就诊，行颈椎 MR 检查，诊断为"颈椎病"，行针灸治疗后症状减轻，但仍时有四肢麻木，劳累后行走漂浮感明显，现为求针灸治疗至我科。就诊时患者神清，精神可，自诉四肢麻木，远端明显，自觉四肢乏力，无头晕头痛，无胸闷心悸，进食无呛咳，纳眠一般，二便调。

既往史：既往体健，否认高血压病病史。

过敏史：无。

体格检查：颈椎生理曲度变直，颈部肌肉僵硬，C4 ～ C6 棘突旁压痛，颈部活动轻度受限；四肢肌力Ⅳ级，双侧霍夫曼征（＋），左侧膝腱反射（＋＋＋），左下肢浅感觉减退，旋颈试验（－），叩顶试验（－），臂丛神经牵拉（－）。舌淡，苔薄白，脉沉细。

辅助检查：2015 年外院颈椎 MR 示：C3/4、C4/5、C5/6 椎间盘突出，压迫硬膜囊。

中医诊断：痿症。

证候诊断：肝肾亏虚。

西医诊断：脊髓型颈椎病。

治法：补益肝肾，濡养筋脉。

处方：百会、风池（双）、C3 ～ C6 夹脊（双）、T1 ～ T2 夹脊（双）、合谷（双）、外关（双）、后溪（双）、肝俞（双）、肾俞（双）、申脉

（双）、太溪（双）。

操作：

（1）电针疗法，诸穴常规针刺得气后连接电针机，留针30分钟，局部予TDP照射。

（2）穴位注射，选用骨肽注射液4 mL在双侧肾俞穴处行穴位注射。

复诊：行7次针刺治疗配合3次穴位注射后患者四肢麻木明显减轻，行走漂浮感稍减轻。

【按语】脊髓型颈椎病是由于椎体后缘增生或椎间盘后突及其他原因造成椎管狭窄，脊髓受到压迫、脊髓发生血管痉挛缺血，进而脊髓受到损伤，造成不完全性四肢瘫痪和大小便功能障碍。中医把脊髓型颈椎病归属于"痉""痿""痹"等证范畴，其病位在脊髓，系积劳伤颈、外感风寒湿邪、内损肝肾，致督脉空虚、髓海枯竭，颈部气血不和所致。《素问》曰："肾不生则髓不能满""肾气热则腰脊不举，骨枯而髓减发为骨痿""年四十而阴气自半"。古人即认识到人到中年以后肝肾之气亏损不足，因肝主筋而肾主骨，肝肾不足则筋骨失养，故容易遭受风寒外邪侵袭阻络，以致束骨无力，足不任身，临床出现肌筋萎缩，四肢骨节软弱无力，步履蹒跚，甚至瘫痪等症状。本病的治疗应重视补益肝肾，运用针灸治疗取穴应以循经取穴及背俞穴为主。百会穴出自《针灸甲乙经》"顶上痛，风头重，目如脱，不可左右顾"，意指本穴可用治头痛、颈部活动受限等。风池、外关均为手足少阳经穴，取之可通调少阳经气，舒筋通络止痛。夹脊具平衡阴阳、扶正祛邪、调和五脏、通降六腑、行气活血、疏通经络之效，临床上颈夹脊穴，主治各型颈椎病，常配合风池、外关、合谷；上胸段夹脊常用治上肢疾患，对于颈椎病伴随的上肢麻痹效佳。后溪为手太阳经输穴，属八脉交会穴之一通督脉，善治颈项强痛。脊髓型颈椎病主要表现为肢体乏力、感觉及运动障碍，加太溪、申脉可补肾益髓、强筋壮骨，改善肢体乏力，减轻感觉及运动障碍。背俞穴是五脏六腑之气输注于背部的腧穴，善治与脏腑有相关的疾病及肢体病，本病病位在筋，与肝肾相关，取之可补益肝肾、强筋壮骨。另配合背俞穴穴位注射可加强补益肝肾之效。临证中要嘱颈椎病患者应养成良好坐姿，避免长时间低头以免颈部肌肉疲劳，同时脊髓型颈椎病务必要避免颈部损伤，如在乘坐快速的交通工具、打羽毛球等运动时要避免颈椎损伤，平素适当进行颈部功能锻炼。

（尤苗苗）

二十三、落枕医案

患者姓名：黎×　　　　性别：男　　　　年龄：32 岁

就诊日期：2016 年 4 月 1 日初诊

主诉：左侧颈部疼痛、活动受限半天。

现病史：缘患者于今晨起后自觉左侧颈部疼痛，颈部向各个方向活动均受限，现为求针灸治疗至我科。就诊时症见患者神清，精神可，左侧颈部疼痛，呈酸痛，活动颈部时疼痛加重，无头晕头痛，无上肢麻痹乏力，纳眠欠佳，二便调。

既往史：既往体健。

过敏史：无。

体格检查：颈部肌肉紧张，胸锁乳突肌、斜方肌、菱形肌及肩胛提肌等处有压痛，颈部向各个方向活动受限。舌淡，苔薄白而润，脉浮紧。

辅助检查：无。

中医诊断：失枕。

证候诊断：风寒入络。

西医诊断：落枕。

治法：祛风散寒，通络止痛。

处方：风池（双）、阿是穴、落枕穴（双）、手三里（双）、中渚（双）、后溪（双）。

操作：患者取右侧卧位，诸穴常规针刺，得气后接电针机，选用疏密波，留针 30 分钟，局部予 TDP 灯照射。出针后行拔罐疗法。

复诊：治疗 2 次后患者颈部疼痛明显减轻，活动受限改善；继续巩固治疗 3 次后，诸症消失。

【按语】落枕古称"失枕"，首载于《素问·骨空论》，"失枕在肩上横骨间，折使揄臂，齐肘正，灸脊中"，多因睡姿不当、枕头高度不宜、颈部过度负重或因受风寒侵袭，致使颈部筋脉失和、脉络受损，气血运行不畅，不通则痛。中医有"不通则痛""通则不痛"之说。凡因气机阻滞所致的痛证，治疗均应以行气通络止痛为主。根据《医学真传·心痛》"夫通则不痛，理也，但通之法各有不同，调气以和血，调血以和气，通也；下逆者使之上行，中结者使之旁达，亦通也；虚者助之使通，寒者温之使通，无非通之法也"的治疗原则，治疗"筋脉失和、脉络受损、气血运行不畅"

之落枕，采用"通"法治疗，通过针刺、拔罐以行气通络止痛。落枕病位在颈部的经筋，疼痛的范围与手足太阳、手阳明、手足少阳及督脉等经络或经筋的走行密切相关。落枕者主诉的疼痛部位不尽相同，运用针灸进行治疗时应根据经络和相应经筋的循行选穴，正所谓"经脉所过，主治所及"。后溪是手太阳小肠经的输穴，同时又为八脉交会穴，通于督脉，取之可疏通太阳经及督脉经气；手三里乃阳气最旺之经手阳明大肠经穴位，手阳明循行过胸锁乳突肌，针刺手三里穴可以振奋、激发手阳明大肠经经气，使颈项部经气得通，颈部经络气血流畅，筋骨肌肉得以濡养，通则不痛；中渚是少阳三焦经的输穴，"输主体重节痛"，可疏通少阳经气，治疗痛性疾病。

（尤苗苗）

二十四、肩周炎医案

患者姓名：黄×　　　　　性别：女　　　　　年龄：52 岁

就诊日期：2016 年 7 月 8 日初诊

主诉：右肩部疼痛伴活动受限半月，加重 1 天。

现病史：缘患者于半月前劳累后出现左肩部疼痛，伴活动受限，休息后可缓解，未予重视，昨晚患者夜寐时左肩部受凉，今晨起自觉左肩部疼痛加重，现为求针灸治疗至我科。就诊时患者神清，精神可，左肩部疼痛，活动受限，无颈部疼痛，无头晕头痛，纳眠可，二便调。

既往史：既往体健。

过敏史：无。

体格检查：左肩关节周围肌肉紧张，肩部前缘压痛，肩关节活动受限，以外展、上举及外旋受限明显。舌淡红，苔薄，脉弦涩。

辅助检查：无。

中医诊断：漏肩风。

证候诊断：风寒痹阻。

西医诊断：肩关节周围炎。

治法：祛风散寒，通络止痛。

处方：肩三针［肩髃（左）、肩前（左）、肩后（左）］、阿是穴（左）、外关（左）、合谷（左）、天宗（左）、秉风（左）。

操作：患者取右侧卧位，诸穴常规针刺，阿是穴处行温针灸，余穴针刺后行泻法，得气后连接电针机，留针 30 分钟，局部予 TDP 灯照射；针刺治疗结束后，局部以拔罐疗法。

复诊：治疗 5 次后患者左肩部疼痛明显减轻，活动改善；继续巩固治疗 3 次后诸症痊愈。

【按语】漏肩风又称为"冻结肩""肩凝症""五十肩"等，属祖国医学"痹症"范畴。《素问》载："痹，或痛，或不痛，或不仁，或寒，或热，或燥，或湿。""痹在于骨则重，在于脉则凝而不流，在于筋则屈不伸，在于肉则不仁，在于皮则寒。故具此五者，则不痛也。"本病临床上多见于 45 岁以上的女性，以肩部疼痛和肩关节活动受限为主症，肩关节可有广泛压痛，可向颈部或上肢放射，还可出现不同程度的三角肌的萎缩。李丽霞教授认为肝肾亏虚、气血不足，血脉运行不畅，不足以濡养阴阳表里、四肢百骸，这是肩周炎发生的内在因素；其外因则为肩关节劳损和感受外邪。本病案中患者年过半百，肾气渐衰，起病前有受寒史，寒凝筋脉、气滞血瘀，筋失所养、筋脉拘急，导致疼痛及活动障碍。本病如若得不到有效的治疗，可能严重影响肩关节的功能活动，故宜早发现、早诊断、早治疗。提倡应选择针对肩周炎应首选保守治疗，以针灸推拿、关节功能锻炼（包括主动与被动外展、旋转、伸屈及环转运动）为主，可配合消炎镇痛药外敷或内服。肩三针出自《透穴与集合穴》，由大肠经肩髃穴及奇穴肩前、肩后组成，主治肩周炎、肩背痛、肩凝症、肩痛不举等。阿是穴疏通局部经络气血。天宗穴下为皮肤、皮下组织、斜方肌筋膜、斜方肌、冈下肌，皮下组织内布有旋肩胛动静脉的分支，取该穴可改善局部血液循环从而达理气舒筋、通络止痛之效。秉风，出自《针灸甲乙经》，属手太阳小肠经，为手三阳经与足少阳之会，气血旺盛，取之可疏通患肢经络气血，通络止痛。外关，为手少阳之络，属八脉交会穴之一，可通阳维脉，取之可加强祛风散寒之效，因漏肩风患肢多有受寒史、遇寒痛甚；又因其为少阳经穴，取之可通调少阳经经气，加强通络止痛之效。合谷为大肠经原穴，属阳主表，具疏风散表，宣通气血之功，同外关穴一样不仅可祛风散寒，尚可舒筋通络止痛。

（尤苗苗）

二十五、腕管综合征医案

患者姓名：林×　　　　性别：女　　　　年龄：40 岁

就诊日期：2016 年 8 月 19 日初诊

主诉：右中指、食指麻木 3 月余，加重 2 天。

现病史：缘患者于 2016 年 5 月初开始出现右手食指及中指麻木，劳累及夜间明显，当时未予重视，后症状进行性加重，随至外院就诊，完善腕关节 MR 检查后诊断为"腕管综合征"，予药物口服及膏药外敷后症状稍改善，但仍时有麻木不适，2 天前患者劳累后上述症状加重，现为求针灸治疗至我科。就诊时症见患者神清，精神可，自诉右手食指、中指麻木不适，背伸及掌屈腕关节时麻木加重，无前臂及上臂麻木乏力，无颈痛，无头晕头痛，纳眠可，二便调。

既往史：有"高胆固醇血症"病史。

过敏史：无。

体格检查：右中指、食指掌面感觉过敏，叩击腕管附近正中神经循行分布处及被动背伸腕关节时，可诱发触电样刺痛感。舌淡暗，苔薄，脉弦涩。

辅助检查：2016 年 6 月外院腕关节 MR 示：腕横韧带增厚，向掌侧弯曲，正中神经在腕管处增粗、肿胀，受压明显。右腕关节处正中神经肌电图示：正中神经感觉潜伏期异常，远端运动潜伏期（相对或绝对）延长。

中医诊断：痹症。

证候诊断：气滞血瘀。

西医诊断：腕管综合征。

治法：舒筋活络，行气止痛。

处方：曲泽（右）、郄门（右）、间使（右）、内关（右）、大陵（右）、劳宫（右）。

操作：

（1）诸穴常规针刺，针刺得气后，郄门、内关、大陵行温针灸，留针 30 分钟组，局部予 TDP 灯照射，每日 1 次。

（2）选用注射用鼠神经生长因子在内关、大陵处行穴位注射，每穴注入 1 mL，每日 1 次。

复诊：治疗 5 次后，患者右中指及食指麻木减轻，继续巩固治疗 7 次后，静息时患者右中指及食指无明显麻木，主动背伸腕关节时可诱发轻度麻木。

【按语】腕管综合征属祖国医学之"痹证"范畴，以麻木、疼痛、肌肉萎缩为主要临床表现。其病因早在《素问·痹论》篇中即有记载："风寒湿三气杂至，合而为痹也。"先天禀赋不足，或素体不健，营阴不足，卫气虚弱，脏腑功能低下，或因起居不慎，寒温不适，或因劳倦内伤，生活失调，腠理失密，卫外不固，导致风寒湿诸邪由外乘虚而入，合而为痹；或因劳损及外伤损伤血络，瘀血内停，脉络受阻，气血运行不畅所致，久之筋脉拘急，关节疼痛而难以屈伸；病机属于本虚标实。《素问·长刺节论篇》云："病在筋，筋挛节痛，不可以行，名曰筋痹，刺筋上为故，刺分肉间，不可中骨也，病起筋灵病已止。"李丽霞提倡运用针灸治疗本病以活血化瘀、温经通络止痛为法。腕管综合征早期以"不通"为主，局部经脉不通，气血运行受阻而失养，故出现麻木疼痛，手厥阴心包经肘关节及以下的上肢循行部位深部均有正中神经分布，取曲泽、郄门、间使、内关、大陵、劳宫可疏通局部经络气血，通则不痛；选内关、大陵等局部穴行温针灸，针达病所，达温经散寒、通经活络、疏瘀散结止痛之效，可有效降低腕管内压，改善血液循环，促进局部无菌性炎症的吸收，缓解腕横韧带痉挛，从而解除对正中神经的压迫，减轻神经水肿，改善其营养，促进其功能恢复。

（尤苗苗）

二十六、腰椎间盘突出症医案

患者姓名：刘×　　　　　性别：男　　　　　年龄：43 岁

就诊日期：2016 年 8 月 19 日初诊

主诉：反复腰痛 1 年余，加重伴右下肢放射痛 3 天。

现病史：缘患者于 2015 年 7 月搬重物时不慎扭伤腰部，当时即觉腰痛甚，活动受限，遂至外院就诊，诊断为"急性腰扭伤"，予理疗及药物内服后腰痛减轻，但仍时有腰痛发作，劳累后明显。3 天前患者因驱车 4 小时后出现腰痛，并伴右下肢放射痛，现为求针灸治疗至我科。就诊时患者神清，精神稍倦，腰痛，呈持续性，阵发性加重，伴右下肢放射痛，弯腰及久行后加重，无头晕头痛，纳眠可，二便调。

既往史：有"急性腰扭伤"病史。

过敏史：无。

体格检查：腰椎生理曲度变直，腰肌紧张，L4 ～ L5 棘突右侧压痛，可放射至右下肢，右侧直腿抬高试验 50°，加强试验（－），膝腱反射、跟腱反射（＋＋），双下肢浅感觉正常。舌淡，苔薄，脉沉细。

辅助检查：无。

中医诊断：腰痛。

证候诊断：肾虚腰痛。

西医诊断：腰椎间盘突出症。

治法：温补肾阳，滋补肾阴。

处方：肾俞（双）、大肠俞（双）、L3～L5夹脊（双）、委中（右）、申脉（右）、阳陵泉（右）、三阴交（右）。

操作：诸穴常规针刺，针刺后行补法，肾俞、大肠俞、阳陵泉及腰夹脊予温针灸，留针30分钟，局部予TDP灯照射。

复诊：治疗3次后患者腰痛明显减轻，仍有右下肢放射痛；继续巩固治疗5次后诸症明显减轻，劳累后可有腰痛，无下肢放射痛，休息时无明显不适。

【按语】现代医学认为，不良姿势、外伤、职业（如长期体力负重劳动）、遗传、吸烟、寒冷、酗酒、腹肌无力、肥胖及多产妇等均能引起腰痛，其最常见的腰痛主要因腰椎间盘突出、腰肌劳损等，而腰椎间盘突出症正逐年年轻化，严重影响着人们的日常生活。现代医学认为，腰椎间盘变性、纤维环破裂、髓核突出而直接或间接的机械压迫或化学免疫炎性刺激等机制作用于周围组织（如神经根、马尾神经等）而出现的以腰痛、下肢放射痛等为主要临床表现的一种综合征。祖国传统医学认为，本病发生的关键内因是肾气虚损，筋骨失养，外因有受袭风寒湿热之邪或因跌仆闪挫负重扭伤等等，以致脉络闭阻，气滞血瘀，从而不通则痛。正如《证治准绳·腰痛》载："有风、有湿、有寒、有热、有挫闪、有瘀血、有滞气、有痰积，皆标也，肾虚其本也。"《杂病源流犀烛》说："腰痛，精气虚而邪客病也……肾虚其本也，风寒湿热痰饮，气滞血瘀闪挫其标也。"《证治要诀》曰："久坐水湿处，或为雨露所著……以致腰痛。"《景岳全书》载："跌仆伤后伤痛者，此伤在筋骨而血脉凝滞也。"肾虚是腰痛发生的根本原因，故在运用针灸治疗腰痛时以肾俞、大肠俞等穴为主方。肾俞，出自《灵枢》，主治腰痛，《针灸大成》载"主虚劳羸瘦，耳聋肾虚"；而大肠俞，出自《脉经》，善治腰脊强痛；肾俞、大肠腧均为背俞穴，背俞穴是五脏六腑之气输注于背部的腧穴，善治与脏腑有相关的肢体病；腰夹脊可疏通局部经络气血；"腰背委中求"，委中为足太阳膀胱经合穴，足太阳膀胱经循行腰背，取之可疏通膀胱经经络气血；

"筋会阳陵泉"，取阳陵泉可舒筋活络止痛；三阴交滋补肝肾；申脉为足太阳膀胱经穴，通于阳跷脉，《针灸甲乙经》描述其主治为"腰痛不能举足，少坐，若下车踬地，胫中矫矫（一作'蹻蹻'）然"，取之可补阳益气，疏经通络止痛。

（尤苗苗）

二十七、痛风性关节炎医案

患者姓名：宋×　　　　性别：男　　　　年龄：42 岁

就诊日期：2016 年 9 月 9 日初诊

主诉：反复右第一跖趾关节肿痛 1 年，再发 2 天。

现病史：患者于 2015 年 9 月开始出现右第一跖趾关节疼痛，局部红肿，至外院就诊，完善生化等相关检查后诊断为"痛风性关节炎"，予药物内服后肿痛消，但后因饮酒、进食海鲜后第一跖趾关节肿痛反复发作，间断服用止痛药控制症状。2 天前患者饮酒后上述症状再发，现为求针灸治疗至我科。就诊时患者神清，精神一般，右第一跖趾关节红肿热痛，活动受限，无头晕头痛，无下肢乏力，纳眠可，二便调。

既往史：有高尿酸血症、痛风性关节炎病史。

过敏史：无。

体格检查：右第一跖趾关节红肿，肤温高，压痛明显，可见一大小约 2 cm × 2.5 cm 痛风石。舌红，苔黄腻，脉滑数。

辅助检查：2016 年 9 月 8 日本院肾功能：尿酸 576 μmol/L。

中医诊断：痹症。

证候诊断：湿热痹阻。

西医诊断：痛风性关节炎。

治法：清热祛湿，通络止痛。

处方：阿是穴、丰隆（双）、曲池（双）、合谷（双）、阴陵泉（双）。

操作：

（1）诸穴常规针刺，针刺得气后行捻转泻法，留针 20 分钟。

（2）痛风石处予火针点刺，患者取卧位，予安尔碘在痛风石处消毒，点燃酒精灯，左手持酒精灯，右手持中粗火针在酒精灯的外焰加热针体，直至将针体烧至红白后，迅速准确地刺入痛风石，不留针，可见有尿酸钠结晶从针孔处溢出，施加一定力以挤压助尿酸钠结晶溢出，而后涂上一层万花油。

复诊：针刺 5 次及火针治疗 3 次后，患者右第一跖趾关节红肿明显消退，疼痛减轻，痛风石变小；继续针刺 5 次并配合 1 次火针治疗，患者跖趾关节肿痛基本消失，痛风石明显变小，跖趾关节无压痛。

【按语】本病属中医"痹证"范畴。《灵枢》谓之"贼风"；《素问》谓之"痹"；《金匮》名曰"历节"；《景岳全书》称其为"风痹"，曰"风痹一症，既今人所谓痛风也"；《素问·痹论》曰"风寒湿三气杂至，合而为痹也……其热者，阳气多，阴气少，病气胜，阳遭阴，故为痹热"。元代著名医家朱丹溪首创"痛风"病名。痛风急性发作期属湿热痹症，其发病多由于先天禀赋不足，又嗜食肥甘厚味及醇浆之品，脾胃运化不利，湿热内蕴，气血津液运行受阻，日久化湿热成浊毒，循经下注，瘀滞于关节，致关节红肿热痛，病机关键在于湿热、浊毒和瘀滞，故治疗宜清热利湿，化浊解毒，兼散瘀止痛。李丽霞善用普通针刺及火针结合治疗痛风性关节炎。火针古称"燔针""焠刺""烧针""白针"等，是由九针中的大针发展而来，火针具有温经散寒、祛风化湿、活血通络、从热引热及祛瘀散毒之效。《灵枢·官针》曰："焠刺者，刺燔针则取痹也。"急性痛风性关节炎为痰浊湿毒流注肢体关节，郁而化热，湿热痹阻经脉，不通则痛，故当用火针"引气""发散"，使气机通畅、邪有出路，从而使经脉通而不痛。随着人们物质生活水平的提高，饮食结构也随之改变，高嘌呤食物摄入较以往明显增多，故各种代谢性疾病发病率也日益增高，临床上可见痛风性关节炎患者既往多有高嘌呤饮食，每次发病多与饮食不慎有关，故李丽霞教授常嘱患者务必注意饮食，避免高嘌呤饮食，以降低本病的复发率。

（尤苗苗）

二十八、腱鞘囊肿医案

患者姓名：吴× 性别：女 年龄：32 岁

就诊日期：2016 年 10 月 14 日初诊

主诉：发现右手腕关节背侧肿物半年余。

现病史：缘患者于 2016 年 2 月发现右手腕关节背侧有一圆形肿物，质中，活动度好，大小约 1 cm × 1 cm，当时未予重视，未系统诊治。后发现肿物进行性增大，曾至外院外科门诊就诊，查浅表肿物彩超提示为"腱鞘囊肿"，予药物外敷后未见消退，建议患者行手术治疗，患者因畏惧手术，现为求针灸治疗至我科。就诊时患者神清，精神可，右手腕关节背侧可见一大小约1.5 cm×2 cm肿物，肤色正常，自诉无明显疼痛，无上肢麻痹，无肢体乏力，纳眠可，二便调。

既往史：既往体健。

过敏史：对"青霉素"过敏。

体格检查：右手腕关节背侧肿物突出，大小约为1.5 cm×2 cm，触诊囊肿表面光滑，囊肿质地坚硬，凹凸不平，推之与局部皮肤无粘连。舌淡胖，苔微腻，脉弦涩。

辅助检查：2016年8月外院浅表肿物彩超：考虑腱鞘囊肿可能性大。

中医诊断：筋瘤。

证候诊断：痰瘀阻络。

西医诊断：腱鞘囊肿。

治法：化痰行瘀通络。

处方：囊肿局部。

操作：

（1）行扬刺法，针刺得气后行平补平泻法，留针30分钟。

（2）囊肿局部予火针点刺，先予安儿碘消毒，点燃酒精灯，左手持酒精灯，右手持中粗火针在酒精灯的外焰加热针体，直至将针尖烧至红白后，迅速准确地刺入囊肿中央，直至囊内浓稠胶冻状物体溢出，囊肿平坦为止。

复诊：针刺5次及火针治疗4次后，患者囊肿明显消退；继续针刺3次并配合1次火针治疗，患者囊肿基本消失。

【按语】腱鞘囊肿是一种临床常见病、多发病，主要是由于关节周围的结缔组织退变而形成的囊性肿物，这种囊肿表面光滑饱满、与皮肤无粘连，囊内充满了无色透明或微白色、淡黄色的浓稠黏液。关节囊、韧带、腱鞘上的结缔组织因局部营养不良而发生退行性变是形成囊肿的重要原因，与长期劳损相关。部分病例与外伤有关，本病好发于腕关节，也可发于掌指关节及足趾的背面及腘窝等处，可伴腕部乏力、不适或疼痛，可有一定的功能障碍，多见于青壮年，影响日常生活，宜尽早治疗。随着电脑网络生活的普及，腱鞘囊肿发病率越来越高，且复发率高，治疗棘手。西医治疗腱鞘囊肿多采用挤破并抽取囊内黏液、封闭及手术治疗，但易复发，疗效不佳。《素问·调经论》云："病在筋，调之筋，病在骨，调之骨，燔针劫刺其下及与急者。"腱鞘囊肿病位即在筋，相当于祖国医学的"筋结""筋瘤""聚筋"等病症。李丽霞提倡用火针治疗腱鞘囊肿，因火针高温，通过火针点刺囊肿及其周围皮肤，可破坏囊腔组织，开门祛邪，行气散毒，从而起到穿刺引流、祛腐生新、升阳举陷、活血化瘀、消肿散结的作用。有学者研究发现，通过火针可灼开囊壁，使囊液排出；另一方面火针烧灼囊壁携高温直达病所，可使之与基底粘连固定闭锁，囊液不可复生而避免复发；且火针温热可促进血液循环，消除组织中的无菌性炎症，既可达到止痛效果，又可避免复发。故运用火针治疗腱鞘囊肿方法简单易操作、耗时少、创伤小且复发率低，容易得到患者的接受与认可。

（尤苗苗）

二十九、肱骨外上髁炎医案

患者姓名：高×　　　　性别：女　　　　年龄：52 岁

就诊日期：2016 年 11 月 11 日初诊

主诉：右肘部外侧疼痛、活动受限 3 月。

现病史：缘患者于 3 月前提重物后出现右肘部疼痛，拧毛巾及倒水时疼痛明显，自行予膏药擦拭后疼痛稍减轻，但仍反复发作。现为求针灸治疗至我科。就诊时患者神清，精神可，自诉右肘部疼痛，拧毛巾不能，活动受限，无颈部疼痛，无上肢麻痹，纳眠可，二便调。

既往史：既往体健。

过敏史：无。

体格检查：右肱骨外上髁后外侧、肱桡关节间隙可触及明显的压痛点，前臂上段桡侧轻度肿胀、压痛，肱骨外上髁炎试验阳性（患侧上肢屈肘、屈腕、屈指、前臂旋前，而后缓缓伸直肘关节，肱骨外上髁部出现疼痛）。舌暗红，苔薄，脉弦。

辅助检查：无。

中医诊断：肘劳。

证候诊断：气滞血瘀。

西医诊断：肱骨外上髁炎。

治法：舒筋活络，行气止痛。

处方：阿是穴（右）、曲池（右）、手三里（右）、手五里（右）、外关（右）、合谷（右）。

操作：

（1）诸穴常规针刺，针刺得气后阿是穴、曲池、手三里行温针灸，局部 TDP 灯照射，留针 30 分钟。

（2）取针后阿是穴（肱骨外上髁后外侧、肱桡关节间隙）行火针治疗。

复诊：治疗 5 次后，患者右肘部外侧疼痛明显减轻，活动稍改善，继续治疗 3 次后，患者肘关节外侧疼痛基本缓解，活动无明显受限。

【按语】肘劳属于祖国医学的"伤筋""筋痹"范畴，发于肘外侧的肱骨外上髁。本病病因有内因和外因之分，内因为气血亏损、血不养筋、体质虚弱，外因则系损伤后气血循环不畅、瘀血留滞，或陈伤瘀血未去，经络不通，瘀血不去、经络不通而至挛急疼痛。手阳明经循行过肘部，"经脉所过，主治所及"，故治疗时取手阳明经穴为主，喜用温针灸，阳明经"主润宗筋"，多气多血，手五里、曲池、手三里均为手阳明经穴，合用可增强疏经通络、消肿止痛之效，在临床上常用于配合治疗上肢痹痛、上肢不遂等病症。温针之名首见于《伤寒论》，适用于寒盛湿重，经络壅滞之证，如关节痹痛、肌肤麻木不仁等，选取局部穴位行温针灸，具温通经脉、行气活血之功效，可有效减轻肘部疼痛，改善患肢乏力。《素问·缪刺论》云："先以指按之痛，乃刺之。"《灵枢·经筋》载："治在燔针劫刺，以知为数，以痛为输。"在痛的部位取阿是穴，用火针刺其阿是穴以舒筋活络止痛乃是正治之法。在行火针治疗的过程中，烧针这一步很关键，必须把针烧至由红发亮呈白炽化状态时方可使用，如果不能把针烧红烧透就刺之，不能去病，反损于人。

（尤苗苗）

三十、下肢静脉曲张医案

患者姓名：庄×　　　　性别：男　　　　年龄：48 岁

就诊日期：2015 年 11 月 30 日初诊

主诉：双下肢酸胀感 10 余年，加重 2 周。

现病史：缘患者于 2004 年开始出现双下肢酸胀感，伴双下肢沉重感，易乏力，久站及久行后上述症状加重，平卧及抬高下肢后则可缓解，曾在外院就诊，完善下肢静脉彩超后诊断为"下肢静脉曲张"，予药物内服，并配合穿弹力袜，症状稍改善，但仍反复发作。2 周前患者爬山后双下肢酸胀感

李丽霞 针灸临证医论医案选

加重，现为求针灸治疗至我科。就诊时患者神清，精神可，自诉双下肢酸胀感，乏力，久站及久行后症状加重，纳眠可，二便调。

既往史：既往体健。

过敏史：无。

体格检查：双下肢静脉隆起、扩张、迂曲，呈蚯蚓样外观，以小腿内侧大隐静脉走行区明显，左下肢为甚，肤温正常。舌淡暗，苔薄，脉弦。

辅助检查：2014年12月中山大学第一附属医院左下肢静脉彩超示：左下肢腘静脉瓣功能不全，左侧小腿皮下浅静脉曲张。

中医诊断：筋瘤。

证候诊断：瘀血阻络。

西医诊断：下肢静脉曲张。

治法：活血化瘀，通络止痛。

处方：血海（双）、足三里（双）、阳陵泉（双）、地机（双）、三阴交（双）、丰隆（双）、水泉（双）、八风（双）、阿是穴。

操作：电针配合温针灸。诸穴常规针刺，双侧血海、足三里、丰隆穴行温针灸，余穴针刺得气后连接电针机，选用疏密波，留针30分钟；出针后，采用火针点刺局部阿是穴刺络放血，患者取站立位，选静脉曲张最明显处予安尔碘消毒，点燃酒精灯，左手持酒精灯，右手持中粗火针在酒精灯的外焰加热针体，直至将针尖烧至红白后，迅速准确地刺入静脉曲张处0.2～0.3 cm，使之出血，待出血尽后，再局部予安尔碘消毒。

复诊：行5次电针配合温针灸及2次火针刺络放血疗法后，患者双下肢酸胀感明显减轻，静息时偶有双下肢酸胀感，久站后及久行后症状明显，继续巩固治疗5次后静息时无双下肢酸胀感。

【按语】下肢静脉曲张相当于祖国医学"筋瘤""臁疮"等范畴。如《灵枢·刺节真邪》载"有所疾前筋，筋屈不得伸，邪气居其间而不反，发为筋溜"，以筋脉色紫、盘曲突起如蚯蚓状、形成团块为主要表现的浅表静脉病变。本病多因长期从事站立负重工作，劳倦伤气；或气滞血瘀，筋脉纵横，血壅于下，结成筋瘤；或寒湿侵袭，凝结筋脉，筋挛血瘀，成块成瘤；或因外伤筋脉，瘀血凝滞，阻滞筋脉络道而成。早期以浅表静脉轻度扩张，下肢酸胀、沉重，皮肤瘙痒等为主，后期发展为臁疮，于小腿内、外三分之一处形成溃疡，且溃疡经久难愈，或愈而易复发，给患者生活、工作带来极大的负担，故对于筋瘤，早发现早治疗尤为重要。火针在《灵枢》中称为"燔针"，火针疗法是用火烧红特制针具针体后，将其按一定刺法快速刺入穴位或特定部位的治疗方法，其借助火力和温热刺激，通过温阳扶正、祛邪散热、温通经脉、散瘀消肿、祛腐排脓、生肌敛疮而达到治疗效应，临床上多用于治疗痹症及经筋病变。通过火针点刺曲张的静脉，使瘀血外出，不仅可借助火针的热力使局部淤积的气血得以消散，还能去瘀生新，达到脉络通畅、气血调和的目的。西医治疗静脉曲张，常用的方法有传统手术、微创手术等，均着眼于对曲张静脉的毁损，使其失去功能为目标，而其直接的后果就是临床症状虽有改善，但静脉本身的功能有了一定程度的欠缺。相较于西医处理方法，在改善患者主、客观症状及提高其生活质量上，电针、温针灸及火针刺血疗法更有优势，这些保守疗法没有以毁损静脉为代价，目前已有大量临床研究表明，经针灸治疗后患者局部静脉管可保持通畅，显著减轻患者下肢酸胀乏力等不适。

李丽霞治疗本病善用下肢局部穴位，多取脾经、胃经为主。血海，属足太阴脾经穴，出自《针灸甲乙经》，穴名意指本穴为脾经所生之血的聚集之处，血海还是活血化瘀的要穴，而下肢静脉曲张的发生多因痰瘀阻滞经脉，取本穴可养血活血、化瘀通络。足三里，为足阳明经合穴、胃下合穴，是"回阳九针穴"之一，更是人体"四大要穴"之一。《席弘赋》云"脚痛膝肿针三里"，脾主四肢肌肉，肢体经络病变与脾胃密切，针对久病下肢静脉曲张患者取足三里可补虚扶正。阳陵泉，足少阳经之合穴，且为八会穴之筋会，《难经》载"筋会阳陵泉"，即阳陵泉为治疗筋病的要穴，尤其是治疗下肢筋病临床常用，而下肢静脉曲张相当于祖国医学"筋瘤"，取本穴具有舒筋和壮筋的作用。地机穴，足太阴脾经腧穴，脾是后天之本，气血生化之源，人体的四肢依赖于脾运化的水谷精微，才能发达、健壮、运动灵活有力，取地机穴行针刺可活血通络、健脾益气，有研究表明此作用与其提高下肢深静脉血流速度相关。三阴交，是足三阴经（肝、脾、肾经）的交会穴，该穴可调补肝、脾、肾三经气血，而肝主筋、脾主肉、肾主骨，取三阴交行针灸可调补肝肾、行气活血、舒筋通络，能有效改善下肢静脉曲张患者下肢酸胀、沉重等不适感。丰隆穴首载于《灵枢·经脉》，具有调和胃气、祛湿化痰、通经活络、补益气血等功效，下肢静脉曲张多在气虚为本的基础上湿浊、痰瘀阻滞经脉而发病，取丰隆穴可健脾助运、祛湿化瘀通络，本病反复发作，耗气伤血，取丰隆又可益气养血扶正。水泉，属肾经郄穴，为气血深聚之处，是治疗本经循行所过部位及所属脏腑病证的要穴，补之可补肾生精、养血、温阳利水，泻之可行气活血、通络止痛，即取之不仅可活血化瘀通络尚能补肾养血，下肢静脉曲张患者不论病程长短均可用。八风穴首见于

《素问·刺疟论》，"刺疟者，必先问其病之所先发者，先刺之……先足胫酸痛者，先刺足阳明十指间出血"，其功擅祛风通络，以点刺出血可使邪随血去，通络中之瘀，达治病之目的。

（尤苗苗）

三十一、月经不调医案

患者姓名：曾×　　　　　性别：女　　　　　年龄：44 岁

就诊日期：2014 年 12 月 08 日初诊

主诉：月经周期不规律两年，经期延长 10 天。

现病史：患者近 2 年反复出现月经周期不规律，经期延长，淋漓不绝，LMP 2014 年 11 月 27 日，至今未净，经量头两天约每天换 4 次经垫，后期只需每天换 2 次护垫即可，无血块，无少腹痛，无乳房不适；PMP 2014 年 10 月 14 日，经期 6 天，经量正常。伴夜寐差，难入睡。

既往史：既往体健。

过敏史：无。

体格检查：少腹部无压痛，无肿块。舌淡，苔薄白，脉弦细。

辅助检查：无。

中医诊断：月经延长。

证候诊断：心脾两虚。

西医诊断：①月经不调；②更年期综合征。

治法：补益心脾，益气固冲。

处方：脑三针、百会、中脘、子宫、气海、足三里、三阴交、手三里、外关、合谷、太冲、照海。

操作：患者仰卧位，穴位常规消毒，选用 0.35 mm×50 mm 毫针直刺进针后，用平补平泻手法，运针得气后，腹部穴位使针感向小腹和少腹部传导，在针柄上穿置一段长约 1.5 cm 的艾炷施灸，热度以患者能忍受为度，并在施灸的下方垫一纸片，防止艾火掉落烫伤皮肤。脑三针、百会采用电针治疗，疏密波。治疗时间约为 30 分钟，每日治疗 1 次，连续治疗 3 个月经周期。

复诊：治疗 1 周后，月经干净，睡眠改善。

【按语】患者正值"六七，三阳脉衰于上，面皆焦，发始白"，天癸渐衰，肾气亏虚，冲任不固，导致经血淋漓不止，故治疗以益气固冲为法；温针中脘、足三里、子宫、气海以益气固冲止血；三阴交为足三阴经交会穴，可补脾胃、益肝肾、调冲任；手三里、外关、合谷、太冲，以调理气机；取脑三针、百会、照海安神助眠，调理阴阳。

（梁欣欣）

三十二、经间期出血医案

患者姓名：万×　　　　性别：女　　　　年龄：37 岁

就诊日期：2017 年 05 月 03 日初诊

主诉：间断经间期出血 1 年，伴双上肢前臂内侧寒冷 2 天。

现病史：患者间断出现经间期出血 1 年，每 2～3 月 1 次，每次出血 3～4 天，可自行缓解，月经 LMP 2017 年 4 月 29 日，月经至今未净，平素月经期 5～7 天，经量可，色暗红无瘀块，无痛经，月经期间常出现双前臂自感寒气入骨，四肢冰冷，伴有眠差，无肢体麻痹，无肢体乏力，颈肩疼痛，无头痛头晕，胃纳可，二便调。

既往史：既往体健。孕 1 产 1，无避孕 6 月，期望生育二胎，未怀孕。

过敏史：无。

体格检查：血压 110/80 mmHg，心率 62 次/分，腹平软，无压痛及反跳痛。四肢皮温稍低，颈肌无压痛，颈椎挤压征阴性，霍夫曼征阴性，四肢肌力、肌张力正常，生理反射存在，病理征未引出。舌淡，苔薄白，脉细。

辅助检查：无。

中医诊断：经间期出血。

证候诊断：脾肾亏虚。

西医诊断：排卵期出血。

治法：健脾补肾，调理冲任。

处方：

(1) 温针：百会、手三里、足三里、三阴交、血海。

(2) 针刺：四关、外关、中渚、臂臑、曲池。

(3) 火针：断红。

艾盒灸：关元穴。

复诊：每周治疗 3 刺，连续治疗 3 个月经周期。治疗期间，患者月经周期无经间期出血，双上肢冰冷感稍有改善，神疲乏力感减轻。

【按语】经间期出血指月经周期基本正常，在两次月经之间即氤氲之时发生周期性出血，相当于西医的排卵期出血。月经中期是冲任阴精充实、阳气渐长、由阴盛向阳盛转化的生理阶段，若肾气不足，脾气虚弱，湿热扰动或肝气郁结，瘀血阻道，使阴阳转化不协调，遂成此症。

治疗以健脾补肾，调理冲任为原则，关元为任脉与足三阴经交会穴，冲、任同源，关元为调补冲任之要穴，此患者前臂自感寒气入骨，四肢冰冷，正值月经期，予以艾灸关元穴以温补肾阳之气；足太阴脾经之血海、三阴交为临床治疗生殖内分泌系统疾患之经验要穴，二穴相配，可行血调经固冲；开四关起疏肝理气调经之功效；百会为诸阳之会，可温阳益气摄血；足三里补气摄血，养血调经；诸穴合用，使冲任固摄，约束有度，共奏良效。断红穴为经外奇穴，位于手背第二、三掌骨间，掌指关节间前1寸，止血有奇效，为治疗经间期出血的经验效穴，火针多针浅刺，可巩固疗效。臂臑、曲池、手三里、外关、中渚疏通上肢经络气血。

（梁欣欣）

三十三、功能性子宫出血医案

患者姓名：郑×　　　　性别：女　　　　年龄：45 岁
就诊日期：2015 年 7 月 10 日初诊
主诉：月经延期、淋漓不断 3 年余。
现病史：自诉 3 年前第 2 胎顺产，但失血较多，产后体重明显增加；继之月经延期，且经期每次持续 10 ～ 12 天，淋漓不断，量多色淡质稀，时有头晕耳鸣，心悸气短，神疲倦怠，纳呆，视物不清，眠尚可，二便尚调。
既往史：既往体健。
过敏史：无。
体格检查：身体肥胖，血压 105/75 mmHg，面色苍白，舌淡嫩苔薄白，脉缓无力。
辅助检查：基础体温偏低，雌激素水平偏低。
中医诊断：崩漏。
证候诊断：脾肾两虚型。
西医诊断：功能性子宫出血。

治法：健脾益肾，调理冲任。

处方：脾俞、肾俞、血海、足三里、三阴交、水分、中极、太溪、大椎、隐白。

操作：水分、中极、足三里、三阴交采用温针灸治疗；大椎、脾俞、肾俞采用直接灸；隐白用麦粒灸。余穴均采用针刺补法，留针 30 分钟，每天 1 次，15 次为 1 个疗程。

复诊：治疗 3 个疗程后，经血量减少，体重下降 4 kg。共治 12 个疗程痊愈。

【按语】患者生育多胎，阴血耗损，肾气匮乏，劳则伤脾，导致冲任亏损，固摄失权，血不归经，经血淋漓不断。其体形肥胖，各项检查所见都与内分泌功能调节紊乱有关，故治疗以健脾益肾，调理冲任为主，其中健脾最为重要，脾为生化之源，统领诸经之血，如脾虚不能摄血，失其所统血不循经，则错经妄行，下注为崩漏。采用直接灸脾俞、温针灸足三里、三阴交，可健脾统血，补养后天之本；隐白属足太阴脾经之井穴，有健脾统血、补中益气之效。历代医家对针灸此穴治疗崩漏多有记载。《扁鹊神应针灸玉龙经》曰："隐白……治腹胀……月经不止，血崩。"《神应经》曰："隐白，……月事不止，刺之立愈。"又曰："夫灸取火。取艾之辛香作柱，能通十二经脉，入三阴，理气血，治百病，效如反掌。"故刺激隐白穴可振奋脾气，使经血统摄有权。《针灸大成》《针灸聚英》《循经考穴》《针灸逢源》均谓："隐白穴，能治妇人月事过时不止。"《医学纲目》亦说："妇人下血不止：隐白（五分灸）。"《保命集》指出："崩漏症宜灸隐白。"肾俞、太溪以补肾固冲；中极、水分以调理冲任之气，加强固摄止血之功。对于崩漏的治疗，李丽霞教授认为温阳固气是快速止血的关键，崩漏一病，病机多责之于"虚""热""瘀"，"塞流""澄源""复旧"是治崩大法，其中"塞流"亦即止血是当务之急。《景岳全书》说："有形之血不能即生，无形之气所当急固。"所以，温阳固气是快速止血的关键，而艾灸具有温阳之效，大椎穴为诸阳经之交会穴，艾灸大椎穴可壮阳气，摄气血。诸穴合用，共奏益脾肾、固冲任、止血崩之功。

（梁欣欣）

李丽霞 针灸临证医论医案选

三十四、痤疮医案

患者姓名：徐×　　　　　性别：女　　　　　年龄：21 岁

就诊日期：2015 年 1 月 7 日初诊

主诉：面部痤疮 5 年，加重 2 月。

现病史：诉面部痤疮长达 5 年，多为粉刺与小丘疹，近 2 月程度加重，尤其月经前期或睡眠不足或饮食辛辣时症状加重，出现数粒大丘疹和脓疱。患者近 5 年自觉月经经期短，月经周期短，伴痛经，夹血块，后经中药治疗后症状改善，现在经期正常，约 5 天，LMP 2014 年 12 月 10 日。纳眠尚可，二便尚调。

既往史：既往体健。

过敏史：无。

体格检查：痤疮以粉刺与小丘疹为主，稍红肿，分布在前额和口周，舌淡尖红，苔薄白，脉沉濡。

辅助检查：无。

中医诊断：①粉刺；②月经先期。

证候诊断：脾气亏虚。

西医诊断：①痤疮；②月经失调。

治法：健脾调经，补益气血。

处方：风池、中脘、天枢、曲池、合谷、足三里、三阴交、太冲、阿是穴。

操作：

（1）天枢、中脘、足三里采用温针灸；阿是穴采用火针治疗，局部痤疮用活力碘消毒，点燃酒精灯，左手持酒精灯，右手持毫火针在酒精灯的外焰加热针体，直至将针尖烧至红白后，迅速准确地刺入脓疱、丘疹、粉刺中央 0.2～0.3 cm，每个疱疹针刺 2～3 次，按压皮疹外周，尽量使脓液排出，术毕再次消毒局部病灶，每 3 日 1 次。

（2）耳穴压豆：神门、心、脾、肝、内分泌、皮质下、大肠。

复诊：经治疗后，连续 3 个月经周期、经期正常，无痛经。面部痤疮明显减轻，仍有三四粒丘疹，数处粉刺。月经期时，面部痤疮脓疱、丘疹明显消退。继续原方案治疗。

【按语】本病发生多与先天禀赋、过食辛辣厚味、冲任不调等因素有关，病位在肌肤，与肺、胃、肝关系密切。该患者正值青春期，素体脾气不足，抵抗力低；脾失健运，湿浊内停，郁久化热，煎熬成痰，痰湿凝结而成痤疮；脾不统血，冲任不固，经血失统，以致月经先期。中脘、天枢健脾和胃、调理肠腑；风池、曲池泄热外透；足三里、三阴交健脾益气；合谷、太冲活血通络；火针疗法具有火郁发之，以热引热的作用，火针阿是穴可以泻热解毒，起到局部消炎的作用。

痤疮与内分泌异常关系密切，痤疮的治疗重点在于调理脾肾、调节内分泌，所以女性痤疮的治疗与调节月经周期密不可分，月经前期及月经期以通为法，月经后期以补为主，临床上痤疮治疗一般需调节 3 个月经周期。

（梁欣欣）

三十五、肠易激综合征医案

患者姓名：何×　　　　性别：女　　　　年龄：69 岁

就诊日期：2016 年 03 月 04 日初诊

主诉：反复腹痛腹泻 2 年，加重 3 天。

现病史：患者 2 年来反复腹痛腹泻，偶有呕吐，曾于外院住院治疗，诊断为"肠易激综合征"，长期服用抑酸、护胃、止泻和纠正肠道菌群等药物，症状时缓时发。近 3 天腹泻加重，伴有腹部隐痛，大便每日 5～6 次，质稀呈水样便，无酸臭，无泡沫，无完谷不化。舌淡红苔白，脉弦细。

既往史：有贫血史。既往有 2 型糖尿病史、高胆固醇血症，未规律服药。

过敏史：无。

体格检查：血压 110/80 mmHg，心率 86 次/分，腹软，全腹无压痛无反跳痛，肝、脾于肋缘下未触及，墨菲征阴性，麦氏点无压痛，腹部未触及包块，肝上界位于右锁骨中线第 5 肋间，肝区、双肾区无叩痛，未见胃肠型及蠕动波，无移动性浊音，肠鸣音正常。

辅助检查：2014 年 7 月胃镜示：慢性浅表性胃炎；结肠镜示：回肠末段及全大肠黏膜未见异常。

中医诊断：泄泻。

证候诊断：肝郁犯脾，脾虚湿盛。

西医诊断：肠易激综合征。

治法：疏肝健脾，渗湿止泻。

处方：中脘、双天枢、气海、双足三里、下腹痛点、双手三里、双内关、双公孙、双上巨虚。

操作：患者仰卧位，穴位常规消毒，选用 0.35 mm×50 mm 毫针直刺进针后，用平补平泻手法，运针得气，腹部穴位使针感向小腹和少腹部传导。然后在中脘、天枢、气海、足三里、下腹痛点加用温针治疗，治疗时间约为 20 分钟，每日治疗 1 次。

复诊：治疗 1 周后，患者自诉近两日未觉腹痛，腹泻次数减少，大便日 3～4 次，量多质稀，无水样便。继续针灸治疗，温针：中脘、双天枢、气海、下腹痛点、双足三里，针刺双手三里、双合谷、双太冲。

【按语】《素问·阴阳应象大论篇》有"湿胜则濡泻""春伤于风，夏生飧泄"。本病与湿邪关系最密切，湿为阴邪，易困脾阳。脾受湿困，运化失健，脾虚失运，小肠无以分清泌浊，大肠无法传化，水谷反为湿滞，合污而下，发为泄泻。本病基本病机为脾虚湿盛，治疗以健脾渗湿为主。天枢为大肠募穴，能祛寒利湿补虚；足三里为胃经合穴，可健脾和胃、扶正培土；中脘为腑会，可通调腑气；气海健脾止泻；上巨虚为大肠下合穴，"合治内腑"，配合天枢可通调腑气，理气止泻；下腹痛点、内关配公孙可缓痉止痛。本病患者病程较长，病情时好时坏，对患者心理会有影响。中医认为泻责之脾，痛责之肝，肝责之实，脾责之虚，脾虚肝实，脾虚肝旺，故令痛泻，治疗上需兼顾疏肝理气，配穴四关、手三里以理气止痛。

（梁欣欣）

三十六、支气管炎医案

患者姓名：谭×　　　　性别：女　　　　年龄：70 岁

就诊日期：2015 年 6 月 3 日初诊

主诉：咳嗽复发 2 周，伴颜面部皮肤局部色素沉着 2 月。

现病史：患者长年反复咳嗽，时止时发，近两月颜面部局部皮肤出现色素沉着，伴瘙痒，色暗灰，颜色改变均匀，无斑点皮疹，无红肿，以口周、颧骨及眼眶周围为主。近两周咳嗽复发，咯痰白稀，无发热，无胸闷气促，纳眠可，二便调。

既往史：既往体健。

过敏史：无。

体格检查：双肺呼吸音粗，未闻及干湿啰音。舌淡胖，苔厚腻，脉浮滑。

辅助检查：无。

中医诊断：咳嗽。

证候诊断：风湿内蕴。

西医诊断：支气管炎。

治法：培土生金，健脾燥湿，理气化痰。

处方：

（1）电针：四神聪、四关、支沟、血海、足三里。

（2）针刺：风池、天突、列缺、下承浆、丰隆。

（3）穴位注射：维丁胶性钙注射液2 mL穴位注射双定喘。

操作：患者取仰卧位，穴位常规消毒，选用0.35 mm×50 mm毫针，以斜刺进针，刺入深度为0.5～1寸，轻轻提插捻转得气，连接电针仪，以疏密波刺激30分钟，TDP照射胸部，每日1次。

复诊：治疗3次后，患者咳嗽基本消失，颜面部色素变淡，皮肤瘙痒较前减轻。

【按语】患者长年反复咳嗽，容易子病犯母，肺病及脾，土不生金，致肺脾两虚，"脾为生痰之源，肺为贮痰之器"，脾虚气血生化乏源，气血亏虚，血虚生风，故出现皮肤瘙痒，色素沉着。治疗应以培土生金，健脾燥湿，理气化痰为法，四神聪安神定志止痒；足三里益气健脾，培土生金；丰隆健脾化痰；风池疏风化痰；天突下气止咳；下承浆疏通面部气血；列缺为肺之络穴，可宣肺止咳；"有斑必有瘀，无瘀不成斑"，治疗皮肤色素沉着，多重视活血化瘀，故取四关、支沟、血海以行气活血化瘀。

（梁欣欣）

三十七、上呼吸道感染医案

患者姓名：卫×　　　　性别：男　　　　年龄：25岁

就诊日期：2016年2月26日初诊

主诉：咳嗽20天。

现病史：患者20天前不慎感冒后出现鼻塞、流清涕、咳嗽，痰色白、质黏、量多。自行服感冒药后症状改善不明显，现仍咳嗽，夜间入睡前咳嗽明显，无咽痒咽痛，无发热，少许畏寒，无恶心呕吐，无腹痛腹胀，纳差，眠可，二便调。

既往史：平素季节变化易患咳嗽。

过敏史：无。

体格检查：双肺呼吸音稍粗，未闻及干湿啰音。咽部无充血，可见较多滤泡，扁桃体无肿大。舌淡，苔白腻，脉浮。

中医诊断：咳嗽。

证候诊断：痰湿蕴肺。

西医诊断：上呼吸道感染。

治法：健脾化痰，宣肺止咳。

处方：曲池（双）、尺泽（双）、列缺（双）、合谷（双）、孔最（双）、足三里（双）、丰隆（双）、照海（双）、天突。

操作：

（1）电针疗法：患者仰卧位，曲池、孔最、尺泽、下廉、足三里、丰隆采用 1.5 寸针直刺，合谷、列缺、照海、天突采用 1 寸针，其中合谷、照海直刺，列缺平刺，天突直刺破皮后，沿气管前胸骨后平行进针。手法得气后加电，疏密波，通电 30 分钟。

（2）穴位注射：维丁胶性钙 2 mL 注射定喘穴。

复诊：2 月 29 日复诊，患者咳嗽改善，口干，痰量减少，无咽痒咽痛，无发热，少许畏寒，无恶心呕吐，无腹痛腹胀，纳差，眠可，二便调。

【按语】咳嗽系六淫外邪侵袭肺系，或脏腑功能失调，内伤及肺导致肺失宣降，肺气上逆，冲击气道，发出咳声或伴有咳痰为主要表现的一种病症。肺主皮毛，司一身之表，故宜浅刺。手太阴与手阳明相为表里，取其络穴列缺，原穴合谷，配以曲池，三穴合取，能加强宣肺解表的作用，使肺气通调，清肃有权，肺之功能得以恢复。尺泽属水，为肺经子穴，实则泻其子，取尺泽可宣肺止咳；孔最止咳利咽；足三里、丰隆健脾化痰；照海利咽；天突降气止咳。

（林忆诗）

三十八、泌尿系结石

患者姓名：何×　　　　性别：男　　　　年龄：45 岁

就诊日期：2016 年 05 月 30 日初诊

主诉：右侧腹部疼痛 2 天。

现病史：患者两天前突发右侧腹部疼痛，放射至右后腰部，呈阵发性绞痛，无腰部活动异常，无发热恶寒，无恶心呕吐，无腹泻，无尿频尿急尿痛。

既往史：既往体健。

过敏史：无。

体格检查：全腹软，无板状腹，无反跳痛，未触及包块，墨菲征阴性，麦氏点无压痛，右侧输尿管区压痛阳性，右侧肾区叩痛明显，未见胃肠型及蠕动波，无移动性浊音，肠鸣音正常。舌红，苔黄腻，脉弦滑。

辅助检查：2016 年 1 月 25 日本院泌尿 B 超示：左肾结石；右侧输尿管上段结石并右肾肾盂积液、输尿管上段扩张（右侧输尿管上段内径 1.0 cm，上段内探及一个强回声光团，约 1.0 cm×0.5 cm，后方伴声影，中下段显示不清）。

中医诊断：石淋。

证候诊断：湿热蕴结。

西医诊断：泌尿系结石。

治法：解痉止痛，通淋排石。

处方：

（1）电针：脾俞、肾俞、膀胱俞、阿是穴、右京门。

（2）针刺：丘墟、三阴交、手三里。

（3）穴位注射：10% 葡萄糖注射液 20 mL 穴位注射尿痛点（阿是穴）或肾结石的体表投影区。

复诊：患者自诉第一次针灸当晚疼痛明显缓解，不再出现阵发性绞痛，仍有右侧腰部隐痛，而且痛感位置下移，随后连续针刺治疗 3 天，右侧腹腰疼痛逐渐缓解直至消失。2016 年 6 月复查泌尿 B 超示：左肾结石（左肾上盏内见一个强回声光团，约 0.3 cm×0.3 cm）；右侧输尿管下段结石并右肾肾盂积液、输尿管扩张（右肾集合系统分离约 7.7 cm×3.1 cm；右侧输尿管上段内径 1.2 cm，下段（跨髂血管下方）内探及一个强回声光团，约

1.2 cm×0.6 cm，后方伴声影）；前列腺增生并钙化。

【按语】泌尿系结石属于中医学"石淋"范畴，主要由湿、热、瘀三邪综合所致，本病病位在肾、膀胱，与三焦、脾关系密切。其基本病机是结石内阻，通降失利，水道不通。该症急性发作期可出现肾绞痛症状，且多伴有恶心呕吐、腹胀与排尿困难或血尿等症状。脾俞健脾化湿；肾俞与京门分别为肾的俞募穴，为俞募配穴法，配合膀胱背俞穴膀胱俞，可清利下焦湿热，助膀胱气化，通调肾与膀胱气机，行气止痛；丘墟为足少阳胆经原穴，同名经同气相求，可清利三焦；三阴交为肝、脾、肾三经交会穴，可疏肝行气、健脾化湿、益肾利尿、化瘀通滞；手三里为治疗肾绞痛之经验效穴。李丽霞教授重点强调穴位注射大量10%葡萄糖注射液的选穴以阿是穴为首选，倘若患者疼痛缓解或痛点定位不明确时，则参考泌尿B超结石所在位置的体表投影，选用相对应水平位置的背俞穴进行穴位注射，穴位注射大量高渗葡萄糖后，局部胀感增强甚至向下传导，能有效畅通经络，疏导瘀滞，通则痛止。其作用机理可能与高渗葡萄糖可营养镇静局部组织，从而起到解痉止痛的作用。该治疗方法的疗效与结石大小和位置有关，医者必须参考泌尿系B超辨病施治，病情较严重者仍需至泌尿外科治疗，避免拖延病情加重病患痛苦。

（梁欣欣）

三十九、脊髓脱髓鞘病医案

患者姓名：何×　　　　性别：男　　　　年龄：50岁
就诊日期：2015年9月14日初诊
主诉：双下肢麻木1月余。
现病史：患者7月25日发热，体温达38℃以上，3日退热后自觉双下肢乏力麻木，行走时伴头晕，经中药治疗（具体药物不详）后症状无改善。于8月25日至外院住院治疗，诊断为：①脊髓脱髓鞘病；②高胆固醇血症；③高尿酸血症。经营养神经等治疗后，症状无明显缓解。就诊时症见：双下肢乏力麻木，持续性发作，久行后症状加重伴头晕，无吞咽困难，无饮水呛咳，无发热恶寒，无复视，无双上肢乏力麻木，无咳嗽咯痰，无胸闷心悸，无腹痛腹泻等不适，纳眠可，二便调。
既往史：既往体健。

过敏史：无。

体格检查：颈软，无抵抗，莱尔米特（Lhermitte）征阳性，眼球运动正常，无眼球震颤，双侧瞳孔直径对等，对光反射存在，聚合运动正常，双侧额纹、鼻唇沟对称，双下肢肌力Ⅳ+级，肌张力正常，余肢体肌力、肌张力正常，双侧浅感觉深感觉未见异常，双侧腱反射无异常，共济运动正常，未引出病理征。舌淡红，苔白，脉细。

辅助检查：头颅 MR 未见异常；胸椎 MR 示 T3 椎体结节样异常信号；腰椎 MR 示腰椎骨质增生，腰 3/4 腰 4/5 椎间盘膨出并纤维环撕裂；肌电图示双下肢多发性周围神经损伤（脱髓鞘为主），双上肢多发性周围神经损害（轴索）。

中医诊断：痿病。

证候诊断：肝肾亏虚，经络痹阻。

西医诊断：脊髓脱髓鞘病。

治法：补益肝肾，除痹通络。

处方：四神聪、智三针、风池、手三里、外关、四关、足三里、阳陵泉、丰隆、解溪。

操作：患者取仰卧位，穴位常规消毒，针刺得气后，连接电针仪，以疏密波刺激 30 分钟，TDP 照射双下肢，每日 1 次。

复诊：经 2 周住院治疗和每周 3 次的门诊针灸治疗 1 月后，患者双下肢麻木乏力较前有所减轻。

【按语】脊髓脱髓鞘病是自身免疫反应介导的脊髓炎，常可并发系统性多发性硬化病，且以首次发病后几年内多见。本病归属中医"痿病"范畴，阳明经多气多血，"治痿独取阳明"，取穴手三里、合谷、足三里、解溪疏通阳明经经络气血；四关活血通络；"怪病多痰"，经络气血不畅，日久易萌生痰邪，痰阻则络不通，可能导致疾病复发，故取丰隆祛痰通络；"筋会阳陵泉"，取阳陵泉通调诸筋；患者伴头晕，取头部四神聪、智三针以疏通头部经络气血、镇静止晕。《内经》云："阳气者，精则养神，柔则养筋。"风池为足少阳胆经要穴，又为手足少阳经脉与阳维脉交会穴，阳维脉可维系诸阳经气，使气血循于脉道，濡养筋脉；且胆经属木，其气外发，针刺风池可升发阳经之气，使之上注于脑，髓海得养，则眩晕渐消。

（梁欣欣）

四十、乳腺纤维腺瘤医案

患者姓名：范× 性别：女 年龄：34 岁

就诊日期：2016 年 3 月 15 日初诊

主诉：发现左侧乳腺肿块 1 周。

现病史：1 周前患者扪及左侧乳房有一肿块，无触痛，为明确肿物遂至我院乳腺科，完善局部彩超提示乳腺纤维腺瘤（未见报告单）。患者为求针灸治疗，遂至我科就诊。就诊时症见：患者神清，精神可，左侧乳房可触及一肿块，无乳胀，无溢乳，无压痛，无恶寒发热，无胸闷心悸等不适，纳眠可，二便调。查体：左侧乳房内下方可触及一肿块，约 1 cm×1 cm，质韧，边缘清，移动度可，无压痛，无红肿，无溢乳，腋下淋巴结未触及肿大。舌红，苔黄，脉弦滑。

既往史：患者既往因家庭事故情绪波动较大。

中医诊断：乳核。

证候诊断：肝郁痰凝。

西医诊断：乳腺纤维腺瘤。

治法：疏肝解郁，健脾化痰。

处方：天应穴、乳根、膻中、期门、支沟（双）、合谷（双）、丰隆（双）、三阴交（双）、太冲（双）。

操作：患者仰卧位，天应穴取乳房肿块周围穴位，斜刺 0.5～0.8 寸；乳根、膻中、期门平刺 0.5～0.8 寸；支沟、丰隆、三阴交直刺 1～1.2寸；合谷、太冲直刺 0.5～0.8 寸。

复诊：治疗 7 次后，患者诉左侧乳房肿块较前缩小，维持原方案继续治疗。

【按语】乳核（乳腺纤维腺瘤）是指乳腺小叶内纤维组织和腺上皮的良性肿瘤，好发于中青年妇女，其发生多与情志内伤、忧思恼怒等因素有关。本病病位在乳房，与胃、肝、脾三经关系密切。本例患者既往曾有情绪波动史，肝气郁结，气郁痰凝，结而为块，治疗上应疏肝解郁，健脾化痰。取天应穴可疏通局部经络气血；乳根位于乳房局部，属胃经穴，可通调阳明经气；膻中为气会，可宽胸理气，散结化滞；期门为肝之募穴，可疏肝理气；支沟理气；合谷、太冲开四关，理气解郁、活血通络；丰隆健脾化痰；三阴交为足三阴经交会穴，可疏肝理气、通调冲任。诸穴合用，共奏疏肝理气、健脾化痰消滞之效。

（林忆诗）

四十一、酒渣鼻医案

患者姓名：林×　　　　性别：男　　　　年龄：22 岁

就诊日期：2016 年 9 月 23 日初诊

主诉：发现酒渣鼻 2 月余。

现病史：患者 2 月前无明显诱因出现鼻头、鼻翼旁、下颏部多处散在红色丘疹，质硬，稍痛，时有脓点，曾于外院皮肤科就诊，诊断为"酒渣鼻"，并行激光治疗，症状改善不明显，仍反复发作。今患者为求进一步治疗来我科门诊就诊，就诊时症见：鼻头、鼻翼旁及下颏部、唇周反复出现红色丘疹，稍痛，质硬，时有脓点，此消彼长，口干，胃纳可，眠差，不易入睡，睡后易醒，无恶寒发热，无咳嗽咳痰等不适，二便正常。

既往史：既往体健。

过敏史：无。

体格检查：鼻头毛孔粗大，鼻头、鼻翼、上唇周、下颏部可见散在暗红色结节样丘疹，以鼻头居多，部分可见白色脓点，质硬，大小不一，轻压痛。舌红，苔白厚，脉弦滑。

辅助检查：无。

中医诊断：酒渣鼻。

证候诊断：湿热内蕴。

西医诊断：酒渣鼻。

治法：清热利湿，健脾化痰。

处方：面点、阿是穴、曲池、支沟、合谷、丰隆、太冲、眠三针（神门、内关、三阴交）。

操作：采用火针结合电针治疗。选取面点、曲池、支沟、合谷、丰隆、太冲、眠三针穴位皮肤常规消毒后，进行针刺，行平补平泻法。针刺得气后支沟、曲池、丰隆、三阴交接电针仪，疏密波，强度以患者耐受为宜，留针 30 分钟。电针治疗结束后，取面部阿是穴即痤疮带有脓点，或硬痛发红明显处常规消毒，将中粗火针置于酒精灯上烧至白亮，迅速对准脓点点刺及快速点刺痤疮基底部，点刺 2 ～ 3 针，深度 3 ～ 4 mm，用无菌棉签挤压创面，将暗红色血液挤出，后用棉签按压止血，结束后涂上安尔碘局部消毒。曲池、支沟、合谷均涂上一层薄薄万花有，用细火针进行快针点刺，每穴 3～5 针，深度 2～3 mm，点刺完毕后涂上万花油保护针孔。每周治疗 2 次，4 周为一疗程。

复诊：治疗 1 次后痤疮痛感消失，脓点消失，较大痤疮面积有所缩小；4 次治疗后鼻翼旁及唇周痤疮大部分消失，其余部位未有新的长出。2 个疗程结束后面部色泽明亮，大部分痤疮消失，仅残余一两粒面积较小痤疮。

【按语】酒渣鼻是一种常见的累及面部皮肤血管和毛囊皮脂腺的慢性充血性炎症性皮肤病。该病主要临床表现为反复发作的面中部为主的一过性或持久性红斑，并发毛细血管扩张、丘疹、脓疱、水肿、组织纤维化等。患者可有面部自觉不适，如干燥感、瘙痒、灼热、针刺感等。本病多由肺胃积热上蒸，复遇风寒外袭，血瘀凝结而成；或嗜酒之人，酒气熏蒸，复遇风寒之邪，交阻肌肤所致。正如《外科正宗》云："肺风、粉刺、酒渣鼻三名同种。粉刺属肺，鼻属脾，总皆血热郁滞不散。所谓有诸内，形诸外。"现代研究发现，90% 以上的患者皮损处可找到毛囊虫。面点为治疗面部皮肤疾病经验穴，可疏通面部经络气血；曲池是清热要穴，又是阳明经合穴，可疏风清热、调和营血；支沟疏通三焦经络气血；"面口合谷收"，合谷配太冲为开四关，二者相配可行气活血通络；丰隆健脾化痰；患者睡眠差，加用眠三针安眠。火针集毫针与艾灸于一体，直接作用于皮损使腠理开泄，邪有出路；其温通作用可使气血运行。另外，火针直接作用于丘疹、脓疱，使炎性物质排出，促进炎症消退；火针还可通过对皮损的破坏促进新的肌肤生成，加速皮损的消退；且现代研究表明，火针对毛囊虫有直接杀灭作用，并破坏其生存环境。

（鲁佳）

四十二、肋软骨炎医案

患者姓名：张×　　　　性别：男　　　　年龄：33 岁
就诊日期：2018 年 3 月 9 日初诊
主诉：右侧胸胁部疼痛 1 月。
现病史：患者 2018 年 2 月 10 日开始无明显诱因下出现右侧胸胁部疼痛，咳嗽时加重，呈刺痛感，时作时止，一直未予重视，后症状持续。3 月

1 日于广州医科大学附属第五医院就诊，查胸片、肋平片、肝胆脾胰彩超均未见异常。现为求针灸治疗来我科门诊就诊。症见：右侧胸胁部疼痛，呈刺痛感，时作时止，每次持续约十来秒，咳嗽、挺胸、抬臂等动作时自觉加重，无头晕头痛，无胸闷气促，无恶寒发热，无咳嗽咳痰等不适，纳眠可，二便调。

既往史：无。

过敏史：无。

体格检查：胸廓左右对称无畸形，未见皮疹，右乳头左下方约平第五肋间隙轻压痛，胸廓挤压试验（－）。双肺呼吸音清，双肺未闻及明显干湿啰音，未闻及胸膜摩擦音。舌暗红，苔微黄腻，脉弦细。

辅助检查：2018 年 3 月 1 日外院胸片、肋平片、肝胆脾胰彩超示：未见异常。

中医诊断：胁痛。

证候诊断：气滞血瘀。

西医诊断：肋软骨炎。

治法：疏肝理气、活血化瘀。

处方：支沟、期门、合谷、太冲、血海、阳陵泉、公孙、丰隆、阿是穴、第 3～5 肋胸肋交界点。

操作：电针配合局部排针刺法治疗。期门平刺 0.5～0.8 寸，排针刺法为以阿是穴为中心，沿着肋间神经走行方向，以 1 寸为间距，进行平刺 0.5 寸；第 3～5 肋胸肋交界点均向上斜刺进针 0.5 寸；支沟、合谷、太冲、血海、阳陵泉、公孙、丰隆均常规直刺，得气后，支沟、阿是穴、第 3～5 肋胸肋交界点均接上电针仪调疏密波，强度以患者耐受为宜。留针 30 分钟。

复诊：1 次治疗后患者觉局部刺痛感消失大半，3 次治疗后胁痛消失，未再复发。

【按语】肋软骨炎是肋软骨的非特异性、非化脓性炎症，为肋软骨与胸骨交界处不明原因发生的非化脓性肋软骨炎性病变，表现为局限性疼痛伴肿胀的疾病。多发于 25～35 岁成年人。本病属中医学"胁痛"范畴，主要责之肝胆，与脾、胃、肾相关。病机为情志不遂、肝气郁结、失于调达或跌扑损伤，损伤胁络，瘀血停留；或阴血亏虚、络脉失养。期门为肝经募穴，位于胸部，与脾经交会，功善疏肝理气、活血化瘀；支沟为三焦经经穴，功善清利三焦、通腑利胁、疏经通络，《玉龙歌》云"若是胁疼并闭结，支沟奇妙效非常"；阳陵泉疏泄少阳经气，调理气血，行气活血；合谷、太冲为

"开四关"，可疏肝理气、解郁止痛；血海活血化瘀，通络止痛；丰隆化痰通络。肋间软骨炎的好发部位为胸前第 3～5 肋软骨处，且尤以胸肋交界处为好发部位，针刺此处，可直达病所。

（鲁佳）

四十三、强直性脊柱炎医案

患者姓名：陈×× 　　　　性别：男 　　　　年龄：34 岁

就诊日期：2016 年 12 月 27 日初诊

主诉：腰痛伴晨僵 1 年余。

现病史：患者 1 年余前无明显诱因下开始出现腰骶部疼痛，呈针刺样痛，无放射至双下肢痹痛。晨起时感腰骶部疼痛明显且伴有僵硬感，腰部活动受限。久坐久立疼痛加重，稍作活动后疼痛缓解。症状持续一段时间后可自行缓解后又再复发，反复发作与缓解。曾于中山大学附属第三医院完善相关检查诊断为"强直性脊柱炎"，予抗炎止痛等对症处理后症状可改善，但仍反复发作。现为求针灸治疗来我科门诊就诊。症见：腰骶部针刺样疼痛，晨起时明显且伴有僵硬感，腰部活动无明显受限，久坐久立疼痛加重，活动后可减轻，无四肢痹痛等其他不适，纳眠可，二便调。

既往史：既往体健。

过敏史：无。

体格检查：脊柱无畸形，生理曲度存，L4～S1 棘旁肌肉轻压痛，无放射至下肢痛。骶髂关节局部无压痛。双侧直腿抬高试验、加强试验（－），左侧 4 字试验（±），右侧 4 字试验（－）。四肢肌力、肌张力正常，生理反射存在，病理反射未引出。舌紫暗，苔白，脉沉细。

辅助检查：2016 年 5 月我院腰骶椎正侧位＋骶髂关节双斜位＋骶髂关节正位片提示：①腰椎轻度退行性骨关节病，建议 CT 排除椎间盘病损；②左侧骶髂关节构成骨关节缘骨质密度稍增高，关节面欠清晰关节间隙可见变窄，建议进一步实验室检查（HLA-B27）或 CT 检查；③右侧骶髂骨关节未见异常。风湿三项未见异常。HLA-B27：阳性。

中医诊断：骨痹。

证候诊断：肾精亏虚，气滞血瘀。

西医诊断：强直性脊柱炎。

治法：补肾强督，活血通络。

处方：肾俞、大肠俞、关元俞、命门、腰阳关、大椎、百会、申脉、委中、阳陵泉、绝骨、太溪、相应华佗夹脊穴。

操作：采用温针灸配合穴位埋线治疗。以上诸穴皮肤常规消毒后，进行针刺，针刺得气后百会、大椎、命门、腰阳关、肾俞、大肠俞、关元俞针尾插上大艾炷（长2 cm），距皮肤3 cm左右，进行温针灸，每穴温1壮，留针30分钟后出针。隔日治疗1次，每周3次，12次为1个疗程。穴位埋线选择华佗夹脊穴T1、T9、T11、L2、L4～L5，共6对，15天1次，6次为1个疗程。

复诊：治疗4次后患者感腰骶疼痛症状减轻，1个疗程后晨僵感缓解，腰骶部疼痛不明显。

【按语】强直性脊柱炎发病年龄多在10～40岁，男性居多，早期症状常为腰骶痛或不适，晨僵，症状可在休息时加重，活动后减轻。约半数患者以下肢大关节如髋、膝、踝关节炎症为首发症状，常为非对称性、反复发作与缓解。随着病情进展，整个脊柱可自下而上发生强直。常见体征有骶髂关节压痛，脊柱前屈、后伸、侧弯和转动受限，胸廓活动度减低。强直性脊柱炎属中医学"骨痹"范畴。《素问·痹论》载"骨痹不已，复感于邪，内舍于肾……肾痹者，善胀，尻以代踵，脊以代头"，是对该病的形象描述。本病病机为素体阳虚、肝肾阴精不足、督脉亏虚，继而感受风寒湿热等外邪侵袭，内外合邪，痹阻经络，筋骨失养发为本病。其病位在脊柱、关节，与肝、肾、督脉关系密切。华佗夹脊穴的使用最早见于《素问·刺疟》，其旁通督脉，与足太阳膀胱经经气相通，主治跟同水平的背俞穴相似，本例患者选取T1、T9、T11、L2、L4～L5这6对夹脊穴，相对应的背俞穴为大杼、肝俞、脾俞、肾俞和大肠俞，正是取其作用肝、脾、肾特点。项、背、腰、骶中轴关节的病变是AS的特征性表现，项、背、腰、骶部与督脉、足太阳膀胱经关系最为密切，脊背不适必与此二条经脉病变相关。肾俞调补肾气、强壮腰脊；大肠俞理气化滞、活血化瘀；关元俞、命门培补元气，强健腰膝；大椎穴为"诸阳之会"，可通调阳气；腰阳关祛寒除湿、舒筋活络；百会升阳固脱，为治疗督脉病要穴；"骨会"阳陵泉、"髓会"绝骨，二穴相配可补髓健骨、舒筋活络；《素问·痹论》曰"骨痹久不已，则内入于肾，病肾胀，足挛，尻以代踵，身蜷，脊以代头。取太溪、委中"，太溪、委中相配以疗骨痹。采用温针灸疗法可温肾通督，激发督脉阳气，从而调整人体阴阳真气，内达脏腑，外通肢节。穴位埋线利用穴位内的羊肠线在吸收过程中对穴位的刺激作用以治疗疾病，其能持久地改善局部血液循环，消除炎症，缓解疼痛。

（鲁佳）

四十四、中风医案

患者姓名：蓝×　　　　性别：男　　　　年龄：69 岁

就诊日期：2017 年 3 月 8 日初诊

主诉：右侧肢体乏力伴口角歪斜 15 天。

现病史：缘患者 15 天前午休后自觉右侧肢体乏力，右手尚可握筷，右下肢跛行，有额纹及抬眉动作，右侧鼻唇沟变浅，口角偏斜，鼓腮漏气，饮水时外漏，遂至我院急诊就诊，查头颅 CT 提示左侧基底节及放射冠区急性脑梗死。予溶栓治疗后转神经内科住院治疗，经改善脑循环、营养脑神经、抗血小板聚集等治疗后，症状稍缓解，现遗留右侧肢体乏力及口角歪斜。就诊时症见：患者神清，右侧肢体乏力，无头晕头痛，无恶心呕吐，无饮水呛咳，鼓腮漏气，吃饭右侧夹食，无恶寒发热，无咳嗽咯痰，无胸闷心悸等不适，纳眠可，二便调。

既往史：既往有高血压、高血脂病史，血压控制欠佳。

过敏史：无。

体格检查：神志清，构音清，对答切题，双瞳孔等大等圆，直径约 3 mm，对光反射存在，眼球向各方向运动充分，无自发性眼球震颤，双侧额纹对称，右侧鼻唇沟变浅，不能鼓腮吹口哨，伸舌右偏。左侧肢体肌力、肌张力正常，右侧肢体肌张力稍高，肌力Ⅳ级，左侧肢体腱反射（＋＋），右侧肢体腱反射（＋＋＋），左侧巴氏征阴性，右侧巴氏征阳性。舌暗红，苔白，脉弦涩。

辅助检查：2017 年 2 月 22 日急诊头颅 CT 提示左侧基底节及放射冠区急性脑梗死。

中医诊断：中风 – 中经络。

证候诊断：风痰瘀阻。

西医诊断：脑梗死恢复期。

治法：疏风化痰，活血化瘀。

处方：颞三针（左）、运动区、地仓透颊车（右）、牵正（右）、颧髎

（右）、承浆、肩髃（右）、曲池（右）、外关（右）、合谷、环跳（右）、伏兔（右）、血海（双）、丰隆（双）、足三里（双）、解溪（右）、太冲（双）、气海（双）、关元。

操作：颞三针（耳尖直上 2 寸，其前后各 1 寸）向下刺，地仓透颊车，承浆向右斜刺，头针针刺得气后快速小捻转间断平补平泻，留针 30 分钟；气海、关元、足三里温针灸；余穴位采用豪火针，直针顿刺（快进迟出，穴内留针 30 秒出针），出针后用压手轻轻宣散穴下气血，每个肢体每次取穴点 3 个左右；每天 1 次，10 次为 1 个疗程。

复诊：治疗 5 次后，患者右侧肢体乏力较前减轻，鼓腮漏气及吃饭夹食较前减轻。继续治疗 1 个疗程后患者症状明显缓解，右侧鼻唇沟稍浅，鼓腮露齿无障碍，右侧肢体功能基本恢复。

【按语】脑梗死是由于脑动脉粥样硬化，血管内膜损伤使脑动脉管腔狭窄，进而因多种因素使局部血栓形成，使动脉狭窄加重或完全闭塞，导致脑组织缺血、缺氧、坏死，引起神经功能障碍的一种脑血管病。本病属祖国医学"中风－中经络"范畴，由于正气亏虚，饮食、情志、劳倦内伤等引起气血逆乱，产生风、火、痰、瘀，导致脑脉痹阻或血溢脑脉之外为基本病机。其病位在脑，与心、肾、肝、脾密切相关，病性多为本虚标实，上盛下虚，在本为肝肾阴虚，气血衰少，在标为风火相煽，痰湿壅盛，瘀血阻滞，气血逆乱。采用针灸治疗，可调整经络，疏风活血化瘀，并通过经络这一中心环节来通调经络脏腑气血的运行，使邪离经络而去，则正气得旺，邪气得除；或鼓动气血，滋养经络筋肉，促进人体脏腑组织功能的恢复，达到治疗疾病的目的。地仓透颊车、牵正、颧髎、承浆疏通面部经络气血；"经脉所过，主治所及"，肩髃、曲池、合谷、环跳、伏兔、足三里、解溪既可促进局部气血运行，疏通经脉，又可调节诸经脉气血，使之充和条达，经筋得养；外关为三焦经络穴，可通调三焦经气；合谷配太冲为"四关"穴，二者合用开四关可达息风通络之效；颞三针、运动区为局部取穴，可疏调头部经气；血海活血化瘀通络；丰隆健脾化痰通络；足三里、气海、关元健脾益气、扶正培元，达到"正气存内，邪不可干"之效。采用温针灸及毫火针治疗，可通过内热效应，"以火之力""粹通经络""暴动气血"来疏通经络，平衡阴阳，达到治疗疾病的目的。

（刘文文）

李丽霞 针灸临证医论医案选

四十五、功能性便秘医案

患者姓名：颜×　　　　性别：女　　　　年龄：45 岁

就诊日期：2016 年 10 月 10 日初诊

主诉：大便干结难解 3 月。

现病史：缘患者 3 月前因与家人产生矛盾后，愤懑不舒，后忧思不解，纳差，大便逐渐减少，3 ～ 5 日 1 行，便质干结，常伴胸胁胀满、嗳气、肠鸣、矢气频作，曾使用开塞露塞肛及口服乳果糖，症状缓解不明显，遂来就诊。就诊时患者 4 日未解大便，自觉腹满、腹胀，胁肋胀痛不适，纳眠差，小便尚调。

既往史：既往体健。

过敏史：无。

体格检查：腹部稍膨隆，未见腹壁曲张静脉，全腹部胀满，轻压痛，无反跳痛，肠鸣音减弱。舌暗红，苔薄黄脉弦。

辅助检查：暂无。

中医诊断：便秘。

证候诊断：气秘。

西医诊断：功能性便秘。

治法：顺气导滞，降逆通便。

处方：天枢、中脘、气海、期门、支沟、合谷、足三里、上巨虚、太冲。

操作：天枢、支沟、太冲行提插泻法，其余穴位行平补平泻法。

复诊：针灸治疗 1 次后，患者腹胀较前稍改善。继续针刺治疗 1 月后，患者腹胀、腹痛及胸胁胀痛环节，纳尚可，眠可，大便 1 ～ 2 日 1 次，便质正常。

【按语】便秘是指由于大肠传导失常，导致大便秘结，排便周期延长，或周期不长，但粪质干结，排出艰难，或粪质不硬，虽频有便意，但排便不畅的病症。《黄帝内经》认为便秘与脾、肾关系密切，如《灵枢·杂病》云："腹满，大便不利……取足少阴；腹满，食不化，腹响响然，不能大便，取足太阴。"本例患者情志失调，愤懑不舒加之忧思郁结，导致肝气郁结，通降失常，传导失职，糟粕内停，不得下行，导致大便不畅、胸胁胀满，加之忧思伤脾，脾气无法运化，以致腹胀、纳差。治疗宜行气解郁、健脾补气为主。便秘病位在大肠，天枢为大肠募穴，上巨虚为大肠下合穴，中脘为"腑会"，合谷为手阳明大肠经原穴，四穴共用，通调大肠腑气，腑气通则大肠传导功能复常；支沟宣通三焦气机，三焦之气通畅，则肠腑通畅，便秘得愈；大小肠皆属于胃，足三里为足阳明胃经合穴，胃之下合穴，可调理胃肠，宣通阳明腑气而通便；气海健脾补气通便；太冲、期门疏肝解郁。故诸穴合用，共奏调理脏腑、理气通便之效。

（刘文文）

四十六、偏头痛医案

患者姓名：魏×　　　　性别：女　　　　年龄：20 岁

就诊日期：2017 年 4 月 3 日初诊

主诉：发作性左侧头部疼痛 3 年余，再发加重半天。

现病史：患者 3 年余年无明显诱因出现左侧颞部阵发性疼痛，呈"抽搐样"痛，晨起为主，休息后可自行缓解，曾至外院就诊，诊断为"偏头痛"，经多次西医、中药及针灸等治疗后，患者头痛仍反复发作，精神紧张、情绪抑郁后发作频繁。半天前患者再次出现左侧颞部头痛，向左侧枕部放射，自行服用布洛芬止痛后症状缓解不明显，无恶心呕吐，无肢体麻木乏力，纳尚可，眠欠佳，耳边尚调。

既往史：既往体健。

过敏史：无。

体格检查：神志清，颅神经检查未见明显异常。四肢肌力、肌张力正常，生理反射存在，病理征未引出。颈软无抵抗，脑膜刺激征阴性。舌淡苔白腻，脉弦滑。

辅助检查：无。

中医诊断：头痛。

证候诊断：痰浊阻窍。

西医诊断：偏头痛。

治法：疏肝化痰，通经止痛。

处方：阿是穴、丝竹空透率谷、额厌透悬颅、中脘（双）、丰隆（双）、太冲（双）、足临泣（双）、膈俞、胆俞。

操作：头部诸穴沿皮刺，捻转得气后，加电采用疏密波，通电 30 分钟，足临泣火针点刺；膈俞、胆俞穴采用挑治疗法，挑出白色纤维样物，并将其

李丽霞 针灸临证医论医案选

挑断。

复诊：第一次针灸治疗后患者头痛明显好转；继续治疗 10 次后患者头痛未再发作。

【按语】偏头痛是血管舒缩功能障碍引起的一种阵发性头痛。其发生与外感风邪、情志、饮食、劳累、体虚久病等因素有关。基本病机为气血失和、经络不通或脑窍失养。本例患者辨证属于痰浊头痛，经络辨证为少阳头痛。针刺局部阿是穴、丝竹空透率谷、颔厌透悬颅，可调和气血，疏通局部经络而止痛；中脘、丰隆化痰祛湿；肝与胆相表里，太冲为足厥阴肝经原穴，可疏肝平肝，通络止痛；足临泣为足少阳胆经井穴，上病下取，同名经同气相求，取之可疏导少阳经气，控制偏头痛发作；膈俞、胆俞合称"四花穴"，膈俞穴为血会，具有活血化瘀，通经止痛之功效，偏头痛疼痛部位多为胆经循行之处，而胆俞穴可调理胆经气血，理气降逆止痛，另外，从偏头痛的间断性发作特点来看，也符合少阳证半表半里、正邪相争的学说，取胆俞穴可调理少阳经气；且四花穴具有补虚祛瘀的作用，既可治其标，又可治其本，提高人体正气，从而减少偏头痛的发作。

（刘文文）

四十七、感冒医案

患者姓名：蔡×　　　　性别：女　　　　年龄：22 岁

就诊日期：2017 年 3 月 10 日初诊

主诉：发热、恶寒伴咽痛 2 天。

现病史：患者 2 天前无明显诱因出现发热、恶寒，精神萎靡，伴头晕、头痛、咽痛、身痛，汗出体倦，心烦，少寐，时有恶心欲呕，无明显咳嗽咯痰，纳差，眠欠佳，二便尚调。

既往史：既往体健。

过敏史：无。

体格检查：体温 38.5 ℃，咽部充血，双侧扁桃体 Ⅱ 度肿大，未见脓点。双肺呼吸音清，双肺未闻及明显干湿啰音。舌尖红，苔黄，脉浮数。

辅助检查：无。

中医诊断：感冒。

证候诊断：风热感冒。

西医诊断：上呼吸道感染。

治法：清热解表，祛风通络。

处方：

（1）针刺：风池、太阳、大椎、曲池、外关、合谷、列缺。

（2）背部膀胱经走罐。

（3）少商点刺放血。

操作：风池、太阳、大椎、曲池、外关、合谷、列缺采用毫针泻法，针刺得气后留针30分钟。出针后，充分暴露背部，局部涂上万花油，将罐吸于背上，沿着背部膀胱经第一、第二侧线的循行上下推动火罐，火罐吸附的强度和走罐的速度以患者耐受为度，左右交替进行刺激，致使其走行分布部位的皮肤潮红、充血为度。然后，沿着膀胱经分布从上往下拔罐，拔8～10个罐，留罐10分钟后起罐。然后在双侧少商穴点刺放血。

复诊：经治疗1次后，患者即自感病症大减；翌日复诊，自诉夜间安然入睡，晨起如常人，无发热恶寒，咽痛缓解。

【按语】祖国医学认为本病主要是由于起居不慎或平素身体较弱、寒暖失常、过度劳累等因素使机体抵抗力下降，人体卫气不固，腠理不密，六淫邪气从鼻或从皮毛侵犯肺卫所致，其中以风为主邪，"风为百病之长"，每与当令之气（寒、热、暑湿）或非时之气夹杂为患。列缺为手太阴肺经络穴，合谷为手阳明大肠经原穴，二者相配为原络配穴，可祛邪解表；风池为祛风要穴，可疏散风邪；外关为八脉交会穴，通阳维脉，"阳维为病苦寒热"，可疏风散邪，用于治疗外感病证；太阳清利头目；大椎清热；少商为手太阴肺经井穴，点刺放血可清热利咽。太阳主表，为一身之藩篱，背部为阳，风为阳邪，易犯阳位，若风邪侵入，当从其侵犯的部位治疗，且背部膀胱经络走行上分布着五脏六腑的背俞穴等多个穴位，沿膀胱经走罐可调营卫、解表邪，使病邪随拔罐而外泄，邪去而正安。《本草纲目拾遗》曰："火罐，凡一切伤寒，皆用此罐，患者但觉肉起红晕，罐中水气出，风寒尽出。"

（刘文文）

李丽霞 针灸临证医论医案选

参 考 文 献

［1］谭倩婷. 火针疗法的古代文献研究［D］. 北京：北京中医药大学，2012.

［2］李岩，徐家淳，程素利，等. 国医大师贺普仁教授对火针疗法的突破与创新［J］. 中华针灸电子杂志，2016（1）：1-4.

［3］孙国杰. 针灸学［M］. 北京：人民卫生出版社，2011.

［4］陆寿康. 刺法灸法学［M］. 北京：中国中医药出版社，2004.

［5］林国华，李丽霞. 火针疗法［M］. 北京：中国医药科技出版社，2012.

［6］王德深. 中国针灸穴位通鉴［M］. 青岛：青岛出版社，2004.

［7］石学敏. 针灸治疗学［M］. 北京：人民卫生出版社，2011.

［8］王寅. 田从豁针灸治疗皮肤病效验集［M］. 北京：中国中医药出版社，2014.

［9］王永炎，鲁兆麟. 中医内科学［M］. 北京：人民卫生出版社，2011.

［10］陈红风. 中医外科学［M］. 北京：中国中医药出版社，2016.

［11］王和鸣. 中医骨伤科学［M］. 北京：中国中医药出版社，2007.

［12］刘蓬. 中医耳鼻喉科学［M］. 北京：中国中医药出版社，2016.

［13］张玉珍. 中医妇科学［M］. 北京：中国中医药出版社，2007.

［14］汪受传. 中医儿科学［M］. 上海：上海科学技术出版社，2010.